Kniven i bröstet igen

Leif Dernevik

Kniven i bröstet – igen

Äventyr med thoraxkirurgi

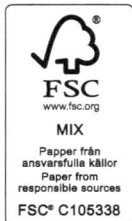

Förlag: BoD – Books on Demand, Sverige
Tryck: BoD -   Books on Demand, Norderstedt, Tyskland
ISBN: 978-91-8007-683-8

Innehåll

Förord

Min biografi, kniven i bröstet, publicerades 2017 i två små upplagor, som båda är slutsålda. En del personer har frågat efter boken, så därför vill jag publicera en ny upplaga. Efter Kniven i bröstet publicerade jag en samling med medicinska kåserier, Läkarväskans hemligheter. Den boken innehåller en del historier, som även var med i Kniven i bröstet. Jag har därför tagit bort dessa kåserier från biografin. Även i övrigt har jag gjort en del strykningar för att förkorta texten. Två felaktigheter har rättats till. Ett nytt kort stycke med bild har lagts till. Den föreliggande versionen är lite mer koncentrerad än den första upplagan.

Titeln är naturligtvis dubbeltydig. Det är sällan man får in en patient med en kniv rakt in i bröstet, men när en patient med en kniv i bröstet påsträffas, kan inte kniven dras ut på brottsplatsen, för det skulle leda till en störtblödning. Kniven kan som regel inte tas ut förrän patienten ligger på operationsbordet och bröstkorgen har öppnats. När man inte får in en patient med ett knivhugg i bröstet är det kirurgen som själv sticker kniven i bröstet på patienten för att operera. Då sitter kviven i bröstet med god avsikt.

Ett dynamiskt skeende i utvecklingen av hjärtkirurgi inklusive transplantationer skildras i berättelsen, liksom även en mycket turbulent period i Thoraxkirurgiska klinikens historia i Göteborg.

Jag beskriver också mina två största professionella kriser och hur de löstes.

De flesta kollegor får vara anonyma, men chefer och professorer namnges.

Små stänk och flikar av barndom och uppväxt.

Jag började mitt liv som en stor hemlighet. Min far, en lång, smärt man med yvig, svart hårman, fick ihop det med den vackra dottern till en byskollärare i den lilla byn Forshyttan norr om Filipstad i Värmland.

"Se, för Harald måste det alltid vara de vackraste jäntorna", kommenterade en släkting många år senare.

Min mormor kom från fattiga förhållanden, och det var nog ett socialt lyft för henne att gifta sig med folkskolläraren i byn. Min morfar Axel Persson har jag aldrig sett, han dog ett år innan jag föddes. Jag fick oväntade upplysningar om honom på sjön Alsterns is i februari 2013, då jag samtalade med en pimpelfiskare. Hans mamma hade haft Axel som lärare. Morfar var en populär, rättvis och snäll lärare enligt denne oväntade bekantskaps uppgifter. Sedan tidigare vet jag att Axel också var en mycket driftig man. Tillsammans med min farbror John Jonsson bildade han en elförening, som såg till att byarna Forshyttan och Pardix elektrifierades. Pardix fick sitt namn efter valloner som var verksamma i trakten. Byn kallas nu Paradisgård på moderna kartor.

Harald var yngste sonen till Jonas Jonsson, ägaren av en bergsmansgård, och som sådan medellös, eftersom allt gick till den äldste. Så småningom fick han som arv 200 kronor och en gammal bössa. Det här är enligt pappa själv, men enligt min kusin Karin hade han blivit utlöst från gården, som dock var mycket lågt värderad vid denna tid. I likhet med sina bröder arbetade han i skogen på vintrarna och på betesvallen om somrarna, men Harald ville mer. När arbetet var slut för dagen läste han in realexamen med kursbrev från Hermods.

Han ville så småningom in på lärarseminariet i Linköping, men kriget kom emellan, och han fick ligga inkallad uppe vid norska gränsen. År 1942 kunde han äntligen börja på seminariet. Mormor, som då var nybliven änka, hade flyttat till Linköping och börjat på "Hattfabriken", som säkert hade ett annat namn som jag inte känner till.

Jag föddes året efter att han börjat på seminariet. När lärardottern Nancy blev gravid var det möjligen en skam, och eftersom Harald gick på lärarseminariet i Linköping måste jag vara en hemlighet. I det syftet blev jag inackorderad hos min mormor. Någon morfar som möjligen skulle ha invänt fanns inte längre. Han hade omkommit till följd av dubbelsidig lungtuberkulos, endast 42 år gammal. Uppgiften har jag fått från Sveriges dödbok 1860-2016. Nancy själv gick på Handelsskolan i Linköping och gick ut därifrån i maj 1943 och var då gravid med mig.

Den första plats som jag har något bestämt minne av är min mormors lägenhet på Hunnebergsgatan i Linköping. Huset ligger nu i ett område nära både kongress- och konsertpalatset och Linköpings museum. En bit ifrån ligger en brandstation. Gatan var belagd med tuktad sten. Från trottoaren kom man in i ett mörkt och kalt trapphus, någon hiss fanns inte. Där bodde jag ensam med min mormor. Det var en gammaldags lägenhet, mycket högt i tak och köket var stort. Eftersom mormor Selma var änka, måste hon hyra ut ett rum, och den inneboende var en medelålders musiker från Österrike.

Jag fick inte ensam gå ut på gatan, men det fanns en stor bakgård som bildades av utrymmet bakom kvarterets alla hus. Där fanns en sandlåda för de små barnen, men inga lekredskap för övrigt. Soptunnorna stod i rad under ett tak, och i mitten av gården fanns det också piskställningar. De hemarbetande fruarna från alla husen måste regelbundet bära ner sina stora tunga mattor på gården och piska dem med mattpiskare. Vilka muskler dessa husmödrar måste få till sist!

I lägenheten hade mormor en radio, och jag kommer ihåg att vi hörde nyhetsutsändningar från Koreakriget som pågick. Det var för det mesta mycket lugnt och tyst i lägenheten. Jag hade ännu inte börjat skolan. Jag minns aldrig att min far var i mormors lägenhet, och jag minns inte att mamma var där heller. Både pappa och mamma tycktes vara helt frånvarande från min tidiga barndom, men mormor var oändligt snäll och omhändertagande. Med henne fick jag ofta gå till en närliggande lekpark där jag kunde åka rutschbana tills jag fick ont i stjärten, och till den sk "Belvederen", ett slags lusthus i sydländsk stil som låg i en stor park.

Många utflykter till olika lekparker kommer jag ihåg än idag. Kvar i mitt minne finns också en utflykt till chokladfabriken i Ljungsbro. Många av tanterna där stack till mig chokladbitar.

"Se här, stick i fickan, stick i fickan", lät det.

Både orden och chokladen gjorde nog intryck på mig. Några minnen av min far eller mor från denna tidiga barndom har jag inte alls. Jag vet inte heller var de bodde eller ens om de bodde tillsammans. Men mormor kan inte ha tagit hand om mig hela tiden, eftersom hon arbetade på hattfabriken i Linköping. De få minnen jag har av Nancy är egentligen inga äkta minnen. Det är istället några fotografier som jag minns, och som tjänar som surrogat för äkta minnen. Jag har bara ett enda direkt minne av min riktiga mor, och det var något som måste ha skrämt mig. Hon kom in i ett rum, var minns jag inte. Hon hade inte kjol eller klänning utan några slags byxor som lämnade benen fritt rörliga. Utan förvarning sjönk hon till golvet i spagat med benen åt var sitt håll. Jag trodde att hon sprack. Hon var tydligen mycket smidig och välgymnastiserad.

En äldre man i byn Pardix, norr om Filipstad, har berättat om mamma, som han varit skolkamrat med. Skolan var det gamla hus, som nu är bygdegård, och skolsystemet var sådant att flera barn av olika åldrar fick samsas i samma klassrum. Han kunde också visa några bilder av min mor, och hon var både smärt och såg bra ut. Min sagesman sa att hon var duktig i skolan. Jag hade viss anledning att fråga om hennes förhållande till pojkar, om hon var lite vidlyftig av sig eller så, men det var inte alls fallet enligt mannen. En väninna till min mor berättade många år senare att hon särskilt kom ihåg mammas glada skratt, och att hon hade en raljant humor och gärna ironiserade. Min halvsyster har berättat att en del kvinnliga släktingar gärna pratade om Nancy för att hon hade lätt att få emotionella utbrott. Sådant prat förekom inte inom hörhåll för mig.

På seminariet var det många som hette Jonsson, och det verkade vara önskvärt att några bytte namn. Pappa hittade på namnet Dernevik, ett namn som han inspirerats till av någon vik i hemtrakten, vars namn han förändrat. Han skickade ett brev till Konungen den 10/5 1946 där han underdånigt bad att få ta släktnamnet Dernevik.

När far blev klar med sina studier kunde han äntligen bilda familj med Nancy och mig. Han och Nancy gifte sig, hon i lång vit klänning, 1946 i Linköpings domkyrka, och Nancys bästa väninna, Lilian, var med och bar bröllopsbuketten under vigselakten. Själv var jag tre år då mina föräldrar gifte sig. Förmodligen hade jag varit i säkert förvar hos min mormor fram till dess.

Pappa fick sina första arbeten som lärare i sådana östgötska metropoler som Fivelstad och Östra Tollstad, utanför Skänninge. Jag minns det inte själv, men pappa har berättat att jag då hade en trehjuling, som jag älskade och ständigt trampade runt på. Framhjulet gnisslade något alldeles förfärligt, men det fick inte smörjas eftersom ljudet alltid avslöjade var jag höll till någonstans. Under min uppväxt i de här små byarna var jag ett helt ensamt barn. Jag minns inte att det fanns några kamrater att leka med. Kanske grundlade jag där en viss blyghet i kontakt med människor. Det fanns en flicka där med en mental utveckling av tre år, men med en tjugoårings kropp. Det var lite skrämmande. Helt klart fick jag ett handikapp i att jag aldrig haft någon att spela boll med. När vi flyttade in till Vadstenagatan i Skänninge, i samband med min skolstart, kunde jag inte spela boll, och jag höll mig därför ifrån det så mycket som möjligt.

Det var först från tiden när vi bodde i Skänninge, som jag har flera minnen. Pappa hade då en lättviktsmotorcykel, som han använde för att transportera sig till jobbet i Fivelstad. Några gånger fick jag åka på motorcykeln sittande på bensintanken framför pappa.

Någon gång under den här perioden blev jag sjuk och var ganska länge inlagd på lasarettet i Linköping, nuvarande Regionssjukhuset. Jag hade lunginflammation, men det kanske var något mer också eftersom jag minns det som att jag var där ganska länge. Några besök av mina föräldrar kommer jag inte ihåg, och det var säkert så att det var korta besökstider. Inte alls som nu, när någon av föräldrarna kan vara med barnet praktiskt taget hela tiden. Jag vet att jag fick kort med hälsningar hemifrån. Särskilt minns jag ett av dem eftersom far ritat en fin bild på vår katt på det kortet. När jag äntligen började bli frisk och skulle få åka hem, hade jag blivit bekant med en pojke på en annan avdelning. På utskrivningsdagen busade han och jag i flera timmar så att jag fick så mycket feber att utskrivningen uteblev. Till slut kom jag hem förstås, och då skulle jag ha penicillinbehandling i hemmet någon tid efteråt. Penicillin var nytt på den tiden och fanns bara för injektion, så distriktssköterskan kom hem till mig varje dag och gav mig en spruta i ena skinkan. Distriktssköterskan i Skänninge råkade vara Inga-Lisa Ottoson, en kusin till min mor.

Under vårdtiden skulle man ta temperaturen i stjärten varje morgon med hjälp av en kvicksilvertermometer. Avdelningen vaknade vid sex-tiden. Det var slammer och morgonarbete. Man väcktes för att ta tempen. När den suttit inne i fem minuter kom sköterskan och hämtade den. Då gick det att slumra lite igen, men nu hade sjukhuset vaknat, och det blev ingen möjlighet till riktig sömn. I stället låg jag och dåsade och kom in i ett tillstånd mellan sömn och vakenhet, som var fantastiskt skönt. Det var som att sova, men ändå vara medveten om att man sov. Ett slags nirvana. Detta kunde fortsätta tills frukosten serverades och dagen verkligen började.

På kvällen kunde jag ligga och lyssna till ljuden från de som sov omkring mig och till dämpade trafikljud utifrån. Genom att vägen gick i en backe upp mot sjukhuset, kunde bilarnas strålkastare några ögonblick lysa rätt in i sjukrummet. Fönstret kastade då fyra ljusrektanglar på väggen där de gjorde en sväng och for upp mot taket för att sedan försvinna. Detta utgjorde nästan ett hypnotiskt skådespel som fascinerade mig.

Jag var i allmänhet ensamt barn på en sal med äldre män. En av dessa minns jag ännu. På kvällarna tog han av sig sin benprotes, och inne i protesen hade han ett litet förkrympt ben, som ett litet barnben, som aldrig utvecklats. Den mannen hade ett yrke som kanske var ovanligt. Han var kopparslagare

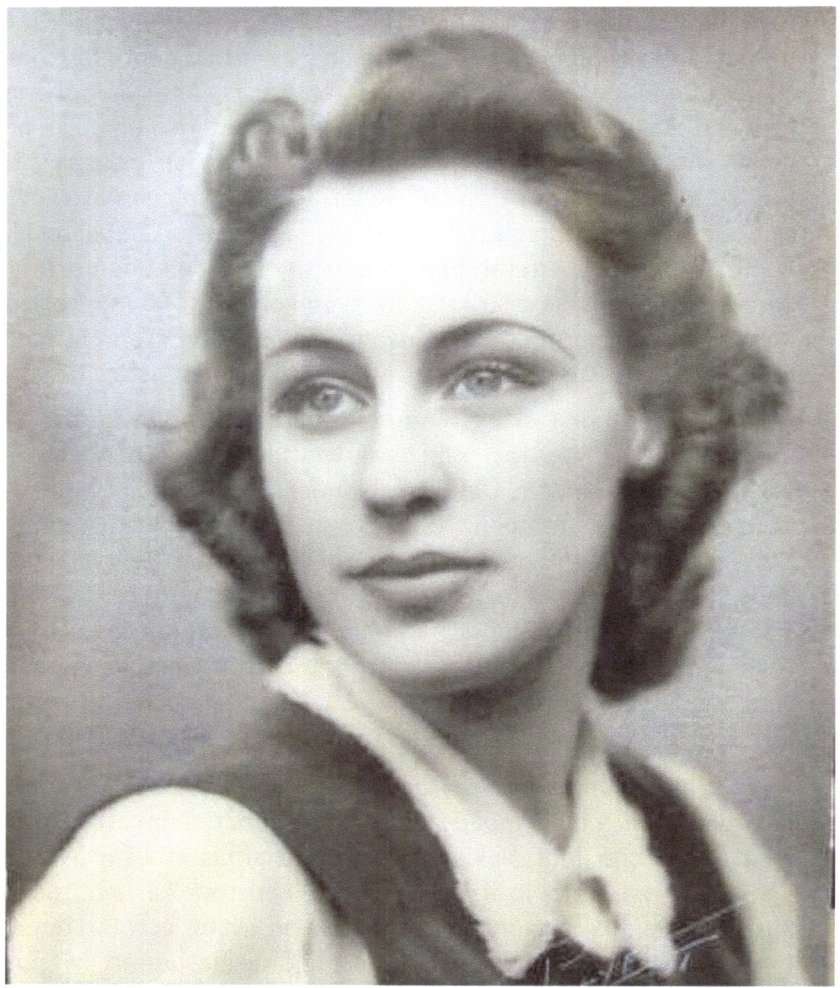

Min mor Nancy Kristina Dernevik född Persson

Skänninge

Pappa kom att stanna i i Skänninge under hela sitt yrkesverksamma liv. Nu slapp han åka iväg på sin lättviktsmotorcykel varje morgon. Här var det gångavstånd överallt. Mamma med sin handelsutbildning fick kontorsjobb på lokaltidningens redaktion. Allt kunde ha blivit bra för vår lilla familj, men i stället blev det en katastrof. Min mor dog, och jag lurades att tro att det var pga lunginflammation. Pappa ljög för mig om dödsorsaken, säkert bara för att skona mig, och hela släkten spelade med i lögnen.

Många år senare fick jag veta sanningen. Min far var då änkeman för andra gången, och han började bli gammal. Jag var mitt i mitt yrkesliv som läkare. Vi åkte i min bil på väg in mot Linköping, där pappa hade något ärende. Vi pratade lite om sjukdomar, och jag fällde en anmärkning om sjukdomen lunginflammation.

"Det var ju en allvarlig sjukdom förr i tiden, sa jag. Det var ju det som mamma dog av.

"Nej,"sa pappa allvarligt." Nancy dog inte av lunginflammation."

Sedan berättade han att han hade kommit hem oförhappandes, och där hade han tagit Nancy på bar gärning liggande i sängen med en man, som var journalist på tidningen. Kort tid efteråt hade min mamma tagit sitt liv med hjälp av sömntabletter.

Där fick jag något att tänka på. Jag var nog lite chockad och ställde för ögonblicket inga frågor. Jag skulle ha pressat min far på flera detaljer, men jag tyckte kanske synd om honom. Jag funderade nog senare på att fråga honom om många saker, men det var mycket som jag inte hann med innan han blev demenssjuk. Släkten hade nog vetat sanningen hela tiden, men ingen hade sagt något åt mig. Jag fick därför växa upp i en stor kollektiv lögn. En god portion skam var nog en anledning till att jag skulle hållas ovetande. Hade mamma drabbats av släktens fördömanden, eller var det fruktan för det som drivit henne till självmord? Hur hade pappas attityd varit, hade han känt någon skuld själv? Hade han känt att han drev sin unga hustru in i döden med sina anklagelser? Jag levde med lögnen ända in i min egen medelålder, och hade jag den dagen inte fällt yttrandet om lunginflammation hade jag kanske aldrig fått veta sanningen. *Men mamma, kunde du inte ha stannat i livet för min skull?*

Inte förrän jag själv är pensionär beställer jag fram papper från landsarkivet i Östergötland. Här följer ett utdrag.

Intagningsjournalen har diagnosen Intoxicatio acuta barbiturica/suicidium/+bronchopneumonia .
Inkom den 18/7 1950.

Anamnesen uppges ha lämnats av min mormor och en granne.

Gift. Maken folkskollärare, f.n bortrest. Har en son på 7 år. Ej tidigare varit sjuk, men har sista tiden besvärats av blödningar i underlivet. Har tydligen även haft tråkigheter, grät bl a i går. Har de senaste dagarna vistats hos modern i Linköping och de senaste två dagarna bott ensam i lägenheten. Sökte i går dr Möller i Linköping. Fick ut medicin igår kväll från apoteket, bl. a guttae hypnopheni. Har sannolikt tagit något av dropparna igår kväll. Hade känt sig lite yr i huvudet imorse. Lämnade lägenheten vid halv 10 tiden på f.m. och det är obekant när hon återkom. Vid 18-tiden hade sonen knackat på hennes dörr till lägenheten, men då han ej hade fått något svar, antog han, att hon ännu ej var hemkommen. Sonen fann nycklarna, gick in i lägenheten, modern var ej där. Hon upptäcktes omkring kl 20.15 sovande. Gick ej att väcka. Inkom till sjukhuset. Kl 20.30.

Vid undersökningen då hon kommit in heter det bl a: *Ligger slapp, sovande, lugn. Ej snarkande andning, god färg. Blodtryck 100/80, puls 80. Nervstatus: ligger fullständigt slapp och reflexlös. Pupiller: miotiska.*

16

Hon behandlas med dropp och får penicillin samt ytterligare sju mediciner, däribland stryknin och koffein för att stimulera hjärnan.

Hon återfår aldrig medvetandet och dör 20.00 den 19/7, i en ålder av 25 år. Hon obduceras den 25/7. Då är hon inte längre min mor utan bara *liket av en ung kvinna med sedvanliga liktecken.*

Obduktionen bekräftade den kliniska diagnosen barbituratintoxikation. Barbiturat påvisades i urinen i en koncentration av 20 mg%. Morfin ej påvisat. Som bifynd vid obduktionen fick man även diagnosen bronchopneumonia, vilket var den diagnos som alla släktingar hängde fast vid. Hon låg och dog i sin sjuksäng ensam, i varje fall var min far inte närvarande. Möjligen var mormor där.

Av en egendomlig slump fick jag ett tidningsurklipp som en sista hälsning från min mor så sent som vid påsken 2015 när min svärmor Siv var och hälsade på oss i Göteborg. Siv hade någon gång nämnt Harald och Ingrid, hans nya fru, för en bekant i Mjölby, som kände igen namnen, och denna dam, Gunn Jonsson från Mantorp, hade samlat på sig en mängd gamla tidningar. Nu fick jag ett urklipp med min mors dödsannons från Östgöta Correspondenten, se bild. Redaktör Blomberg hade också skrivit en kort redaktionell text om min mamma:

Nancy Dernevik död

Ett smärtsamt dödsbud har ingått. Denna tidnings annonschef fru Nancy Dernevik avled i onsdags kväll på Linköpings lasarett efter endast ett par dagars sjukdom. Hon sörjes närmast av maken, folkskollärare Harald Dernevik, Skänninge, lärare vid Fivelstad folkskola, och sonen Leif samt moder, bosatt i Linköping.

Sedan hösten 1948 var fru Dernevik anställd vid denna tidning. Genom sitt stillsamma, vänliga sätt vann hon många vänner både inom tidningsföretaget och bland tidningens annonsörer. Sedan omkring ett år var hon tidningens annonschef, efter att tidigare ha varit kassörska.

Fru Dernevik var född den16 februari 1925 i Värmlands Brattfors och dotter till framlidne folkskolläraren Axel Persson, Brattfors, och hans efterlevande maka, född Nilsson, Linköping.

För denna tidning uträttade fru Dernevik ett gediget arbete. Hon var alltid plikttrogen och hade ständigt tidningens bästa för ögonen. På grund av sjukdom var fru Dernevik sedan den 1 juli tjänstledig. Då hon tog farväl från tidningen för att under sommaren rekreera sig kunde ingen ana att hennes levnad snart var lyktad. Tidningen sörjer henne såsom en god kamrat i arbetet, alltid glad och vänlig. Frid över hennes ljusa minne.

Jag fotograferade av denna dödsruna, men det bifogade fotografiet från tidningen fick alltför dålig upplösning för att kunna tryckas. Bifogar istället texten här, plus en bild av originalfotografiet som var bifogat i tidningen. Fotot är taget vid en konferens på redaktionen.

Under dödsannonsen står Harald Dernevik och Leif.
Dessutom en liten vers:

Solen har dalat dagen är slut
Stilla är klappande hjärtat
Skönt är att vila från lidandet ut
Somna från allt som har smärtat.

18

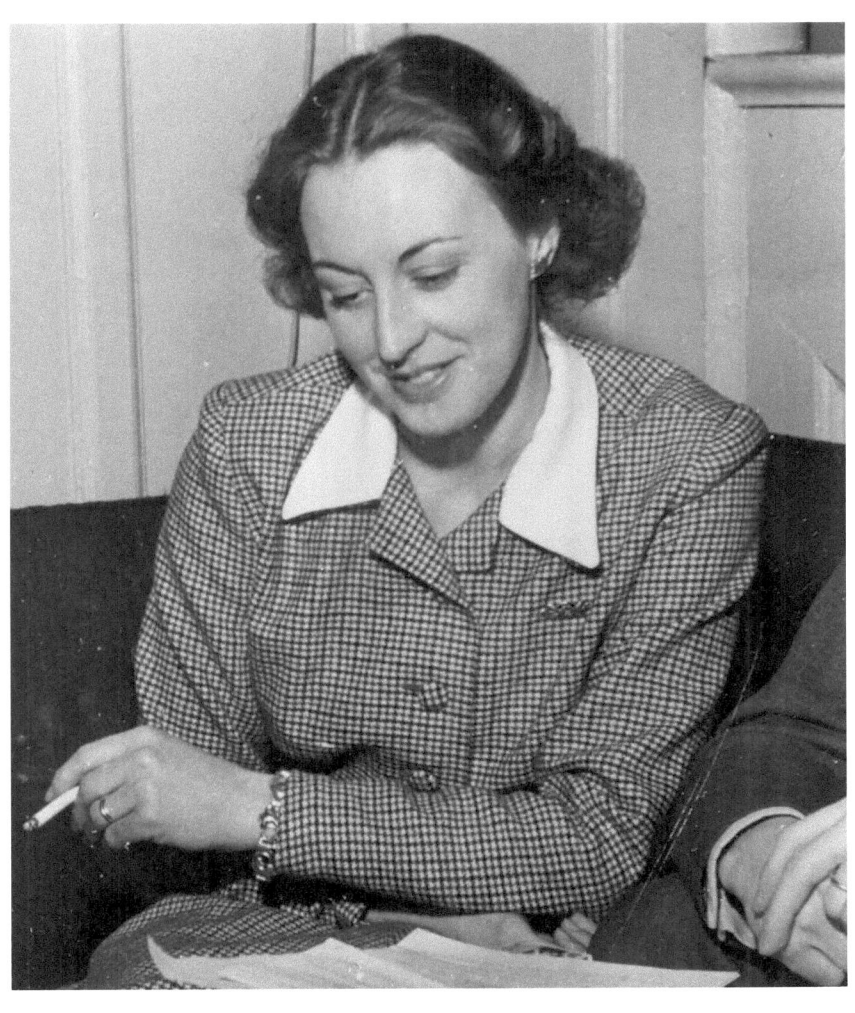

Min mor Nancy flankerad av tidningstkollegor, som dock är bortklippta på denna kopia.

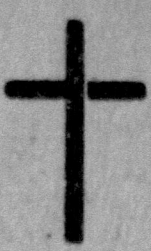

Min älskade Maka
min kära lilla Mamma

Nancy Kristina Dernevik

* 16/2 1925
† 19/7 1950

avled i dag efter en kort sjukdom, lämnade mig, liten son, moder, släktingar och vänner i djupaste sorg.

Skeninge den 19 juli 1950.

HARALD DERNEVIK
Leif

Min riktiga mamma försvann, men jag fick en ny så småningom. Hon var lärarkollega till pappa och arbetade till en början i Motala, dit hon åkte tåg varje dag. När pappa skulle presentera sin blivande nya fru för mig, var det en annan dam med också. Jag missuppfattade situationen och tittade bara på den andra damen, som jag felaktigt trodde skulle bli min mamma. Ingrid hette den nya. Hon var snäll och hade ofta presenter med sig till mig. Det var bara ett problem. Hon var retroaktivt svartsjuk på Nancy, så min mamma fick aldrig nämnas. Jag kommer ihåg en gång när jag frågat något om Nancy, så blev det ett riktigt elände. Ingrid grät och påstod att det kändes som om hon inte längre dög åt mig. Jag kände mig naturligtvis som en skurk och lärde mig läxan att aldrig någonsin föra min mor på tal igen. Alla bilder på Nancy städades bort, liksom allt övrigt som kunde påminna om henne. Hon blev helt enkelt utplånad. Jag har än idag svårt att komma ihåg något om Nancy, och har kanske lite svårt att tänka på henne. Förmodligen har jag en obearbetad blockering som följd av ett trauma, som nog var lite svårare än jag kan minnas idag. Det är som ett svart hål. Om blockeringen kommit av min mors plötsliga försvinnande eller av min nya mammas mörkläggning är svårt att veta. Min far yttrade heller aldrig ett enda ord om min riktiga mamma efter att han blivit tillsammans med Ingrid. Han ville kanske förtränga henne han också. Förutom det tillfälle då Nancy gick ned i spagat har jag ingen riktigt levande minnesbild av min mor. Inget minne av att jag någonsin varit med henne. Inget minne av någon kram eller annan form av tillgivenhet. Inget minne av Harald och Nancy tillsammans. Så småningom har jag fått några bilder av Nancy, men ingen bild på henne och mig. Det finns inte heller någon bild av Harald och mig som barn. Jag har ett fotoalbum som Nancy klistrade in bilder i, och där skrev hon kommentarer till bilderna med en silverpenna. Hon hade en mycket vacker handstil.

Hur blev förhållandet mellan min styvmor och mig? Jag kom att uppskatta henne, men aldrig att betrakta henne som min mor. Det kan vara så att hennes försök att utplåna alla spår av Nancy satte en tagg i mitt hjärta som förhindrade att jag till 100 % accepterade

Ingrid. Pappas nya äktenskap ledde till att jag fick två halvsyskon, Mats och Åsa.

Mormor fanns kvar. Hon hade nu flyttat till Skänninge och hade en lägenhet mitt emot oss. Självfallet var jag hos henne mycket ofta. Hon var nog ett slags moderssubstitut, eftersom jag inte någonsin helt släppte Ingrid inpå livet. Hos mormor fanns också några teckningar, som mamma hade gjort medan hon gått en teckningskurs på Hermods. Dessa teckningar tyckte jag mycket om att sitta och bläddra i. Jag hade gärna velat ha dem, men jag tyckte att de borde få stanna hos mormor. Jag trodde nämligen att mormor minst lika gärna ville ha dem som jag. En dag när jag letade efter pärmen med teckningar så var den borta. Mormor hade städat bort dem. Jag kände det som en mycket stor personlig förlust. Nancy hade dessutom målat ett flertal oljemålningar, som stod och skräpade här och var i diverse källarutrymmen. Som vuxen har jag tagit reda på alla och satt upp dem i vår sommarstuga i Pardix, Värmland.

Religion och pedofili i skön förening.

Ingrids föräldrar hade en lantgård i Småland vid namn Långvik. Vi åkte dit ibland. Tyvärr fick jag inte någon riktigt god kontakt med min nya mormor och morfar. Det var absolut inget fel på dem, men det var som om de var från en annan tid. Mannen Gunnar var stor och tung med ett allvarligt och strängt sinnelag. När det var högmässotid måste alla vara tysta och stilla så att han kunde följa med gudstjänsten på radion. Det var så långtråkigt att jag knappt stod ut. Även till vardags kunde man få över sig ett mästrande gudsord när man minst anade det. När vi satt till bords måste han bli serverad. Jag kommer ihåg att han en gång bad mig:

"Du Leif, häll upp lite kaffe åt mig"!

Då stod kaffekannan bredvid hans kopp, men han var tydligen oförmögen att själv hälla upp. Kvinnan Elsa var fyllig, livlig och hjärtlig, men hon pratade så mycket, och kom mig så nära att saliven stänkte. Jag blev nästan rädd för henne.

De hade en dräng som hette Einar, och som jag tyckte var lite snuskig. Vid måltiderna tog han sig alltid mat med sin gaffel, som han hade haft i munnen, så jag måste noga hålla reda på exakt var hans gaffel hade varit, så jag inte tog mat från samma ställe. Pappa lär också ha tyckt att det var äckligt, men Gunnar och Elsa brydde sig inte alls. Einar undvek jag i möjligaste mån. En sommar hade jag min kamrat Gunnar med några veckor för att inte ha det så tråkigt. Då blev det ganska tydligt att han tyckte om småpojkar. Han försökte få tillfälle att ta på oss, och jag minns hans enträgna:

"Kom hit pojkar, kom hit och sitt här i skuggan hos mig!"

Begreppet pedofili var naturligtvis helt obekant för oss, och hans beteende tyckte vi inte var någon stor sak. Det gällde helt enkelt att hålla sig undan, märkvärdigare var det inte.

Bondkalas i Småland

Jag var på flera stora kalas hos mina styvmorsföräldrar, Elsa och Gunnar, och hos deras grannar och bekanta. Det var kalas som uppenbarligen var en uppvisning i resurser, och samtidigt var det vissa moment av knytkalas. Värdfolket dukade upp nog med mat för att flertalet gäster skulle kunna äta sig nära nog fördärvade, och dessutom hade gästerna med sig egen "förning". Ostkakan var många bondmorors stolthet, och allihop hade en hemgjord ostkaka med sig. Som utomstående måste pappa och jag helst äta av alla ostkakorna, åtminstone 12 stycken, samtidigt som vi måste proppa i oss av all annan mat och inte försumma något. Om man inte tog av något, så kunde det tydas som om man inte tyckte om det. Dessutom hade vi allas ögon på oss, så det gällde att tugga på. Som om inte detta räckte till, så var det en utpräglad trugningskultur. Det var artigt för en gäst att tacka nej till påfyllning och låta sig trugas till att ändå ta mer till slut. Vi var inte vana vid det, utan vi försökte tacka nej när vi var mätta. Varje värdinna tog det då som en speciell utmaning att ändå truga på oss så mycket mer mat som möjligt. Min far, som vid den här tiden ännu hade en helt normal kroppsbyggnad, betraktades som utmärglad och skulle naturligtvis gödas upp nu när han var på besök. På något sätt var han hela grannskapets svärson. Själv hade jag det kanske lite lättare. Om inget annat hjälpte kunde jag rusa upp från bordet och springa ut och gömma mig. Jag avskydde matterrorn, men blev alltid medtagen på bjudningarna.

Mitt bland smålandsböndernas välstånd fanns det några personer som faktiskt var fattiga. Jag kände dåligt till de olika personerna, men det fanns några tonårspojkar, som inte hade det för fett till vardags. De hörde ändå till det sociala sammanhanget och bjöds regelbundet på festerna. De här killarna åt allt vad de orkade, gick sedan ut i buskarna och kräktes för att sedan gå in och lägga in ännu mera. För mig medförde de här festerna en bestående aversion mot ostkaka.

Tidiga musikaliska minnen

Det finns en musikalisk tradition i min familj. Min farfar, Jonas Jonsson, som innehade bergsmansgården i byn Pardix, spelade fiol. Han fick vandra långa sträckor till sina spelningar.

Min far hade i sin ungdom också spelat fiol. Han spelade på den lokala dansbanan med ett band från trakten, och han lär också ha dunkat på trummor på samma dansbana. Hans äldre bror Ivar var en mycket duktig amatörviolinist. Han hade tänkt söka in på Ingesunds musikhögskola i Arvika, men vågade inte riktigt. Han var en gång där för ett inträdesprov, men fegade ur när han hörde hur bra andra amatörviolinister spelade "Dellens vågor". Jag har hela mitt vuxna liv ägnat mig åt musik som amatör. Min son Ulf kom att bli yrkesmusiker med gitarr som huvudinstrument och sonen Gabriel spelade också.

Under seminarietiden spelade pappa andrafiol i orkesterföreningen på seminariet i Linköping. Senare blev det sång till gitarr. När jag var liten sjöng han med en manskvartett, som ofta uppträdde offentligt, och de var riktigt bra tror jag. Pappa hade hört några tala om kvartetten och de hade sagt:

"Dom där är nog inte billiga!"

Ofta var manskvartetten hemma hos oss i lägenheten och sjöng till långt in på natten. Jag låg i min säng och lyssnade och tyckte faktiskt mycket om sången. Gästerna kom och slängde in sina överkläder i sovrummet, som man gjorde på den tiden. Det gällde att se upp så man inte blev begravd av kläder och fick värmeslag. Det jag bäst minns av kvartetten var svängiga negro spirituals. "Oh, Eveline" var en annan melodi som jag kan jag framkalla i minnet när som helst. Det här är bland mina bästa barndomsminnen. Jag låg ofta och somnade till vacker kvartettsång. Kvartetten höll igång i flera år och var ofta engagerade. När kvartetten hade splittrats sjöng pappa i körer, och privat sjöng han visor till gitarr. Min styvmor Ingrid stämde in i visorna och tillsammans sjöng de riktigt bra. Som jag minns så hade de ett oerhört stort umgänge, och det var ofta folk hemma. Det var kanske lättare att hålla ett hem i ordning på den tiden när de flesta hade hembiträden. Ingrid, som var småskollärare, hade inte långa skoldagar och inga förberedelser, men hembiträde hade vi alltid. Pappa deklarerade alltid åt hembiträdena och betalade deras skatt. På den tiden gick man alltid hem och åt på lunchrasten. Jag har aldrig upplevt någon skolbespisning

Pappas soloröst var inte så märkvärdig, och hans gitarrspel var rudimentärt och bestod av de vanligaste trubadurackorden. Hans pianospel var ännu enklare, eftersom han bara slog ackorden på pianot. Ändå var han fantastisk som entertainer. Han kom ihåg alla texter och ackord, och han gjorde en föreställning av allt. Han berättade historier, skämtade och läste dikter av Fröding och Ferlin. De resurser han hade kunde han utnyttja maximalt. Han var mycket social och det var Ingrid också.

Tyvärr motstod jag länge pappas propåer om att börja spela piano, men i realskolan ville jag plötsligt själv. Det gick inte så tokigt. I allmänhet kunde jag mina klassiska läxor ganska bra. Jag gick för självaste musikdirektören. En annan gång hade jag en kvinnlig kantor. Då spelade jag min läxa och sedan improviserade jag en variation av stycket.

"Oj," sa hon, "det där kan inte jag."

Men jag improviserade gärna över ackorden i mina hemläxor.

Den gamle musikdirektören hade också min klass i ämnet musik. Det gick då ut på att känna igen klassiska stycken och kunna sjunga. Vi noterade noga kännetecknen för de olika musikstyckena. Ett hack i en skiva var ett bra kännetecken Han berättade många historier för oss om de klassiska mästarna. Här följer en av hans vitsar:

"Om man vill fånga en Mozart (mås-art), måste man använda Lizt och ta den med Beethoven."

En annan gång berättade han om ett musikstycke, som var så svårt, att bara några få personer i världen kunde spela det.

"Det låter förresten så här", tillade han och spelade en bit med schwung och yviga gester.

Ja, vi blev säkert imponerade. När det skulle sättas betyg i musik skulle alla elever komma in till honom och sjunga ett stycke. När det var min tur lät det så här:

"Jaså, det är Dernevik nu. Ja, det är kanske onödigt slöseri med tid att Dernevik sjunger. Vi sätter väl streck direkt, som ifjol. Blir det bra?"

"Ja tack", sa jag med tillfällig lättnad över att slippa en riktig prövning och kanske en förödmjukelse. Han visste att jag spelade piano, men det ingick inte i musikkursen.

På det viset lärde jag mig att jag inte borde försöka sjunga överhuvudtaget. Kanske mina senare försök med gitarr, flöjt, sax, trombon, storbandsmusik, arrangering och även komponering är en senkommen revolt mot musikdirektören? En protest mot att jag inte var värd något betyg överhuvudtaget i musik, bara ett streck. Men sjunga...nej, det vill jag fortfarande inte ge mig in på.

Katten Murre gör mig mycket förtjust i katter

Jag hade minst en eller ett par katter innan Murre. Bland annat en vit katt, som var döv. Jag har ett dramatiskt minne av en annan katt, som blev injagad i en portgång av en stor schäferhund när jag bodde hos mormor i Linköping. När katten var inträngd och inte hade någon flyktmöjlighet gjorde han ett överraskande utfall mot hunden och rev honom på nosen. Hunden stod som paralyserad, och jag såg hur flera röda strimmor av blod sprang fram på hundens svarta nos. Så vände den stora hunden sig om och flydde. Katten klev med stolta steg runt som segrare. Man kunde se på katten hur mallig han var. Svansen vajade triumfatoriskt rakt upp. Han kände sig troligen som bakgårdens konung. Någon dag efter kom hundens ägare, en äldre dam, och bad mig ta in katten en stund, för annars vågade schäferhunden inte gå ut. Men Murre är den katt som jag aldrig kommer att glömma. Han blev en älskad familjemedlem under många år och min bästa kompis.

Vi hade varit i Värmland, i den lilla byn Pardix där pappa var född, och där vi brukade tillbringa semestrarna. Där fick vi den lilla gråarandiga kattungen, som vi döpte till Murre och tog honom med oss till Skänninge. Under tågresan förvarades han i en låda av kartong, som vi hade stängt till och bundit omkring med snören. I sidorna hade vi gjort många lufthål. Men katten ville inte stanna inne i lådan. Han lyckades sticka upp sitt lilla huvud ideligen. Konduktören, som såg problemet, släppte in oss i en förstaklasskupé där vi fick vara alldeles ensamma. Där kunde vi släppa katten lös och han klättrade omkring på sätena.

Han fann sig väl tillrätta i Skänninge där han fick vara ute eller inne alldeles som han själv behagade. Han blev aldrig kastrerad och behövde aldrig ha något halsband heller. Han fick inga vaccinationer, för det var inte vanligt på den tiden. Maten var rester från familjens egen mat. Han var grå med mörka ränder i tigermönster. Med tiden blev han mycket tillgiven och följde ständigt med mig och min bästis Gunnar när vi sprang omkring och lekte. Ofta följde han med till skolan, det var bara några kvarters promenad, och när jag slutade för dagen satt han i regel och väntade. Vi var tillsammans så mycket att jag lärde mig förstå honom och han mig. Han gav mig ett livslångt tycke för katter. När han dog var det ett stort trauma. Han blev hängig och sjuk. Något veterinärbesök blev inte av, återigen för att det inte brukades så på den tiden. Han fick ligga i källaren på en liten bädd, och vi hoppades att han skulle tillfriskna. Men en eftermiddag hittade jag honom död. Han hade släpat sig från bädden och kräkts på källargolvet. I spyorna såg jag rikligt med levande maskar. Jag blev riktigt rörd av detta och trodde att han kravlat sig upp och kräkts på cementgolvet för att skona mattan han låg på. Det var en mycket stor sorg att Murre dog.

Senare i livet har jag haft många katter som jag tyckt mycket om. Jag brukar säga att om man bara har en liten katt så kan läget aldrig bli helt förtvivlat.

Min obefintliga idrottskarriär

Jag var aldrig intresserad av sport, men det innebar inte att jag inte kunde både springa fort och hoppa långt. Vi hade skolmästerskap ibland i realskolan, och där var jag alltid med. Jag lyckades i regel bra i de grenar jag ställde upp i. I bollsporter däremot kände jag mig inte alls hemma. Det kanske berodde på att jag var ett ensamt barn före skolåldern, och jag minns aldrig att jag hade någon att leka med, och naturligtvis inte heller att spela boll med. Att lyssna på sporten på radion eller läsa om den i tidningen intresserade mig aldrig. Delvis kan det kanske bero på att pappa var en riktig sportfanatiker och vid olika sportbegivenheter hade han TV:n på i ett rum och radion i ett annat och sprang emellan för att kunna följa alla rapporter. Det var ganska störande för alla andra i huset.

På gymnasiet var jag med i ett kotteri som helst talade om musik, litteratur och annan kultur, och vi tyckte att de idrottsintresserade eleverna i vår parallellklass var sportfånar. Själva var vi förstås en slags kulturnördar, och det var naturligtvis en orättvis klassificering av våra kamrater. Vi som åkte tåg från Skänninge till gymnasiet i Mjölby varje morgon och tillbaka varje eftermiddag var ett gäng som också satt och hängde på järnvägsrestaurangen ganska mycket när vi hade håltimmar. Skolan hade inte lyckats att få tag på lärare till våra tillvalsspråk, så vi fick håltimmar istället. Ett svek från skolans sida som jag ännu inte förlåtit den. Jag känner mig därför bestulen på minst ett språk.

På gymnastiklektioner och på idrottsdagar ansträngde vi oss inte över hövan. Därtill bidrog att vi hade en gymnastiklärare, som var reservofficer. Vi var antimilitarister och ogillade därför honom. Av den anledningen ville vi inte delta särskilt ivrigt utan maskade gärna. Han var helt berättigat sur som ättika en gång när han kom på mig med att ha tagit en genväg vid en orientering. Av oklar anledning fick jag en annan gång för mig att jag skulle visa honom att jag kunde jag också. Vi hade som vanligt höjdhopp ihop med sportfå... förlåt, idrottskillarna i parallellklassen. Det visade sig att med lite ansträngning så slog jag dem allihop. Gymnastikläraren, som väl borde blivit glatt överraskad, blev bara sur och sade ingenting åt mig. Han måste ha förstått att jag vanligen inte brydde mig om att försöka ta i på allvar. Jag var lite av en hjälte på tåget hem den dagen. Men sedan fortsatte jag min självvalda slätstrukenhet i "lek och idrott", som det hette på den tiden. När jag senare gjorde militärtjänst på I4 i Linköping visade det sig att jag var en hejare på att cykla. Vi hade långa transportsträckor på tunga och tröga gamla cyklar. Med vår flåsande löjtnant i täten och ansträngda kamrater, hände det att jag utan synlig ansträngning cyklade fram till löjtnanten och frågade vart vi skulle, för jag ville cykla i förväg och invänta truppen på plats. Jag gjorde klart att jag inte stod ut med att ligga och mala på i detta slöa tempo längre. Jag blev ilsket beordrad att falla tillbaka till min plats i kön och hålla tyst. Det gjorde jag, men skrattade för mig själv.

Mannen i skogen

Min barndoms somrar tillbringades mest i byn Pardix norr om Filipstad. Jag var ensam pojke ihop med flera flickkusiner, som var någorlunda jämnåriga med mig. Där fanns flera små sommarstugor förutom den stora mangårdsbyggnaden, som hörde till en ursprunglig bergsmansgård. Det fanns skog och sjö och ett bostadshus bredvid ett sågverk med stora brädstaplar, som vi olovandes klättrade i och stora sågspånshögar som vi, likaledes olovandes, hoppade i.

I en sommarstuga bodde faster Alma med sin man Sten och två döttrar. Faster Alma var ensam med flickorna i flera veckor medan Sten var kvar i Stockholm och jobbade som målare. Eftersom stugan låg i skogsbrynet tyckte Alma att det var lite ruskigt ibland på kvällarna. Med den hjärtlöshet som utmärker barn, fick jag en idé att det skulle vara roligt att spöka för henne någon kväll. Jag gjorde en del bus ihop med min kusin Eva, som var något år yngre än jag. Hon var förstås genast med på noterna. Tyvärr hade vi inte varit tillräckligt diskreta när vi gjorde upp våra planer, så min far hörde oss. Han sa strängt:

"Ni låter bli att spöka för Alma när inte Sten är i stugan! Hon kommer att få slag."

Jag ryckte på axlarna och utbytte en blick med Eva, vars ögon glittrade av okynne.

Väckarklockan ringde svagt under min kudde. Jag ryckte till och var genast klarvaken. Klockan var tjugo minuter i midnatt. Jag stängde hastigt av klockan och låg blickstilla och lyssnade. Inte ett ljud i hela huset. Tyst klädde jag mig utan att tända och smet ut ur huset. Ivars stuga avtecknade sig som en svart klots mot en något ljusare himmel. Ivar var vår farbror, som Eva ofta bodde hos på somrarna. Han var ett riktigt original: skogsarbetare, ungkarl, kommunist och tjuvskytt!

Jag visslade svagt utanför Evas fönster och väntade. Ingenting hördes. Hon sov säkert djupt. Inte vaknade hon heller då jag kastade en näve grus på rutan. Vad skulle jag göra? På baksidan av huset hittade jag ett källarfönster, som jag kunde pilla upp. Jag slank in. Lukten av potatis och mögel slog emot mig. Försiktigt trevade jag mig ut ur potatiskällaren och fann trappan upp till våningsplanet. Steg för steg tog jag mig uppåt och försökte låta bli att förorsaka något knarrande i trappan.

Utan förvarning slogs dörren ovanför trappan upp och ljuset tändes. Där stod Ivar i nattskjorta med håret på ända och med sin dubbelbössa i handen.

"Leif "utropade han, "vad i helvete har du för dig här mitt i natten"?

Jag berättade sanningen. Han tyckte visst inte att det var en särskilt ljus idé att spöka för Alma, men Eva hade nu vaknat och kunde övertala honom att släppa iväg oss.

Glatt fnittrande åt Ivars något komiska uppenbarelse i nattskjorta och dubbelbössa tog vi genvägen genom skogen bort till Almas. Sommarstugan låg mörk och tyst. Vi började smyga omkring utanför och hoade och gav andra mystiska ljud ifrån oss. Ingen reaktion. Vi blev djärvare. Vi skrapade med grenar på fönstren och rörde på dörrhandtaget. Konstigt nog tycktes ingen vakna därinne. I desperation satte jag till slut en stege mot taket och började gå omkring med tunga steg däruppe.

Då öppnades plötsligt köksfönstret och Almas röst hördes:

"Leif och Eva! Jag vet att det är ni, och vi är inte ett dugg rädda. Sluta nu med dumheterna och gå genast ned från taket!"

Fönstret stängdes åter med en bestämd duns.

Vi drog oss undan och höll ett viskande rådslag. Det var omöjligt att förstå vad som hade förrått oss. Vi beslöt oss därför att ge upp och gå hem. Jag skulle först följa med Eva genom skogen, och sedan skulle jag gå hem till mig.

Det var nu nästan kolsvart ute. Vi tog oss sakta fram genom skogen. Plötsligt skrek Eva till och tog mig i armen. Precis framför våra fötter låg en man med huvudet nedåtvänt, stött på underarmarna och med en hatt djupt neddragen över hjässan. Vi stod som fastfrusna och vågade knappt andas. Mannen låg helt orörlig.

Tusen tankar rasade genom mitt huvud. Vem var han? Var han död? Eller skulle han plötsligt rusa upp och slå ihjäl oss?

Eva lösgjorde sig från min arm och sjönk sakta ner på knä bredvid den mystiske mannen. Var hon klok egentligen? Jag skulle hellre ha sprungit min väg. Men eftersom jag var pojke kunde jag inte. Jag måste ju vara minst lika modig som hon. Eva rörde vid mannens axel, först helt lätt och, när han inte reagerade, allt starkare.

"Han kanske är medvetslös" sa hon, nu lite högre.

"Eller full" lade jag till.

"Vi måste vända på honom", avgjorde hon.

OK, jag ställde mig på knä på mannens andra sida och tog ett stadigt tag i hans axel. Då blev det plötsligt liv i honom. Vi hoppade båda förskräckt bakåt. Mannen slängde av sig hatten och trots det svaga ljuset kände jag med en gång igen min far.

"Bli inte rädda ungar", sa han " det är bara jag".

Vi kände oss både oändligt lättade och lite besvikna på samma gång. Naturligtvis ville vi genast veta vad han gjorde där, klädd i gamla kläder som en luffare. Förklaringen var den, att han hade smugit ut efter mig för att varna min faster. Han ville inte att hon och flickorna skulle bli skrämda. Han hade varit i stugan under våra spökerier. När han trodde att vi hade gått igen, smög han ut och tänkte gå tillbaka hem. Men vi hade ju stått en god stund och konfererat. Far hade inte kommit långt förrän han plötsligt hörde oss. Då kastade han sig raklång på marken, men vi hade råkat gå rakt på honom. Så löstes det mysteriet, och vi kunde alla gå hem och lägga oss. Det var en misslyckad expedition, men det var kanske inte helt orättvist att vi, som ville luras och skrämmas, själva åkte dit.

En förläst kille måste få smörj

I realskolan var jag inte mobbad på något sätt, men inte heller riktigt inne bland de tuffa och populäraste killarna. Jag läste läxor och följde med i skolan och fick därför inga tuffhetspoäng. Lasse var då min bäste vän, som jag umgicks med varje dag, sedan Gunnar flyttat till Linköping. Vi ägnade oss åt foto, musik och promenader med hans hund. Den här kompisen var mycket bättre på matematik och en del andra grejor, men av någon anledning blev jag betraktad som plugghäst för att jag för det mesta kunde våra små enkla läxor. Sanningen var att jag inte läste särskilt mycket på läxorna under den här perioden. Jag lärde mig lätt det som behövdes under lektionerna, utom möjligen i matematik där jag var ganska svag. Det var först i gymnasiet, som jag började anstränga mig. Problemet var att jag var son till en allmänt känd lärare. Många som inte jag kände, kände ändå igen mig. Flera tyckte det var angeläget att ge mig ett tjuvnyp då och då eller helt enkelt försöka klå upp mig. Det var jämnåriga killar, som inte hade gått vidare till realskolan och som kanske var lite avundsjuka. Kanske var det egna tillkortakommanden i skolsalen som skulle tas ut på mig. Möjligen hade de varit i delo med min far och såg nu en möjlighet att hämnas på mig.

Det var aldrig några problem med mina egna klasskamrater. Jag gällde för att vara "förläst", något som tydligen var mycket provocerande på den tiden. Det var förmodligen skadligt på något sätt. Jag kände mig inte förläst det minsta själv, men hörde ofta uttrycket. Man trodde på att man blev närsynt av att läsa för mycket, och att vara förläst var något ännu värre. Kanske bitar av hjärnan gick sönder? I varje fall var det något som tydligen måste bestraffas.

"Ja, jag kommer, jag ska bara klå upp den här förläste killen", kunde det låta. Åtminstone någon gång per vecka blev jag hotad med våld. Det gällde att se upp så man inte mötte ett gäng motståndare på fel plats. Jag bytte hellre trottoar än mötte fel personer. Ofta blev det inte mer än tomma hot. Det gällde att möta hotet med självsäkerhet och inte se rädd ut. Om det gick att dra ut på den hotfulla situationen utan att något våld utlöstes ebbade det hela ofta ut spontant.

En gång hade jag hamnat på lite olämplig plats, nämligen nere vid ån vid en svagt upplyst gatstump. Jag blev hotad med stryk just för att jag var så förläst. Det var två andra killar, men egentligen var det bara den ene som hotade med stryk. Den andre ville gå därifrån, men hans kompis cirklade runt mig:

"Jag ska bara ge den här jädra förläste killen ett kok stryk".

Som tur var, så var det mest munläder, och det gick inte till någon handling, kanske för att den andre killen var mer sansad. Slutligen ebbade det ut, och vi lämnade alla tre området fast på olika vägar. Det slumpade sig så att vi kom samtidigt upp på gatan och blev genast anropade av en lärare.

"Kom hit grabbar och hjälp mig att skjuta på bilen, så jag får igång den!"

Vi bittra motståndare fick nu skuldra mot skuldra jobba ihop med att skjuta igång lärarens bil. Det fungerade, och vi försvann sedan åt var sitt håll utan ett ord till varandra.

Cykeltur till Öland

Min barndomsvän Gunnar och jag hittade på att vi ville cykla omkring på Öland ett sommarlov.

De modigaste var nog våra föräldrar när de släppte iväg två killar i tolv-trettonårsåldern för att under en vecka cykla omkring på Öland och tälta. Mat måste vi fixa åt oss själva och laga till på ett litet spritkök. Från Skänninge tog vi tåget till Hultsfred i Småland och cyklade resten. Det blev färja från Kalmar, på den tiden fanns ingen Ölandsbro. Det fanns inga mobiltelefoner heller, så vi försvann för flera dagar i sträck utan att föräldrarna kunde få tag på oss. Cyklarna var gammaldags cyklar utan växel. Vi hade med oss ett litet tält och ett litet spritkök förutom våra få övriga förnödenheter.

På den tiden var somrarna alltid vackra, åtminstone minns man dem så. Öland vimlade av fina stränder och enkla campingplatser. Ibland kom vi på kvällen och satte upp vårt tält, bara för att sticka iväg tidigt på morgonen innan vakten kom och tog betalt. Ibland låg vi kvar ett par dagar på samma ställe och njöt av sol och bad. Vi såg inga sevärdheter, utan det var bara baden som gällde, och så möjligen lite minigolf. Enda malören, som inträffade, var att vi blev utan mat den helg när vi skulle åka hem. På den tiden var alla affärer stängda på helgen, och vi höll inte rätt på dagarna tillräckligt noga. Därför var vi riktigt utsvultna när vi slutligen hittade ett öppet bageri och köpte varsin grovlimpa av ett saftigt gott mörkt bröd vars like vi aldrig tidigare smakat.

Biltur till Paris och det prästerliga ståndet

Efter studentexamen köpte jag mig en begagnad bil. Det var en ljusgrön Opel Rekord av 1955 års modell. Den kostade bara 750 kronor. Jag hade inte kört långt förrän bromsarna slutade att fungera. Till råga på allt hände det när en polisbil skulle stoppa mig för att jag körde för fort ut ur stan. Jag stampade till på fotbromsen, varvid den utan motstånd slog i durken. Jag drog åt handbromsen allt vad jag orkade och stannade så småningom. En irriterad polis kom in i bilen och skulle parkera den lite snyggare vid vägkanten. Han sa åt mig att flytta på mig, och jag vågade inte knysta. Nu var det han som inte kunde bromsa, och bilen höll på att hamna i diket. Han vände sig till mig med en arg fråga om varför jag körde en bil utan bromsar. Jag sa som det var att bromsen hade gått sönder just då.

Det visade sig att det funnits en primitiv lagning av en bromsledning med ståltråd och gummiduk. Vid den häftiga inbromsningen lossnade allt och låsoljan rann ut. Jag kunde ha kört ihjäl mig, men istället så jag fick kosta på en riktig lagning. Sedan gick den som en klocka i ett par års tid. Jag använde den bland annat för att åka till Paris.

Efter 10 mil fick jag punktering och satte på reservdäck, men fortsatte obekymrat mot Paris. Efteråt kan jag tycka att mina föräldrar återigen var lite modiga som släppte iväg mig. På passagerarsätet hade jag sänkt ryggstödet ända till baksätet, så där bildades en brits där jag kunde sova. Under hela nedresan sov jag i bilen. Meningen med resan till Paris var förstås att jag skulle lära mig franska lite bättre. Mitt franskbetyg var bra, men jag ville kunna prata språket också. Franskan ansågs vara ett svårt språk för svenskar. Få av dem som bara läser språket i skolan lär sig att prata ledigt. Det var verkligen ett knepigt språk. T om fransmännen själva hade svårt att förstå det, när jag pratade franska med dem, så svårt är det...

Jag rullade in i Paris en vacker kväll. Jag stannade vid en trottoarkant och frågade en man var centrum låg.

"Vilket centrum", sa han, "Paris har många centra".

Ja, så klart. Jag litade till min intuition och körde åt det håll som såg mest lovande ut. Sedan stannade jag på en stor parkering och utforskade de närmaste omgivningarna till fots.

Snart hittade jag ett litet och billigt familjehotell på Rue Monsieur le Prince på vänstra stranden av Seine, *rive gauche*, ungefär i *Quartier latin*. Hotellet hette Hotel Monsieur le Prince. Där kunde jag stanna några månader tills pengarna var på upphällningen. Pengarna räckte dock rätt så bra, för rummet kostade bara 10 francs natten. Det låg i det allra intressantaste kvarteret enligt min mening. I källaren fanns en nattklubb, där det varje kväll spelades latinamerikansk musik, som hördes mycket väl upp till mitt rum, åtminstone om fönstret var öppet. Jag satt där många kvällar och lyssnade till latinamerikanska grupper, bl a los Paraguayos. Ganska nära hotellet låg jazzklubben Club St Germain de Prés, där jag tillbringade många kvällar. Jag tror att Frankrikes store pianostjärna, Martial Solal, var där en gång. En kväll dristade jag mig till att spela lite piano i en paus, absolut en höjdpunkt bland mina musikaliska upplevelser. Senare har jag hört att klubben blivit nedlagd. Det var som väl var långt efter mitt musikframträdande, så jag behöver inte känna mig skyldig.

Det gick att leva billigt på den tiden, åtminstone om man inte missuppfattade priset. Man hade nyss bytt till nya francs, som var värda 100 gånger mer än de gamla, men många affärsidkare uttryckte fortfarande priset i gamla francs, dvs 100 gånger mer än vad varan egentligen kostade. Man fick se upp. Pommes frites utan något till kunde man få för ett par francs (nya!), och en flaska rödvin och en baguette likaså. Jag brukade sitta på stranden av Seine och äta min franska matsäck, dessutom iförd en basker. En dag hörde jag en fransk mamma varna sin lilla dotter:

"Gå inte fram till farbrorn, han är full".

Jag fick några franska bekanta bland sådana som frekventerade den latinamerikanska klubben, men kanske inte direkt några vänner.

En annan svensk tog in på samma hotell en gång, och han och jag var ute tillsammans en kväll. När vi kom hem försökte vi gå upp till våra respektive rum tillsammans, men möttes av en sträng madame, som hötte med fingret och förmanade

"Pas de visites"! [1]

Min vän hade hyrt rummet av madames make, och nu trodde hon att han var en gäst till mig, som jag försökte smuggla upp på rummet. Den nye killen förstod situationen direkt. Han bugade sirligt och svarade på fin skolfranska:

"Madame, tillåter ni att jag drar mig tillbaka till mitt rum som jag i eftermiddags hyrde av Monsieur?"

En annan bekant var en mörk kille från Senegal, som visade mig runt lite. Han hade aldrig några pengar och arbetade förmodligen inte, så jag bekostade ibland hans inträde till olika ställen. Han hade sagt att han studerade på det berömda École Polytechnique, men det verkade osannolikt. Han varken arbetade eller studerade. Han besökte mig senare i Sverige, bodde i mitt föräldrahem flera dagar och reste sedan till Stockholm och våldgästade där flera av mina släktingar. När man är utomlands är det så lätt att säga:

"Om du kommer till Sverige så……" men nu är jag försiktigare.

Min kusin Eva som bor i Stockholm berättade att ynglingen hållit sig kvar i Stockholm och sysslat med lite av varje.

I Paris hände det att män stötte på mig, så jag förstod att homosexuella faktiskt fanns i verkligheten, på den tiden talade man annars tyst om sådant. Det var bara att säga nej, så det var inga problem.

En speciell person blev jag presenterad för av min vän från Senegal. Det var en katolsk präst, och han sades vara biktfar till Senegalesen. Jag hade redan träffat honom några gånger tidigare, när jag gick med på att åka med honom i hans bil för att se katedralen i Chartres och få lite guidning. Vi skulle ligga över där. Det bar sig inte bättre än att vi blev tvungna att dela rum. Jag kollade rummet och det var två enkelsängar i var sin ända av rummet så jag sa OK. En

---

[1] Inga besök

katolsk präst och biktfar borde väl vara ett säkert sällskap. Detta var långt innan katolska präster fått sitt rykte fläckat av olika sex- och pedofilskandaler. Men detta var tydligen en föregångsman för sin kår. Han lade sig naken i sängen och lyfte på täcket och ville att jag skulle krypa ned. Det gjorde jag förstås inte. Det prästerliga ståndet har aldrig lockat mig.

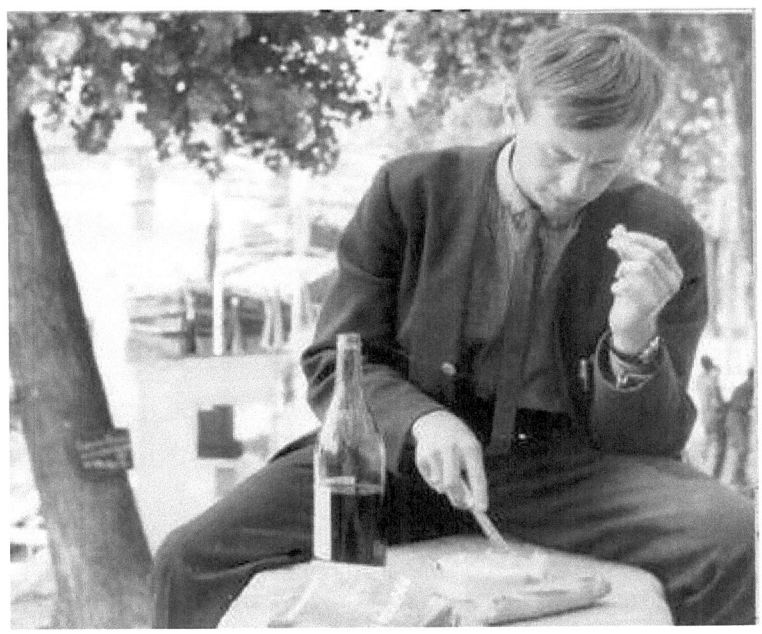

Min vanliga franska lunch som jag äter uppflugen på en mur vid Seine. Vin, ost, bröd i den nämnda prioriteringsordningen. Boken, framför vinflaskan, är La Nausée av JP Sartre.
En gång hörde jag en fransk mamma varna sin lilla dotter, som ville gå fram till mig där jag satt med min lunch. " Gå inte dit, farbrorn är full" sa hon.

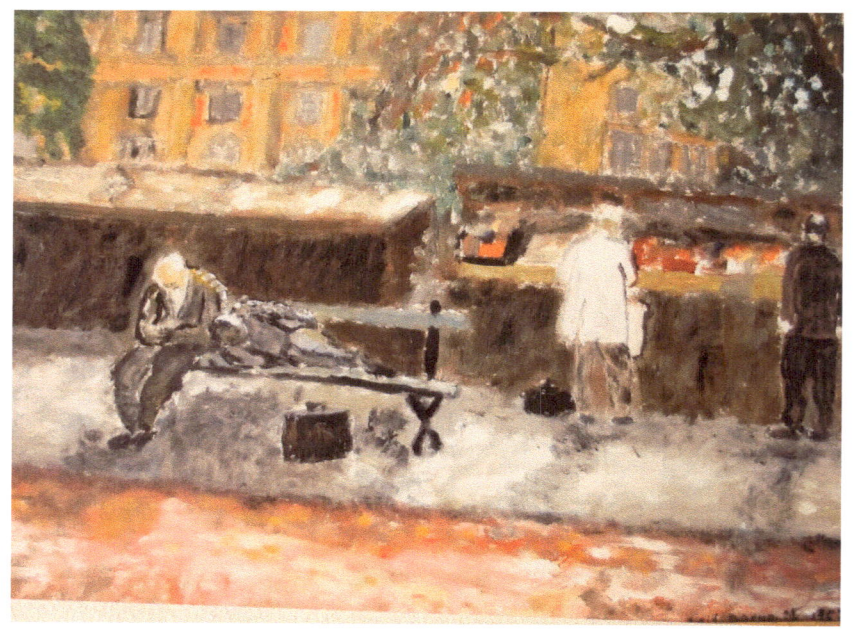

Les bouquinistes, de berömda små bokstånden vid sidan av Seine. Acrylmålning av författaren.

Min karriär som lärare och en skolresa till Lübeck

När jag hade tagit studentexamen var det sådan lärarbrist att studenter med bra betyg kunde få lärarvikariat. Det var bra betalt, så jag höll på med det i mer än ett år. Jag hade engelska i högstadiet och franska i första ring på gymnasiet. På schemat, som hade skrivits långt innan jag fick vikariatet, stod det X i stället för mitt namn. Därför fick jag så småningom smeknamnet Mr X, något som tilltalade min fantasi. Jobbet gick rätt bra med tanke på min ringa erfarenhet, men jag ska berätta om något, som inte gick så bra, nämligen en skolresa till Tyskland. I en klass var jag klassföreståndare. Det var en nia och de skulle åka till Lübeck. Jag skulle med som ledare. Det kunde bli jobbigt, men jag kunde ta med min flickvän, sedermera hustru, som sällskap och hjälpreda.

På tåget ned ville barnen lägga bort titlarna med mig och slippa säga magistern, som var det vanliga tilltalet på den tiden. OK, det kunde jag inte neka till med tanke på att åldersskillnaden inte var överväldigande stor. Det var inget större fel på ungdomarna, men de blev som kalvar på grönbete när de kom ner till Tyskland. Vi inackorderades i ett fint gammalt pensionat. Problemen började när ungdomarna skulle testa tyskt öl och vin. De var inte alls mogna för alkoholkonsumtion, och jag kunde inte vara efter dem överallt. Det smygsöps på rummen, och jag hittade redlöst berusade pojkar, som svimmat på toaletten. Flickorna var bättre. De hjälpte till att tvätta av nedspydda pojkar sedan vi först dragit av dem alla kläderna. Några av pojkarna var kanske deras pojkvänner, men jag visste inte alltid hur det hängde ihop.

Min flickvän och jag ville förstås vara lite privata ibland. Vi låg tillsammans i sängen en gång när en grabb kom inrusande och ryckte av oss täcket. Han blev alldeles stel av fasa när han såg vad han gjort, för han hade tagit fel på rum. Vad det var för spring mellan rummen på natten kunde man bara gissa.

En kväll fick ungdomarna ett rätt så tidigt utegångsförbud. De lovade att hålla sig på pensionatet och dessutom hålla sig i skinnet, så jag tog min flickvän med på Operan och såg Den Flygande Holländaren, en opera av Wagner. Vi var nog borta tre timmar ungefär, sannerligen lite för lång tid för de vildar vi lämnat kvar på pensionatet.

När vi kom tillbaka fick vi en chock. Alla lampor var tända överallt. Två polisbilar stod på gården. Inne i hallen stod grönklädda poliser, och jag är säker på att en och annan hade tjänstepistolen i hand. De hade just avlutat förhören med ungdomarna. Det hade varit ett sådant fylleslag att värdinnan ringt polisen. Någon hade ramlat ner från trappan och slaget omkull en jättestor och förmodligen dyr urna. Jag minns inte om den hade gått sönder. De hade kräkts genom fönster så det bildats ränder av spyor längs väggarna.

Ett skamset lugn rådde nu i huset, och polisen drog slutsatsen att inget kriminellt hade förekommit. Den unge magistern, dvs jag, skulle få reda upp situationen.

Jag var rasande på ungdomarna, och de var nu fogliga som lamm. Som tur var så var det avresa dagen därpå; det hade ändå inte varit så trevligt att stanna kvar. Jag samlade ihop mina får, eller snarare fårskallar, och avreste till järnvägsstationen. Egendomligt nog var inte värdinnan arg på mig. Vi tog adjö och hon sa att jag varit

"...sehr nett und auch die junge Dame, aber die Jungen..."

Hon gjorde en uppgiven gest och himlade med ögonen. Vi kom undan utan skadeståndskrav och inte nog med det. Värdinnan gav mig en avskedsgåva, en butelj Jägerbrandt, en slags tysk konjak.

Jag börjar med Judo och får användning för den.

Jag gick en kvällskurs och var ute på gatorna i Göteborg sent. Bil hade jag ingen. En kväll rusade en småvuxen person fram mot mig och bad om hjälp, för det var någon efter honom, som ville slå honom. Det var en arg och påtänd sjöman, som kommit i delo med denne mindre kille. Jag morskade upp mig och sa till vederbörande att han skulle låta bli att vara dum. Naturligtvis hann jag inte så långt innan jag fick ett par rejäla smockor själv. Det var inte så farligt. Jag stod fortfarande upp när förövaren smet, även om näsblodet rann ned på kläderna. Egendomligt nog så fick snart kontakt med en polispatrull, och med mig i baksätet körde de runt och letade över förövaren och fick dessutom fast honom.

Det blev rättegång efter ett tag, och jag var både vittne och målsägare. På frågan om jag begärde något skadestånd, så svarade jag att ett par tusen för nedblodade, sönderrivna kläder och sveda och värk kunde vara bra. Motpartens advokat tyckte nog att det var billigt. Han var mycket snabb med att bifalla begäran.

Tiden gick, men några pengar syntes aldrig till. Jag var student och hade knalt med kontanter. Till slut kom jag att tänka på min fordran för överfallet och gick till en polisstation för att fråga om varför jag aldrig fick min ersättning.

" Ja, den får du nog aldrig se röken av", blev svaret.

"Det finns ingen som bevakar din fordran, vill du ha ut pengarna får du stämma personen inför rätta i ett civilmål, men det är säkert ingen idé. Sådana personer har i regel inga tillgångar, så det blir bara en massa besvär i onödan".

Där fick jag stå med lång näsa. Naturligtvis kände jag mig grundlurad av rätten. Alla ledamöterna måste väl ha känt till att det här med skadestånd aldrig är något som en medelslös dömd faktiskt tvingas betala. Om förövaren hade varit med förut visste säkert han också att det inte var någon risk. Det var möjligen enbart jag i hela tingsrätten som trodde på saken när rätten tilldömde mig ett skadestånd. Jag var ung, fattig och oskyldig. Hur kunde hela tingsrätten med att blåljuga mig rätt upp i ansiktet och påstå att jag skulle få skadestånd?

Ofta läser man i tidningar om våldsverkare av olika slag, som förutom till fängelsestraff blir dömda att betala stora summor till brottsoffer eller anhöriga. Det har givetvis förövarna varken lust med eller möjlighet till. Inte heller är det rimligt att tro att de ska kunna arbeta ihop till skadestånd medan de sitter inne på kåken. Nu finns brottsoffersfonden, men den ger pengar till offret bara om inte personens egen försäkring kan betala något. Brottsoffersfonden känner sig dessutom inte alls bunden av domstolarnas utdömda skadestånd, utan betalar i bästa fall ut ett belopp som är mycket lägre. Genom alla år fortsätter domstolarna att ljuga brottsoffer rakt upp i ansiktet när de dömer ut skadestånd. Media, som borde veta bättre, fortsätter att trumpeta ut domstolarnas lögner. Detta borde ta slut någon gång. Jag tycker också att det är lögn när domstolen fastställer ett fängelsestraff som är villkorligt, och alltså inget fängelse alls, och när man dömer till flera år bakom galler, men släpper personen många år i förväg.

Den här episoden, som jag var med om på en mörk och kvällstom gata i Göteborg, ledde emellertid att jag började på en judokurs, för jag ville kunna försvara mig bättre nästa gång. Tyvärr kom jag inte till några högre grader innan jag hade slitit sönder två stycken menisker, en i vardera knät, så jag fann för gott att sluta. Ändå har jag haft stor glädje av mina små judokunskaper, så jag kan rekommendera sporten. Falltekniken har varit något som jag aldrig glömt av, liksom även en effektiv fasthållning och några få kast som jag lärde mig behärska. Det har faktiskt fallit sig så att jag senare i livet råkat i bråk, och de kunskaperna har varit tillräckliga för att ta mig helskinnad ur situationerna. En gång sparkade en stolle till en ung man, som satt bredvid mig på en bänk, med en karatespark rakt i ansiktet. Jag flög upp, alldeles rasande och inom ett par minuter låg angriparen på marken i en hård fasthållning som han inte tog sig ur.

Slagsmål på akuten

Jag gör ett hopp fram i tiden för att berätta en historia om när jag fick praktisk användning för judo för första gången.

Jag gjorde min vidareutbildning i både medicin och kirurgi på ett litet landsortsjukhus i norra Sverige, Sandvikens Lasarett. Det var så få läkare både på medicin och kirurgkliniken att man hade sk samjour. En ung och ganska oerfaren läkare fick samtidigt ha jour för båda specialiteterna. Det var mycket jobbigt och ganska stressande, men man lärde sig mycket snabbt. Det blev inte mycket sömn på natten. På helgen kunde man dessutom få gå ett par dagar i sträck med arbete nästan dygnet om. Jag kunde stå och operera en blindtarm medan en av intensivvårdssköterskorna kom in och bad om ordinationer för en nyinlagd hjärtinfarktpatient. Det fanns också en BB-avdelning, som sköttes av barnmorskor utan någon gynekologisk back-upp. Det var kirurgerna som skulle stå för nödvändig förstärkning vid nödlägen. Det värsta jag visste var när de ringde mig från BB och sa att jag måste dit snabbt och sedan slängde på luren utan närmare förklaringar. Frampå kvällskvisten stängde ortens öppenvårdsmottagning, och då fick man också ett öppen-vårdsklientel på halsen. Folk kunde söka mitt i natten för sömnsvårigheter i den förhoppningen att de skulle få sömnmedel akut. En del av ortens alkoholister kom regelbundet inramlande fram på morgonkulan. De mådde dåligt och ville ha lugnande medel att spä på sitt missbruk med. Det var inte alltid så roligt att få dit dessa kunder när man hade en del riktigt sjuka patienter att oroa sig för.

En natt när mottagningen var full i dubbel bemärkelse, och jag rusade mellan rummen som en iller, kom en alkoholpåverkad man in och ville ha samtal med mig genast. Han fick beskedet att han måste vänta. En av sköterskorna var duktig men oerfaren eftersom hon hade varit barnledig en längre tid. Hon hoppades på en lugn natt, men tyvärr blev det tvärtom. Varje gång jag var ute i korridoren kom den alkoholpåverkade och försökte ställa sig i vägen för mig för att tvinga fram en omedelbar konsultation, att det fanns andra som var före och dessutom sjukare föresvävade honom inte. Jag gick förbi honom ett par gånger, men nästa gång blev jag otålig och tog tag i hans rockkrage med båda händerna och knuffade tillbaka honom mot stolarna i väntrummet.

" Nu sitter du här och håller dig lugn tills det blir din tur", snäste jag.

Effekten blev lite bättre än jag väntat mig. Han tappade balansen och föll bakåt över stolsraden. Jag hade annat att bekymra mig om så jag brydde mig inte vidare om honom.

Nästa gång jag kom ut i korridoren rusade han på mig utan förvarning. Han försökte slå ner mig, men hade nog lyckats bättre om han varit nykter. Jag fällde honom utan större besvär och gick ned på golvet och höll honom i en judofasthållning, som han helt enkelt inte kunde slinka ur. Problemet var bara att jag inte kunde släppa honom, så jag var helt låst jag också. Allt utspelades inför ögonen på mina förfärade patienter. Min sköterska, som hoppats på lugn och ro, kom resolut till min hjälp genom att sätta sig på mannen. Nu var vi tre personer, som befann sig i dödläge på akutens golv. Någon annan i personalen ringde polisen, och där fick vi vackert stanna och vänta på att polisen kom och tog hand om den arga personen. Det gick lugnt till så snart polisen var där. Vi var mycket glada över att få se dem. Vi fick reda på att mannen var en av polisen känd mycket våldsbenägen person med ett långt syndaregister.

Flickorna vid ån

Hopp tillbaka till min uppväxt:

Min kompis farsa hade en kolonistuga vid Stångån i Linköping. Alla känner väl igen kolonistugor - små söta hus i miniatyr där man kan övernatta om man så vill.

Det var ett äventyr för Gunnar och mig att få ligga över i kolonistugan och ägna oss åt våra orgier, ostörda av föräldrarna. Orgierna bestod mest i att läsa Stålmannen och Fantomen och äta godis. Kanske vi delade en Fanta också. Det fanns en liten hoppställning vid en badplats vid ön som låg mitt i ån, och hoppställningen såg vi fram mot att pröva nästa dag.

Vi var inte ensamma om att övernatta i en kolonistuga den natten. Några stugor längre bort fanns det två flickor, som också hade haft samma tanke. Vi brydde oss inte om dem, men de brydde sig om oss. De ropade på oss och ville ha vår uppmärksamhet. De ville låna tändstickor och ljus och allt möjligt. Gunnar och jag avböjde allt.

Rätt vad det var så knackade det på vår dörr i alla fall. Där ute stod de två flickorna. Det var mörkt nu, och tjejerna hade bara nattlinnen på. De ville gärna komma in, och det var det ena svepskälet efter det andra. De stod och fnittrade och nöp i nattlinnena som om de ville ta dem av sig. Vi pojkar var tyvärr lite för unga för att uppskatta dambesök på kvällen, så vi körde iväg dem. Vi skulle inte ens ha förstått hur vi skulle göra med dem, om de inte hade gett oss privatlektioner förstås.

Det kom tider då vi uppskattade flickorna mer. På 50-talet var inte de unga flickorna så sexiga, som flickor är idag. Det var inte mycket smink, inga tajta kläder, inga korta kjolar, inga högklackade skor, inga bara magar, inga piercningar eller tatueringar. Inga tangatrosor, som blottades om tjejerna böjde sig ner. Att döma av gamla skolkort så liknade de mest ett gäng små tanter. Alla tjejer hade korsetter trots sina unga, smidiga kroppar. Om man dansade med en fyllig tjej kände man fettvalkar ovanför korsetten, och det var lite frestande att ta tag i dessa. Flickornas unga spänstiga bröst var ordentligt inlåsta i stadiga behåar av stelt material som syntes genom deras jumprar som stela veck. Det var långt före bröstens befrielserörelse på 70-talet, då alla behåar skulle brännas. Alla hade också strumpor, som satt uppe med strumpeband - det var före strumpbyxornas tid, och den enda klädesdetaljen, som kanske var mer uppmuntrande på 50 talet än nu. Att någon gång få upp en hand där strumporna slutade och det nakna låret tog vid var något att drömma om. Alla kjolar var ganska långa, så på den tiden var det mycket spännande att se en tjej dra upp kjolen för att knäppa ett strumpeband, som hade lossnat. En del strumpeband var tydligen av dålig kvalitet, för de lossnade ideligen och behövde knäppas om. En annan numera totalt försvunnen gest var när de drog upp kjolen baktill och vred sig runt för att se om sömmen satt rakt.

Min fars död

Fast det blir ett hopp i tiden tänkte jag berätta om min fars död innan jag går djupare in i den medicinska världen.

Pappa dog på långfredagens kväll, en ganska bra tidpunkt att dö på. Det var närmare bestämt klockan 18.15 den 14/4 1995.

Min bror Mats hade ringt mig dessförinnan och talat om att pappa var så dålig att han inte förväntades överleva natten. Mats hade då redan suttit vid pappas dödsbädd i flera timmar. Jag var bakjour på thoraxkliniken i Göteborg och började ringa runt till olika kollegor för att bli avlöst så att jag kunde åka hem till Östergötland.

Mats satt hos pappa och hörde hur andetagen kom med längre och längre mellanrum. Pappa tittade upp ibland, men verkade inte medveten, men han var helt stilla och lugn. När Mats var helt säker på att andetagen hade tagit slut satt han och såg på sin döde far i tio minuter innan han gick ut till personalen och sa vad som hänt.

Min syster Åsa kom och avlöste Mats vid likvakan. Då var pappa ännu varm. Hon kände på hans hud. Hon försökte sluta ögonen, som stirrade upp i taket, men ögonlocken for hela tiden upp igen. Vad hon kände i de ögonblicken har hon behållit för sig själv. Allt hon sa efteråt var att hon ännu inte var 35, men ändå var hon både moder- och faderlös. Ingrid, hennes mor, var yngre än pappa, men hon hade dött i tjocktarmscancer. Åsa hade tre små flickor, och Ida, den yngsta av dem, hade nyss blivit döpt.

När jag kom till pappa hade klockan blivit kvart över elva på kvällen. Jag stod länge utanför dörren på Slomarps Sjukhem i Mjölby innan jag blev insläppt. Pappa låg i sitt rum. Det var ett fint rum där pappa hade sin bästa sittgrupp från lägenheten. Det fanns tavlor på väggarna, färg-TV och mattor. Det hade varit mycket fint när han för något år sedan fått dit sina saker, en välsignad kontrast från det torftiga landstingsrummet, som han förut bott i. Men pappa hade ramlat omkring mot sina saker, så en del hade gått sönder, han hade spillt så det blivit fläckar, och en del tavlor hade han rivit ner. Det mest opersonliga i rummet var den stora sjukhussängen i metall. Där låg han då, med bara axlarna och huvudet uppstickande över kanten på det nya fräscha lakanet. En ensam lampa lyste över sängen, men den var bortvänd så att den inte lyste i fars ansikte.

"Vill du vara ensam", frågade sköterskan.

Jag sa ja, och hon försvann. Det kändes lite konstigt då pappa fanns där men ändå inte. Jag vred fram lampan och lät den lysa direkt på hans ansikte. I det ögonblicket kände jag ännu inte sorg, jag var avvaktande och behärskad. Hans ansikte var mycket magert. Ögonlocken var nu väl slutna, och han var fångad i en fullt utvecklad likstelhet. Jag kände på hans nacke, hans käke och hans kind. Allt var så stelt som om det var skuret ur trä. Blodet hade lämnat ansiktet så när som på ett par små fläckar, eller blåmärken, vid käkvinklarna. Jag undrade hur dessa hade uppkommit. Mina instinkter som läkare fick mig att hastigt undersöka kroppen. Jag upptäckte att någon likstelhet inte fanns i armbågslederna. Kanske hade den brutits då någon lade armarna tillrätta. Det slog mig att han nu måste ha likfläckar på sidorna och på ryggen, men jag ville inte titta efter. Det var något som jag inte skulle vilja ha i minnet.

Han låg så rakt och fint. I den ställningen hade han säkert inte dött. Hans ben var förfärande magra, bara pinnar med skinn på, där knälederna såg ut som stora påträdda klumpar. Som alltid var han ren och fin utan liggsår. Hans vita hår var kortsnaggat; det såg onaturligt ut. Munnen hade i döden stelnat i ett uttryck som jag inte kände igen från livet. Kinderna hade fått ett par fördjupningar, som förvuxna skrattgropar, ansiktet tedde sig mer avlångt än jag trodde det skulle vara. Han var så olik sig att det inte var alldeles givet att jag skulle känna igen honom bland hundra andra magra lik, så mycket hade döden förändrat honom.   På väggen hängde ett inramat porträtt av far tillsammans med Ingrid, hans andra hustru. Där hade han ett skarpskuret ansikte med ganska prominent och något framträdande haka.   Vid mer mogen ålder hade en viss fyllighet fyllt ut ansiktsskelettets ojämnheter, men nu i döden, och efter en tids avtackling, hade ansiktet fått tillbaka några av de skarpskurna dragen från hans ungdom.

52

Jag tog fram min kamera och tog tre bilder från olika håll av min döde fars ansikte. Ingen blixt fanns, och ljuset var svagt, men jag använde stor bländare och lång tid. När jag fotograferade kände jag en sorts skuldkänsla, som om jag gjorde något skamligt.

På fars bröst låg en liten bukett gula, vaxartade blommor. Jag ville ta bort dem och ersätta dem med en bukett som jag hade tagit med mig hemifrån. Det var scilla och vårlök. Men kanske någon av mina syskon lagt dit de gula blommorna, så jag lät dem vara kvar och lade min egen bukett bredvid.

Det var helt tyst omkring mig. Från avdelningen hördes inte ett ljud in. Jag talade inte med min far, grät inte, satt bara och tittade på honom i kanske tre kvart.

"Är du här pappa?" frågade jag sedan prövande och såg mig omkring.

Kunde han andligen vara i rummet? Men jag trodde inte på det utan kände mig mest löjlig.

Så skulle jag samla ihop sakerna, kameran och mobiltelefonen, och göra mig klar att gå. Jag tänkte på att jag inte skulle sitta för länge, eftersom jag måste hem till min bror, som väntade på mig. Så gick jag mot dörren utan en blick på liket. Plötsligt hejdade jag mig. Rummet hade känts alldeles livlöst och tomt, men min far låg faktiskt där fortfarande. Jag kände inte minsta tecken till någon andlig närvaro, men vände mig mot sängen.

"Hej då pappa, vi ses snart igen", sa jag till avsked.

Jag tänkte på ett senare liv, men knappt hade orden kommit över mina läppar förrän det skorrade falskt i mina öron, som om jag sagt en lögn. Jag gick snabbt därifrån. Först när jag gick till bilen började jag gråta. Tårarna lossnade äntligen och strömmade fritt, jag drog djupa suckande andetag och bukmusklerna spändes så att det gjorde ont. Hela vägen grät jag och det kändes bara skönt.

När jag kom till Mats var jag lugn. Vi åt smörgås och drack öl till. Efter ett tag blev det snapsar också, medan vi satt och talade om pappas sista svåra år, drabbad av vaskulär demens. Vi var glada att han dött så fridfullt, och att hans svårigheter nu var över

Hur jag äntligen bestämde mig för att bli läkare.

Jag hade valt linje på gymnasiet helt efter mina intressen utan baktankar på att jag måste skaffa mig ett yrke att trivas med. Det verkade vara språk, som jag hade störst fallenhet för, och min latinlektor, Mårtensson, sa alltid att det var synd och skam att Dernevik, som var så språkbegåvad, inte valde helklassiska grenen. Men någon måtta fick det vara. Både latin och klassisk grekiska var ju döda språk, och jag ville lära mig något mera levande. På halvklassiska grenen, som jag valde, fick jag läsa franska också.

Jag tog min studentexamen med så höga betyg att jag egentligen kunde komma in var jag ville. Problemet var bara att jag inte riktigt visste vad jag ville. Jag kom undan problemet ett år eftersom jag måste göra värnplikt. Efter att ha gjort en rytmtest på mönstringen blev jag uttagen till telegrafistutbildning. Det kanske var lite musikkänsla som slog igenom? Jag vill i alla fall gärna tro det.

För att slippa befälsutbildning spelade jag lite nervös för psykologerna och lyckades komma undan med 10 månader i stället för 15, som var normalt för studenter. Under min värnplikt fick jag nys om att det fanns något som hette arméns tolkskola. Det borde ju vara något för mig. Jag motsvarade kraven och borde kunna komma in där. Men jag kunde bara söka in till nästa år. Alltså blev det ett års uppehåll till innan jag på allvar skulle börja min utbildning.

Jag försörjde mig som lärare under tiden, som jag redan nämnt. Det var riktigt svår lärarbrist under den perioden, och med goda studentbetyg kunde man få ett lärarvikariat och få sagolikt bra betalt som man tyckte. Jag fick vikariat som ämneslärare i engelska och franska eftersom jag hade högsta betyg i dessa språk. Språk hade intresserat mig mest i skolan, men lärare ville jag inte bli på permanent basis. Både far och mor var lärare, och det fick sannerligen räcka. Dessutom tyckte jag situationen för lärare var konstig. Från skolan till lärarutbildning som också är skola, och så skolan igen. De fick ju aldrig se annat av samhället än skolan.

Jag kom aldrig in på tolkskolan, och jag förstod inte heller varför, eftersom jag ledigt uppfyllde de angivna kraven. Då insåg jag att nu måste jag ta tag i problemet att hitta på ett framtida yrke. Språk fick jag nog slå ur hågen om jag inte ville bli lärare. För att bli tolk måste man nog ha en flerspråkig bakgrund från början om man skulle ha någon chans. Någon slags diplomatkarriär där jag fick resa utomlands föresvävade mig ett tag.

Då satte jag mig med en studievägledningshandbok och bläddrade. I flera dagar gick jag systematiskt igenom alla yrken, som stod där och eliminerade det ena efter det andra. Läkaryrket gick jag förbi några gånger, men utan att stryka det. Till slut satt jag där med allt annat än läkare eliminerat. Jag fann att jag tydligen hade tagit fel sorts studentexamen. Kunskaper i matematik, kemi, fysik och biologi var vad jag nu behövde. Nå, det gick att skaffa. Det behövdes en halv studentexamen till, och för att skaffa den åkte jag till Göteborg. Komplettera betygen kunde man göra i Stockholm också, och där hade jag varit många gånger, och hade dessutom flera släktingar där. Men det okända Göteborg lockade mera. Det var stor tur att tolkskolan nobbade mig så att jag kunde bli läkare istället. Tack snälla tolkskolan!

En riktig skräckföreläsning

Jag hade tillbringat ett år med att komplettera mina studentbetyg. Första terminen var jobbigast, eftersom jag varit dum nog att ta både matematik och fysik då. Vårterminen var lindrigare, och då hade jag kemi och biologi. Undervisningen sköttes av en organisation som kallades "Högskoleiternas undervisningstjänst", och det var som en fortsättning av gymnasiet. Vi hade en på sätt och vis sträng lärare, men han var rolig också. Hans speciella signum var att i stället för en pekpinne så använde han en värja, eller kanske var den en florett, att peka med. Ökade det respekten, månntro?

Eftersom vårterminen var lite lindrigare så läste jag för nöjes skull praktisk filosofi också, en kurs som bl a innefattade semantik och logik. En av lärarna var Mats Furberg, som var medförfattare till boken "Språk och påverkan" om logik, semantik och propaganda. Filosofiundervisningen ägde rum i ett gammalt träruckel, senare rivet, som låg på den plats där man nu kan finna det vita huskomplexet "BASF" vid Dag Hammarsköldsleden nära Linnéplatsen. Filosofin var en välgörande kontrast till gymnasiets realämnen som jag slet med.

Som jag med stort självförtroende räknat med, så kom jag in på medicinutbildningen i Göteborg och kunde äntligen bereda mig på upprop och en första föreläsning i Anatomens föreläsningssal på Medicinarberget, intill Sahlgrenska Sjukhuset. Salen var som en amfiteater. Bänkraderna klättrade på ett starkt sluttande golv. Satt man längst upp så var "scenen" en bra bit nedanför, och där fanns ett avlångt bord, en lång tavla att skriva på, svart eller grön minns jag inte riktigt. Där stod också ett benrangel monterat på en ställning. Denna kära maskot hade fått namnet Benjamin.

I denna sal utsattes vi förhoppningsfulla studenter av ett riktigt "practical joke" serverat av våra äldrekursare, varav några spelade lärare, och andra föreställde elever. Föreläsaren var givetvis klädd i vit rock och hade en mycket lång pekpinne. En vit duk drogs ned från taket med hjälp av en krok på pekpinnen, och på duken visades bilder från en overheadprojektor, den ena obegripligare än den andra. "Föreläsaren" mässade med sträng röst och använde en massa fackuttryck, som vi inte begrep ett ord av, och det var inte heller meningen. En del av uttrycken var nog fritt påhittade dessutom. Avsikten var att få oss att känna oss dumma och misslyckade. Vi åhörare kände ännu inte varandra, och vi visste inte om alla andra förstod bättre eller ej. Så var det en annan "student" spelad av en äldrekursare, som i låtsad förtvivlan kastade ifrån sig sitt block och skrek:

"Det här är ju för fan helt obegripligt. Nu skiter jag i alltihop. Tack och adjö".

Han slamrade hårt med allt han hade att slamra med och gjorde en bullrande sorti. Vi riktiga studenter satt där och såg skrämt efter honom och undrade hur länge vi andra skulle stå ut. Vi vacklade betryckta ut i korridoren efter föreläsningen, men när vi hade börjat prata med varandra förstod vi snart att vi bara hade utsatts för ett grymt skämt.

Jag trodde mig också minnas att en flicka fick komma upp och klä av sig på överkroppen med ryggen mot auditoriet för att visa upp ryggkotorna. Detta hände verkligen, men mycket senare.

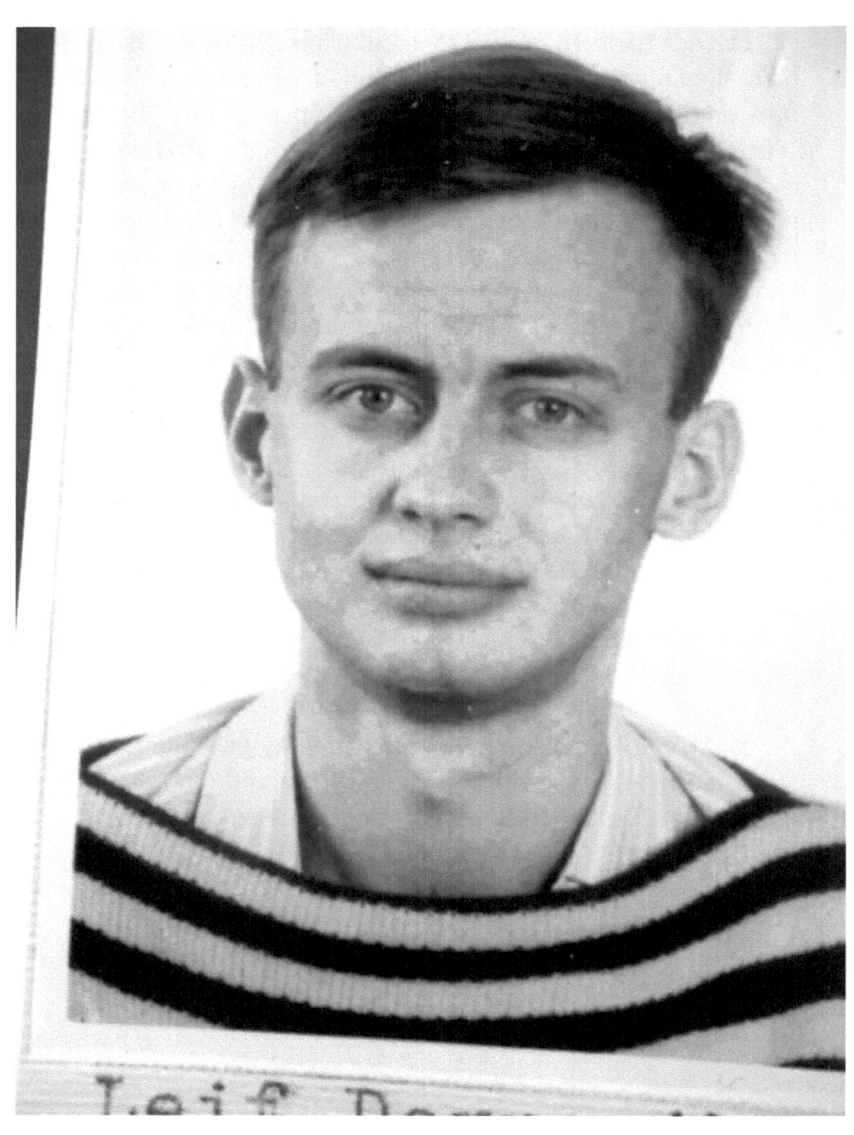

Det officiella fotot av studenten Leif Dernevik taget vid inskrivningen till medicinstudierna.

Mörka dåd i mörkrummet

Första läsåret, som omfattat undervisning i anatomi och histologi, närmade sig äntligen slutet, och det var dags att skaffa sig ett sommarjobb, helst inom sjukvården, så att man hade lite lärdomar att dra. Det erbjöds ett jobb som sjukvårdsbiträde, men eftersom jag var helt novis, så måste jag gå en kurs på ett par veckor först. Ytterligare en grabb från min kurs hade gjort samma val. Det var trevligt att ha hans sällskap när vi gick den lite egendomliga kursen. Ledaren, en äldre kvinna, var en gammal instruktionssköterska, som mest verkade som en hönsmamma för de unga flickorna, som utgjorde merparten av kursdeltagarna. Hon lärde ut verkligt triviala ting om hur man skulle uppföra sig. Kamraten och jag hade ibland svårt att dölja vår munterhet när lärarinnan undervisade om sådana saker som hur flickorna skulle undvika att den tunna polyesterrocken, som användes som tjänstedräkt, drogs upp och visade för mycket.

"Om ni t ex står i matkön och drar upp handväskan för att betala kan det hända att rocken följer med upp...."

Ifrågavarande plagg var mycket lätta, tunna och halvgenomskinliga redan som de var, så en måttlig lägesförändring skulle nog inte ha gjort någon större skillnad. Genomskinligheten gjorde bland annat att det syntes vad som låg i fickorna. Ett cigarettpaket t ex kunde inte ligga oupptäckt.

Efter genomgången kurs blev vi utplacerade på olika avdelningar. Jag hamnade dock inte på en vårdavdelning, utan blev hänvisad till röntgenavdelningen, där jag skulle bistå röntgenassistenterna, som var de som tog alla bilderna. Den placeringen blev jag glad för - jag skulle säkert kunna lära mig en del både praktiskt och teoretiskt. Större delen av jobbet gick ut på att hämta patienterna i tur och ordning, och visa in dem på det röntgenlabb där bilden skulle tas. Jag såg till att de tog av sig lagom mycket kläder och lade upp dem på britsen i rätt läge. Om t ex ryggen skulle undersökas, fick de inte ha på sig kläder med knappar eller hyskor, som skulle kunna komma med på bilden. Då måste klänningen av, och korsetten, om det fanns någon, kanske behån, som ju i regel har några metallhyskor baktill. Ibland var det unga och attraktiva kvinnor, som verkligen satte min taktkänsla på prov.

Jag lärde mig snabbt inte bara hur patienten skulle placeras, utan också hur kameran skulle vinklas, hur exponeringen skulle ställas in, och hur man placerade ljusrektangeln med ett kors i mitten, som utgjorde en slags sikte för röntgenbilden. Assistenterna hade varsin anteckningsbok där det stod vinklar för röntgenröret och olika exponeringsvärden för bilden. Jag lärde mig de vanligaste värdena och hade för det mesta allting perfekt upplagt så att assisterna bara behövde kontrollera och sedan ta själva bilden. De var mycket belåtna med mig.

Bilderna togs på fotografisk film i stort format och i olika form beroende på motivet. Filmen hade emulsion på båda sidorna, vilket ökade kontrasten och bildkvaliteten. Den ljuskänsliga filmen lades i en kassett, som inte släppte igenom vanligt ljus, och pallades upp med kuddar bakom den kroppsdel som skulle förevigas, eller om det t ex var ryggen så fick patienten ligga på kassetten. Inne i mörkrummet öppnades kassetten och laddades om med ny film. Den exponerade filmen skickades in i en framkallningsmaskin, och efter några minuter kom den ut klar, fixerad och drypande våt. Då kunde man ta de våta filmerna och hänga upp dem med klämmare i en inglasad bana där de fördes runt i den s.k. slussen, en centralt belägen plats på röntgen-avdelningen där alla bilderna preliminärgranskades och preliminära svar skrevs på papper, som skickades ner till mottagaren på en avdelning eller till akuten. När de åkt runt ett varv i sin bana hade de torkat och kunde tas ner. Jag kommer ihåg hur jäktade läkare, kanske oftast ortopeder, hade kommit springande upp till oss från akuten, och springande bredvid torkbanan försökte de se om det fanns någon fraktur, om det var det de röntgat för. De ville ha en diagnos redan innan bilderna landade på ett granskningsskåp, där den jourhavande röntgenläkaren satt och skrev sina utlåtanden. Ofta var det en dr Vogel, en äldre mörkhårig kvinna, som satt där i timmar och verkade rätt uttråkad. Bredvid sig hade hon alltid en bunt resebroschyrer över sydligare länder.

I mörkrummet kunde man ha vissa pass för att ladda om kassetterna, och ta hand om de exponerade filmerna. Det var ett mycket trångt utrymme, där man stod framför en liten bänk, när man skulle hantera kassetterna. En svag röd lampa lyste, och det fanns en slags sluss så att inte dörren plötsligt kunde öppnas och släppa in ljus på filmerna. Jag hade sällskap i mörkrummet några gånger av en medelålders kvinna, som jag till en början samarbetade bra med. Hon var biträde liksom jag.

Men en gång hände det att hon gjorde ett sexuellt närmande, som förstås inte intresserade mig. Det var inte så märkvärdigt, och genom att säga nej så var väl saken utagerad trodde jag. Hade allt stannat vid det så hade jag nog inte ens kommit ihåg denna episod. Hon tog så illa vid sig att jag inte varit med på noterna, så hela återstående tiden av min tid på röntgen, var hon sur och illvillig och gjorde allt för att förpesta min tillvaro. Det var ju synd, men jag behövde inte ha så mycket med henne att göra. I mörkrummet kunde jag klara mig själv, och i fortsättnfingen såg jag till att det blev så. De jag samarbetade mest med var röntgenassistenterna. Att jag kunde ha klagat för någon föll mig aldrig in, och lika bra var nog det

Liknöjd efter sommarjobbet

När jag hade gått kursen i patologi med bra betyg, fick jag erbjudande att arbeta med obduktioner under sommaren. Det sa jag ja till, för att få ökad insikt i patologi. Jag bodde då på sjätte våningen på doktor Linds gata, som låg på en bergknalle invid Sahlgrenska. Jag kunde se ut över sjukhuset från balkongen, och det var bara en kort promenad så var jag där. Patologen låg i en egen byggnad vid ena hörnet av sjukhustomten. Jag inställde mig där varje morgon och fick reda på hur många lik det fanns att obducera.

Det fanns en stor obduktionssal med stengolv och obduktionsbritsar i metall där liken låg utplacerade nakna med huvudet på ett stöd av trä. Det fanns en arbetsbänk bredvid med en vattenstril för att skölja av organ och avlopp för vattnet. De lik som inte låg upplagda för obduktion väntade i stora utdragslådor. Jag hade i regel hjälp av en obduktionsvaktmästare, som redan hade gjort en hel del: dragit bort skalpen från huvudet och sågat upp skallen och tagit ut hjärnan. Vidare var bröstkorgen uppsågad, och hela innehållet upplagt vid sidan om. Buken var också öppnad och innanmätet uttaget. Ofta var ryggraden uppmejslad framifrån så att man kunde titta på den genom buken.

Jag skivade hjärnan i centimetertjocka skivor för att bedöma om det fanns något sjukligt att se i snittytorna; jag skar upp hjärtats alla kammare och tittade på muskelvävnaden och klaffarna, och jag klippte upp kranskärlen för att se om det fanns förträngningar. Jag kände på lungorna, skar upp där det behövdes, öppnade strupe och de stora bronkerna och, om det fanns någon tumör, tog jag ut den. På liknande sätt gick jag systematiskt igenom buken. Man tog prov på allt onormalt för att den riktige patologen skulle kunna titta på det i mikroskop. Onormal vätska i bröstkorgen eller buken slevades upp med en vanlig soppslev och mättes i litermått. Jag förmodar att det inte behövs fler detaljer. En viss lukt av inälvor omgav mig, men den vande man sig snabbt vid.

En riktig patolog ansvarade naturligtvis för mina obduktioner, och jag visade honom allt jag hittat och fick mina fynd bekräftade, dessutom var han tvungen att göra mikroskopiska undersökningar på preparat som jag tagit ut. Arvodet per lik delade vi lika (!). Det tog en förmiddag att göra de obduktioner som skulle göras, och sedan kunde jag lämna den speciella miljön, och då brukade jag åka ut till Amundön för att bada och känna att jag kunde "rena" mig. Lite besudlad kände jag mig nog. På den tiden obducerades i regel varje person, som dog på sjukhuset. Tyvärr har obduktionsfrekvensen sjunkit undan för undan. Obduktioner säkrar den diagnostiska kvaliteten i journalerna.

Några år senare befinner jag mig på ett annat sommarjobb, nämligen som kroppsläkare på det jättestora mentalsjukhuset Birgittas sjukhus i Vadstena. Bland alla olika åtaganden där hörde att göra obduktioner på patienter som hade dött. Normalt är behandlande läkare och patologer avskilda från varandra. Patologen ska ju verifiera läkarens diagnoser och vara en sorts oberoende kontrollant att inte något gjorts fel. Men här fick jag obducera patienter som jag själv behandlat. Då tyckte jag att det var väldigt intressant att få ett "facit".

Mitt vansinniga sommarjobb

En fin sommardag kom jag till Birgittas Sjukhus i Vadstena, där jag hade fått ett vikariat som läkare. Sjukhuset var stort och rymde kanske 1200 patienter. Sjukhusområdet omfattade flera separata byggnader och allt var omgärdat av ett högt ståltrådsstängsel.

"Välkommen hit doktorn!" sa en vänlig dam, som satt i en liten kur och vaktade grinden och öppnade åt mig.

Jag motstod en impuls att vända mig om för att se om det stod någon riktig doktor bakom mig, men doktorn var ju jag. Det var första gången jag hade blivit tilltalad på det viset. De stora mentalsjukhusen i Sverige var ännu på denna tid belagda med kroniskt sinnessjuka patienter, som tillbringade decennier eller mera där. Kronisk schizofreni var den vanligaste diagnosen, och den dominerande behandlingen var stora doser av antipsykosmedicinen Hibernal. Det var innan den nya trenden att de långtidssjuka skulle slussas ut i samhället, vilket kanske mången gång skedde med goda avsikter men bristande tillsyn. Med så många patienter inlagda behövdes kontroll av deras kroppsliga tillstånd förutom av det själsliga. Vi skulle vara två läkare som borgade för att inget farligt hände patienterna kroppsligen. Det var överläkaren Sella Strandqvist, som var den fasta punkten och hade arbetat på platsen i många år. Jag skulle hjälpa henne. Hon var ett original på många sätt. Arbetet påminde om veterinärmedicin i det avseendet att många av patienterna var oförmögna att redogöra för sina symptom, och inte heller medverkade särskilt bra vid undersökning och behandling. När det gällde att utreda tillstånd i buken var dr Strandqvist mycket förtjust i att göra finnålspunktioner av alla organ för att diagnosticera eller utesluta malignitet. Jag fick lära mig det också. Man fick hantera flera decimeter långa och tunna nålar, som man försiktigt stack in, och när man hade nått målorganet, så sög man kraftigt flera gånger med en stor spruta och fick på så sätt in en hel del celler i nålen. Cellerna sprutades ut på ett objektglas, färgades och fixerades och sedan kunde vi titta i mikroskop och försöka ställa diagnos. Vi kunde också

64

skicka iväg glasen till specialistbedömning. Det var inte farligt att punktera aorta eller andra kärl med nålen, för den elastiska kärlväggen slöt sig direkt när nålen drogs ut. Därmed var det fritt fram att punktera av hjärtans lust.

Jag fick en liten lägenhet alldeles utanför staketet, där jag bodde med min familj under sommaren. Vadstena är en mycket trevlig liten stad och har, förutom mentalsjukhuset, ett fint slott och ett kloster med klosterkyrka. Läget vid Vättern ger plats åt en liten båthamn alldeles intill slottet.

Jag fick lära mig att det gällde speciella regler för utskrivning av spritrecept på ortens apotek. Varje läkare med rätt att skriva ut recept kan normalt skriva ut apotekssprit med en alkoholstyrka på 96 % till sig själv eller till någon annan på landets alla apotek utom just i Vadstena. Alkoholen kan användas till desinfektion eller hudtvätt. Styrkan är för hög för desinfektionsändamål, men spriten kan ju spädas lite grand, och kallas då "spiritus dilutus". Möjligen kan en och annan liten kvantitet av spriten spädas till behändig styrka och användas för invärtes desinfektion också. Åtminstone kan det användningsområdet misstänkas. Man behöver inte förklara vad den ska användas till om man skriver "in manu medici"[2] på receptet. Nu fick jag höra att danska underläkare, som vikarierat på sjukhuset hade blivit alldeles för förtjusta i denna möjlighet, och de hade stått på apoteket, lätt påstrukna, och skrivit spritrecept till sig själva och varandra. Tillsynsläkaren hade därefter förbjudit alla former av spritrecept, och danska underläkare hade fått genuint dåligt rykte i den lilla klosterstaden.

När det gällde bakterieinfektioner hade vi en dunderkur i injektionsform eftersom det var svårt att lita på att patienterna tog tabletter. Medlet hette Streptopenin och var en kombination av penicillin och streptomycin, det senare mera känt som medel mot tuberkulos. Det var ungefär som att slå ihjäl myggor med slägga. Jag väcks en tidig gryning av en ilsken telefonsignal. Någon larmar mig

---

[2] "i läkarens hand"

från sjukhuset, och jag får reda på att en patient har blivit sjuk under natten med kraftig feber och stor matthet.

"Ja, jag kan sticka dit men var ligger patienten?"

Nu visade det sig att patienten inte låg någonstans inom sjukhusområdet, utan i stället på "Annexet", även kallad "Asylen", som låg mitt i den lilla stadens centrum. Ingen hade varskott mig om detta tidigare.

"Kan jag beställa en taxi?" undrade jag, men nej, det gick inte. Förklaringen var att min telefon var "nattkopplad", så jag kunde bara ringa inom sjukhuset. Jag bodde visserligen i min lägenhet utanför stängslet, men min telefon låg under sjukhusväxeln.

Jag visste inte riktigt var annex låg, men jag gav mig iväg utan bil och försökte småspringande ta mig fram till centrum. Det gick dåligt; jag var nyopererad i ett knä för meniskruptur och småspringandet blev i stället en slags konstig galopp, som när barn leker häst. Jag började undra hur det skulle gå, när jag fick se en cykel lutad mot ett träd. En bra bit bort var nog cykelns ägare. Det var en livs levande gatsopare, sådana som faktiskt fanns på den tiden. Han sopade bort skräp från vägens tuktade sten med en gammaldags kvast med ryggen vänd mot mitt håll. Det fanns ingen tid för förklaringar, så jag bara hoppade upp på hans olåsta cykel och fortsatte mot annexet.

"Akut utryckning på stulen cykel", ajdå, det skulle nog inte se bra ut i min meritförteckning.

Jag hittade rätt och blev insläppt och kunde undersöka min patient. Diagnosen blev lunginflammation och behandlingen ett skott med Streptopenin djupt in i skinkan. Sedan cyklade jag tillbaka i den milda morgonsolen och hittade trädet där cykeln hade stått. Jag såg mig om, men såg inte ägaren och inte en människa överhuvudtaget. Det var inget annat att göra än att ställa tillbaka cykeln, hoppas att den kommer tillrätta, och sedan linka hem i lugn och ro. Jag slapp hamna i polisregistren, och har även senare lyckats hålla mig ur desamma...

Sommaren efteråt var jag tillbaka på Birgittas igen, men eftersom jag då gått psykiatrikursen, så skulle jag föreställa psykiater nästa gång. Ingen förväntade sig att jag skulle ha några besvärliga analytiska och terapeutiska samtal, utan jag var en slags avdelningsläkare, som skötte det löpande. Till mitt ansvarsområde hörde sex separata sjukavdelningar: fyra kronikeravdelningar, en intagningsavdelning och en rehabiliteringsavdelning. Till hjälp hade jag förstås psykiatriker av facken, psykolog och kanske kuratorer och annan personal, men jag hade att ordinera mediciner för alla varje dag. När det gällde kronikeravdelningarna fann jag snart att det var rätt märkligt att patienterna hade skyhöga ordinationer av Hibernal dagligen, trots att det verkade ha gått åratal sedan någon läkare sist skrev någon bedömning i deras journal. Eftersom jag sett filmen "Gökboet" trodde jag på den nidbild av psykiatrin, som visades där och föreställde mig hur patienterna var drogade till zombiestadiet. Jag började lätta på deras medicinering, gradvis och så mycket jag tordes. Inom kort hade jag åstadkommit fyra stormavdelningar med akut hallucinerande patienter, så det var bara att illa kvick öka deras medicineringar igen tills friden åter inställde sig. Jag hade en ung psykolog där, som trodde att man kunde prata patienterna friska utan mediciner, men sedan förstod hon också att de måste bli av med hallucinationer och annat för att kunna ta emot samtalsterapi.

På intagningsavdelningen gick det livligt till ibland. Det fanns tillräckligt med mentalskötare för att hålla i en oregerlig patient. Sådana hade jag sett förr, men jag minns speciellt en kvinna, som ville slita av sig kläderna och hela tiden ropade skamliga förslag åt alla män och ville ha vissa saker gjorda med henne omedelbart. Som väl var blev hon omhändertagen av en av de erfarna psykiatrikerna.

Jag stötte på en behandlingsform, som jag inte visste något om innan jag såg hur den verkade. Det var många patienter, särskilt på rehabiliteringsavdelningen, som bad mig om en insulinkur utan att vara diabetiker. Det fungerade så här: Patienten väcks i ottan, kanske två timmar före frukost. Han får en rejäl injektion med insulin. Det sänker hans blodsocker så mycket att han får allvarliga symptom av lågt blodsocker. Patienterna blir kalla, bleka, svettiga, känner sig svaga, darrar, är irriterade och hungriga. De kan få kramper om blodsockret sjunkit för mycket. Nu gäller det bara att hålla ut ett tag. Så blir det äntligen dags för frukost. Det tänds i rummet, och ett biträde kommer in med en dignande frukostbricka. Patienten äter nu med god aptit, och stoppar magsäcken riktigt full. Det låga blodsockret botas på tio minuter, och sedan är det långdragna obehaget över och ersätts av ett stort välbefinnande, som var det som patienten eftersträvade. När frukosten är klar, dras gardinerna för och han lämnas ifred. Han somnar lycklig och belåten och sover djupt hela förmiddagen.

På mina dagliga ronder genom flera olika avdelningar var jag tvungen att besöka en patient som jag faktiskt inte hade särskilt mycket tålamod med. Hon trivdes alldeles utmärkt med att vara ständigt sängliggande och få besök och uppassning av personalen.

Hon hade varit en vanlig frisk kvinna fram till att hon en dag hade fått nog av livets stridigheter och beslutat att fly in i sjukdom. Det var bara det att hon inte hade någon sjukdom, så hon fick agera som om hon vore sjuk. Hon lade sig helt enkelt till sängs och vägrade att stiga upp. Det fanns ingen kroppslig sjukdom att förklara detta med, och därför hamnade hon till slut på mentalsjukhuset. Hon fortsatte envist med sitt sängliggande, och genom att rörelse-apparaten inte fick sin nödvändiga träning uppstod minskning av muskelmassa, förkortning av muskler, förtjockning och styvnad av leder och ledband och urkalkning av skelettet. Svaga och långvarigt sängliggande personer behöver kontrakturprofylax, vilket denna kvinna vägrade. En gång gjorde man en kraftansträngning för att åtgärda de problem som sängliggandet hade åstadkommit. Man sövde henne för att kunna bryta kontrakturerna med våld och tänja muskler, ledkapslar och ledband. Tyvärr hade man inte tagit tillräcklig hänsyn till benskörheten som hade uppstått, så att man ställde till med frakturer på båda lårbenen. Det var långt innan jag hade kommit till sjukhuset, så jag vet inte hur ledsen hon blev över den olyckan. Kanske inte alls, för nu hade hon fått full legitimitet för att tillbringa sin tid i sängen och rättighet att kräva all möjlig uppassning av de skuldmedvetna vårdgivarna. Den kvinna jag såg var tillfreds med tillvaron och höll hov i sitt sjukrum med många besök av sjukhuspersonal och bekanta. Hon hade fått sin värld att krympa till ett litet sjukrum där hon var härskarinna.

Kungliga HofMessingsMusiqueCorpsen Blåshjuden av Göteborg.

Att studera i Göteborg innebar som tur var att jag kom i kontakt med medicinarnas blåsorkester med ovanstående namn, eller i vardagslag helt enkelt "Blåshjuden". Medlemmar i Blåshjuden säger ofta i stället "Corpsen". Ett blåsljud är något som man kan höra om man lyssnar noga med stetoskop på en patient med vissa slags hjärtfel. Om man däremot vill lyssna på studentorkestern "Blåshjuden", så behövs inga akustiska hjälpmedel. Man kan inte undvika att höra dem, ibland blott alltför väl. Deras valspråk förklarar saken: *Stå fast! Blås hårdt!* Som synes stavas vissa ord på gammaldags vis, och Blåshjuden hyllar särskilt majestätet kung Oscar II. Det var ett gott val av monark att hylla, eftersom kung Oscar såg till att vi inte började något krig mot Norge i samband med unionsupplösningen.

Ursprungligen fanns orden arbete och disciplin med i valspråket, men det försvann snart som väl var. Det var ju inte arbete, utan i stället avkoppling från medicinarens ofta tunga varksamhet som gällde, och någon disciplin har aldrig kunnat upptäckas vid orkesterns framträdanden trots noggranna observationsstudier. Deras uniformer är varianter av gamla husaruniformer, och musiken grundar sig mest på gamla marscher. Den medicinska utbildningen i Göteborg inleddes 1949. Idén till Blåshjuden föddes vid ingången av år 1952 av läkaren Nalle Lindholm med benägen hjälp av kollegan Carl von Sydow, och i oktober samma år skedde debuten vid en invigningsfest för de nya medicinstudenterna, *amphioxerna*. Här behövs en förklaring. "Amphioxus" är det latinska namnet på en mycket primitiv, bottenlevande mask och är därmed en lämplig metafor för de nya studenterna, som ansågs stå mycket lågt på utvecklingsstegen till läkare.

De första 50 åren av blåshjuderi beskrivs ingående i jubileumsboken: *KHMMC Blåshjuden af Göteborg*, tryckt 2002 i Göteborg av Vasastadens Bokbinderi utan inblandning av något känt bokförlag. (Förkortningen "KHMMC" ska förstås utläsas Kungliga HofMessingsMusiqueCorpsen.) Detta gör naturligtvis boken både svåråtkomlig och oerhört eftertraktad av alla intellektuella musikintresserade, särskilt de med medicinska böjelser. Som läromedel för blivande Blåshjudar är den oöverträffad. Även de historiskt intresserade har här mycket lämpligt material att bita i. Blåshjudens resa till Prag 1969, som första grupp från väst, har beskrivits av flera av författarna vars versioner kan jämföras. Den grupp som var före oss i Prag 1968 var Sovjetiska armén, men det var ingen turistgrupp precis, och inte så uppskattad heller. Vi slog den gruppen med hästlängder när det gällde popularitet. Obekanta människor hejade på oss på gatorna, och vi blev bjudna på öl när vi gick in på olika krogar. Där skålade kroggästerna glatt med oss. Men Blåshjuden är verkligen Blåshjuden, kompromisslösa i sina musikaliska ideal och likaså i sitt uppträdande i fält. Sålunda hade vi med oss den lilla grupp kamrater som benämns "Kanoncorpsen". De släpar med sig en stor kanon av trä, monterad på en lavett med jättestora vagnshjul. Pipan är en eftergift åt musiken, eftersom den utgörs av ett avsågat flygelben. Naturligtvis borde denna kanon vara förebild för alla arméers kanoner. På avstånd kan attrappen ändå tas för en riktig kanon, och smällare och fyrverkeripjäser avfyras flitigt så att det dundrar, blixtrar och ryker. Medlemmarna i denna oskyldiga, men lätt förargliga, kår arresterades temporärt av polisen, men släpptes snart igen sedan kanonen noggrant undersökts.

Jag citerar i det följande ur mitt eget kapitel i blåshjudsboken.

Med fortissimo in i sjuttiotalet

I skarven mellan 60- och 70-talet var jag med i Blåshjuden under några år. När jag började på medicin hade jag just givit upp försöken att spela klassisk musik på min gamla akustiska orkestergitarr med långa, hårt spända strängar, som kunde skiva ost och fingertoppar lika bra. Jag köpte en flöjt i stället för att spela vacker klassisk musik.

En dag föreslog min kurskamrat Björn Rydevik att jag skulle börja i studentorkestern. Björn var redan med och spelade cymbaler. Senare skulle han komma att gå över till Sousaphone. Jag förstod att flöjten inte skulle höras så bra, så jag köpte en gammal altsaxofon av min barndomsvän Gunnar. Luren var helt ospelbar efter att ha tappats i en källartrappa, och jag betalade bara 75 kronor för den. Vad jag inte insåg då, var att saxofonen egentligen var en raritet. Det var en silverfärgad Selmer med adressen till Selmer-fabriken Place Gancourt, Paris ingraverat på klockstycket. Egentligen ett samlarinstrument. Synd att den hade blivit nästan helt demolerad. Jag gjorde emellertid ett försök att få den reparerad. Det var en torsdag när jag kunde hämta den och försöka locka fram några toner ur den, och redan på lördag i samma vecka var jag med på min första orkesterrepetition. Ingen sa ett ont ord om mitt saxofonspel, så jag förstod att Blåshjuden var världens mest demokratiska orkester. Alla som ville fick vara med. Det var inte nödvändigt att kunna spela från början, tids nog lärde man sig av sina kamrater med samma instrument.

Det fanns en annan kurskamrat där, nämligen Thomas Rådberg, som hade fördelen av att redan vara en van saxofonist. Vi spelade båda altsaxofon i början, men jag bytte snart till en billig tjeckisk tenorsax. Den gamla altsaxen blev nämligen aldrig riktigt bra trots flera försök till renoveringar.

Ofta fick jag hålla in den i duschen för att putorna skulle svälla och täppa till klaffhålen bättre. Så här i början tutade jag emellertid på av hjärtans lust med min lilla altsaxofon i repetitionslokalen på Villa Medici på Föreningsgatan. På andra sidan en skjutdörr serverades kaffe med punsch, som skulle njutas till den musikunderhållning som vi serverade. Publiken måste ha bestått av uteslutande musikaliska masochister.

Under denna tidiga period av min musikaliska karriär inhämtade jag den blåshjudska principen för nyansering i musik: svagt spelar man bara om man inte behärskar noterna. Om man däremot kan dem så blåser man starkt. Allt annat vore ju att svika vårt motto: stå fast, blås hårdt! Nu har Blåshjuden gått mycket framåt i nyanseringens konst. När jag lyssnat på dem på senare år, har jag hört att de inte bara behärskar nyansen" så starkt som möjligt" utan även nyansen" nästan lika starkt".

Marsch i valstakt

Men jag återvänder till lärotiden. En ny sak som jag måste lära mig var att gå och spela samtidigt. Det var svårt att marschera bestämt framåt när man inte såg vägen utan måste titta på pyttesmå noter, som satt fast på ett miniatyrnotställ på saxofonens hals. Stampade man för mycket gled noterna dessutom ur stället och ramlade ner på marken. Jag utvecklade därför en försiktig, glidande gång, som säkerligen liknande vals lika mycket som marsch. Konstigt nog kontrasterade min stil inte så mycket mot de andras. Många dansade fram i oregelbundna turer, och andra hade egna idéer om hur lokomotionen[3] under utförande av marschmusik borde lösas. Vi

---

[3] förflyttningen

var ett ganska odisciplinerat gäng när vi släpptes lösa på stan. När vi spelade vid invigningen av Femman-varuhuset var vi som vanligt en lössläppt samling, slarvigt uniformerade galningar. Jag hörde två förfärade gamla tanter fnysa klentroget åt oss och kommenterade "...att dom ska bli läkare...!"

De kunde inte dra sig bakåt i folkvimlet, men de svepte kapporna tätare omkring sig till skydd. Vi var ändå populära vart vi än kom, troligen på grund av vår frustande entusiasm och spelglädje.

Flera kompetenta musiker

Vi leddes av dirigenten och klarinettisten Pelle Thornell på ett utomordentligt inspirerande vis. Många i gänget spelade faktiskt mycket bra, och de blev mina hjältar. Bland andra var det trumpetaren Göran Lundborg och trombonisten Einar Skarfors. En annan var en fin klarinettist vid namn Olle Wik, (som jag faktiskt skulle återknyta bekantskapen med i en annan orkester åtskilliga decennier senare). Med Pelle på piano var de material till ett helt dixieband, och nog fick vi andra höra på deras gladjazz vid många tillfällen. Var vi på turné kunde Göran gå upp på scenen på en eller annan jazzklubb och jamma med musikerna. Jag förstod inte hur han kunde spela både rätt och bra utan ens något harmoniunderlag.

Bland andra begåvade musiker minns jag bröderna Löfkvist på trumpet och trombon. Båda spelade även stränginstrument och var med i spexorkestern. Magnus Fogelberg (senare neurolog i Göteborg) kom något senare än jag, och han föregicks av ett rykte att vara god musiker. Huvudinstrumentet var piano, men han lärde sig snabbt trombon, som han spelade förtjänstfullt. Han skrev arrangemang och blev en tid Director Musices. Jag och andra som inte hade spelat särskilt mycket innan vi började i Blåshjuden utgjorde den undervegetation som de duktiga musikerna kunde höja sig högt över. Och de blev de exempel som drog oss andra framåt.

Canoncorpsen saluterar

Medlemmarna i denna exklusiva grupp var till för att roa sig själva och andra. Det var förstås kanonfestliga killar. En var lång och smal och skallig. Han kunde ta uniformsrock och mössa bakochfram, ha målade anletsdrag på nacken och stå och låtsas dirigera. Det blev hysteriskt roligt. Deras förnämliga insatser i befriandet av staden Prag har redan nämnts.

I Heidelberg lyckades de spränga en hel rosenrabatt tillhörande vår värd, en urologiprofessor med svenska anor. Vi andra låg fredligt i professorns pool med våra tekoppar på plankstumpar framför oss i vattnet (enda gången jag sanningsenligt kunnat säga att jag talade tyska flytande), då någon stoppade en oexploderad men varm fyrverkeripjäs i ryggsäcken, där alla explosiva varor förvarades. Allt tog fyr och ryggsäcken hoppade gnistrande, rykande och fräsande omkring i rosenrabatten, som grundligt blev demolerad medan alla i närheten sökte skydd. Några namn i samband med denna incident bör kanske inte nämnas.

I Heidelberg skulle också en ganska ny klarinettist spela en serenad för en flicka han träffat. Han äntrade modigt stupröret på flickans hus med klarinetten under armen. Hängande nära ett fönster, med en arm runt stupröret, men ändå i position att spela, började han sin serenad. Fönstret flög upp. Det var fel fönster, för där stod flickans arga mor. Klarinettisten nådde marken betydligt snabbare än han nått fönstret. Han bortfördes omgående, men om det var med ambulans eller polis har jag glömt. Ambitionen måste man beundra, om än inte utförandet. Ett latincitat rinner en osökt i minnet: Ut desint vires, laudanda est voluntas, (låt vara att krafterna saknas, berömvärd är /ändå/ viljan).

Höghöjdsmusique

Turnéerna var många, och jag var glad att jag inte hörde till dem som hade en guldsnodd i mössan och därmed en position att styra och ställa. Jag behövde bara hänga med och kunde lämna cerebrum[4] hemma. Cerebellum[5] och medulla oblongata[6] fick räcka. Det var en myckenhet av öl, musik och andra förlustelser. Instrumenten hade vi alltid klara i handen och vi var alltså alltid spelklara. Vid infall spelade vi på gator och torg,

---

[4] storhjärnan
[5] lillhjärnan
[6] förlängda ryggmärgen

på restauranger, i hissar, från Eiffeltornet och en gång i ett flygplan på 10 000 meters höjd över Irländska sjön. Ur cockpit uppenbarade sig flera personer, tydligen piloter, och till slut undrade vi vem som egentligen flög planet. Vi fick till svar att det kunde autopiloten göra en stund till.

Slut på citat från boken.

Brev till orkestern från blåshjudspresidenten:

Högst ärade Hrr Blåshjudae!

Så sket då apan till sist i klaveret. Directionen har drabbats av en djup och mycket mörk… (oläsligt). Vi är kort sagt desillusionerade, besvikna, utarbetade, nedstämda, ledsna, skitnödiga, förbannade och saknar ord för att uttrycka våra innersta känslor i den mån det kvarglömmer sig några dimmor av sådana i vår ömkliga lekamen. Corpsen har alltsedan första maj uppvisat ett ojämförbart illojalt beteende och högaktningsfullt skitit i det mesta av spelningar och repetitioner inför vår berömda skivinspelning. De senaste repen satt en handfull liten skara och filade på sina stämmor, som de inte alls var kapabla att spela. Skivinspelningen var planerad till den 28 maj, men har nu inställts pga inte klent fastmer avsaknad av intresse över huvudtaget från Corpsens sida. I nuvarande läget är det planerade jubileet till hösten ett djävligt tveksamt jippo om ni inte tar er i häcken och skärper till er förbannade hypernidingar. Skivinspelningen 28 maj är alltså inställd. Och för att göra ett sista fåfängt försök att åstadkomma något i skivväg till Corpsens 20-åriga jubileum har vi beslutat att:

Den 5:e juni ha en GENERALREPETITION och ev spela in någon låt om det låter något så när skapligt. _Lokal Hygien bakom Fysiologen kl 18.30._

Den 6e juni spela in resten samma tid samma plats.

Dessa datum skall nogsamt inbokas i var mans almanacka och ev jourer bytas bort och ev semesterresor avbeställas så att varenda liten dj. i corpsen är där i tid med sina stämmor väl inrepeterade på följande låtar: Blaze a Gogo, It´s a long way to Tipperary, Heterophonican, Horgalåten. Intet förhinder kommer att godkännas för frånvaro vid dessa tillfällen.

Dessutom skall Corpsen spela på invärtesmedicinsk kongress fredagen den 2 juni å etablissemangen Lorensberg kl 18.30, Där vi startar med en cocktail tillsammans med 560 invärtesmedicinare från hela världen. Självfallet afnjuter corpsen därvid förtäring under sedvanliga gemytliga former, efter spelningen.

Därefter fortsätter stämningen att stiga ytterligare då vi senare på kvällen beger oss till _Villan där sjuksköteskeeleverna har fest_ och corpsen ev skall spela, först och sen?

Lef vähl, vårda edra byglar, drag och rör. Åk sen ut och kör, försiktigt.

Svin, förbannade svin.

På villan med vaksamt öga

Presidenten

Ovanstående brev har en oläslig datering, men med hänsyn till det omnämnda jubileet kan året bestämmas till 1972. Presidentens namn behöver kanske inte avslöjas.

Jag fick en välbehövlig lektion i hyfs, som jag aldrig glömmer, av vår Director Musices Pelle Erland Thornell, när vi turnerade i Tyskland. Vi var inbokade på ett ålderdomshem en eftermiddag, och jag och kanske andra med mig, såg inte särskilt fram mot den spelningen. Vi trodde kanske inte att pensionärerna skulle var en tacksam publik för våra studentikosa ansträngningar, och ambitionerna var kanske inte de bästa. Då sa Pelle ifrån med all kraft: nu är det bäst att ni skärper er ordentligt! Den här publiken kan sina klassiker, gör ert allra bästa! Han syftade på att vi hade partier av Mozart och andra klassiska kompositörer citerade i några av våra arrangemang. Naturligtvis ska man alltid göra sitt bästa, och nu gjorde vi det, och det blev en succé. Den lokal där vi spelade förde för övrigt mer tanken till en restaurang än ett ålderdomshem av den typ vi sett i Sverige. Publiken satt vid små runda bord, prydligt klädda och smuttade på både vin och starkare drycker. Svenska ålderdomshem, det jag sett av dem, verkade riktigt bedrövliga i jämförelse med detta.

På kirurgkursen skulle vi göra en resa till Paris. Gamle kirurgiprofessorn Yngve Edlund var med på resan. Vi var flera stycken medlemmar i Blåshjuden, som gick på kirurgkursen, och därför behövde vi bara komplettera med ett par extra kamrater så blev vi en MiniBlåshjuden. Vi spelade på gator och kaféer samt på och under Eiffeltornet. De riktiga Pariskirurgerna var fantastiska på att ta hand om oss gästande studenter. Vi festade ihop, och jag minns med skäckblandad förtjusning en åktur längs med Champes Elysées i öppna bilar, där vissa satt upp på baksätets bakre kant skrikande och tjoande. Alla hade druckit massor med vin. Fransmän vet att man inte ska dricka sprit och köra bil, men de räknar inte med alkoholen i vinet. Till slut hamnade vi i gamla Hallarna (Les Halles) tidigt på morgonen där vi kunde förtära en primitiv frukost.

Ett annat minnesvärd tillfälle var en fest i en studentlokal, där en kille med japanskt utseende ideligen klädde av sig allting och dansade naken på bordet. Servitriserna gick omkring helt likgiltigt som om detta vore vardagsmat. Det allra roligast var att se hur djupt chockerade vissa av mina kvinnliga kurskamrater var.

I hemlandet var vi flitiga spelare på studentorkesterfestivaler och på karnevaler i Lund och Linköping.

Vid en del spelningar uppträdde en balett med unga tjejer som förhöjde stämningen. Först anlitades sjukgymnastikstuderande, och den baletten hade namnet Flåshjuden. Efter ett tag sades kontraktet med dem upp eftersom det fanns tillräckligt många tjejer bland läkarstudenterna för att bilda en ny balett. De fick först heta Arytmierna, Sylfiliderna eller Ödematöserna, men efter vederbörlig uppträning förtjänade de namnet Inälfvorna. De var klädda i vida och långa kjolar i Cancan-stil, och dansen gick förstås ut på att lyfta kjolarna så mycket som möjligt och visa både ben och underbyxor, helst i takt med musiken om detta lät sig göras. När jag efter många år började på Thorax fick jag som kollega en f.d. Inälfva, Eva Berglin. Hon var dock lite yngre än jag, så vi sågs aldrig på Blåshjudens slagfält på den tiden det var blodigt och svettigt allvar.

Åren gick, och jag blev en seriöst arbetande doktor, som endast undantagsvis stötte ihop med Blåshjuden, som förstås bestod av en yngre generation. Det var en gång ett jippo på Sahlgrenska som kallades dokumentationsdagen. Då skulle man för allmänheten visa upp sitt arbete. Det gick förstås inte att släppa in folk på operation, men på Thoraxsekretariatet anordnades en stor posterutställning, som visade olika aspekter av vår verksamhet. Flera doktorer fanns till hands för att visa och kommentera för de besökare som kom. Ansvarig för hela den utställningen var jag, och som tack blev jag ett tag senare inbjuden på en fest tillsammans med min fru. Festen gick av stapeln på medicinarberget i den långa korridor där man en gång sprungit av och an som student. Det blev god stämning direkt. Till detta bidrog rikligt med hemblandad punsch av angenäm styrka och smak.

Fram mot kvällens slut fick vi en trevlig överraskning i och med att Blåshjuden stormade in blåsandes för fulla halsar. Vi applåderade och sjöng med. I en paus nämnde min fru för någon av dem att jag varit med och spelat saxofon under min studietid. Innan jag visste ordet av satte ledaren sin altsaxofon i mitt knä och beordrade lakoniskt: spela!

Jag fann mig strax därpå stående uppe på bordet spelandes *As time goes by* på den lånade saxofonen. Stormande applåder tackade mig. Det var rätt kul. Något litet bekymrade jag mig att jag gjort bort mig, men min fru lugnade mig med att hon var stolt över mig.

Efter ännu flera år, när jag knappt ägnat Corpsen en tanke skulle en skivinspelning göras. Jag hade ägnat mig mera åt trombon än saxofon under senare år, och nu blev jag ombedd att förstärka trombonsektionen, och min förre kurskamrat Thomas Rådberg blev med på saxofon. Det kändes helt naturligt att bli med de unga grabbarna igen. De många åren som förflutit ramlade av mina axlar, och jag var snart ung student igen. Vi hade flera seriösa repetitioner på villan innan det slutligen var dags för skivinspelningen, som utfördes på Chalmers. För en tid efteråt hade jag kontakt med några av de unga kamraterna. En duktig kille, som spelade trumpet (Calle!), ville lära sig trombon också, så jag hade en av mina tromboner utlånad åt honom i ett halvår.

Under min aktiva tid var det bara killar med i orkestern, och jag reflekterade aldrig över att det kunde vara annorlunda. När jag långt efteråt läste blåshjudsboken framkom det att det bara fanns två formella krav på dem, som ville vara med. Man måste vara medicinstudent och av manligt kön. Detta fungerade friktionsfritt så länge jag var med och många år efteråt. Flickorna fick däremot gärna bli med i baletten, där naturligtvis inga pojkar förekom.

Så långt senare som på 2000- talet bröt en lätt infekterad genusstrid ut eftersom flickor inte ansågs välkomna. Vissa ville släppa in kvinnor, andra var hårdnackade motståndare och var beredda att bilda en andra blåsorkester efter egna villkor för att slippa flickor. Hedersinspektor Ola Stenquist, en gång ärad ledamot av Blåshjudens kanoncorps, var förbaskad över detta gammalmodiga förhållande. En av killarna i orkestern, som jag hade fortsatt kontakt med, hade åsikten att flickorna, om de ville, kunde starta en damorkester. Grabbarna var i många fall gifta, och det var mera okomplicerat för dem att vara ute med grabbarna än det skulle vara i en blandad orkester. Konflikten fick slutligen en modern lösning. Flickorna välkomnades.

Vi hade sedermera en stor sjukhusgemensam sammankomst på Sahlgrenska och där dök Blåshjuden upp som del av underhållningen. Vid detta tillfälle var deras ledare en tjej, och jag såg ytterligare ett par. Nu återstår bara att blanda upp baletten också. Är killar välkomna där?

Det är sant att jag tillbringade mycket tid med student-orkestern. Skulle jag ha ägnat denna tid åt studier i stället, har jag frågat mig själv med viss oro. Urologiprofessorn Einar Ljunggren var en gång i tiden s.k hedersinspector för Blåshjuden. Efter sitt yrkesliv skrev han en biografi med titeln "En kirurg ser tillbaka". I den boken kommenterar han studentorkestern Blåshjuden. Han reflekterar över att studenterna som ägnade mycket tid åt Blåshjuden inte var sådana som kom på efterkälken, utan snarare hörde till de bästa. Tack Einar, jag kan äntligen andas ut!

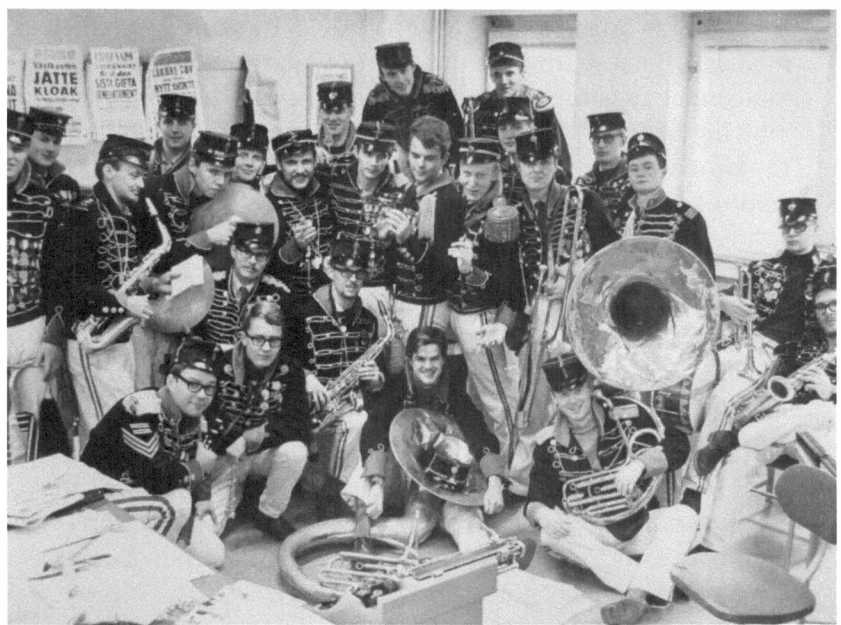

Blåshjuden under min tid. Jag står till vänster med en altsaxofon.

Att lura råttor och människor

Råttor lockas att förtära ett långsamt verkande gift, som gör att deras blod inte koagulerar. Det tar ungefär tre dagar från det att de ätit giftet tills de dör. Om det ginge fortare skulle råttorna, som inte är dumma och har sett sina medråttor dö, sätta intaget i samband med döden, och de skulle inte längre vilja äta giftet. Med människor är det likadant. De manipuleras ungefär lika lätt. Enda skillnaden är att människor har bättre minne, så det måste gå längre tid mellan intagandet av giftet och döden. Det tar kanske 20 – 25 år från det att man börjat röka tills man har fått en lungkancer, och det är tillräckligt för att människor inte ska förstå eller förneka sambandet. Ungdomar som röker är helt ointresserade av vad som händer efter så lång tid och kan inte föreställa sig själva som sjuka. Men när de väl har fått lungkancer, så har de själva kanske hemmavarande barn, och då är det inte så lätt att acceptera att livet snart kan vara slut.

Frågan är vilka som är listigast, råttorna eller människorna. En slående skillnad är att man inte kan få råttorna att betala för giftet, och det talar ju faktiskt till deras fördel. Människorna betalar däremot stora summor för sina kancertumörer. En kancer i lungan kostar i allmänhet många hundratusen kronor, i form av utlägg för cigaretter under många år och uteblivna räntor jämfört med om pengarna satts in på bank. En person med lite förnuft borde välja att lägga pengarna på något roligare.

Kancer är förstås inte det enda man ådrar sig av rökning. Man kan få den svåra lungsjukdomen KOL – kroniskt obstruktiv lungsjukdom, emfysem mm och förträngningar i kranskärlen.

Till min förvåning hör jag ibland att det skulle vara fult att tjäna pengar på att ge folk privat sjukvård. Vår tidigare socialminister Engkvist försökte pressa fram att privatsjukhus skulle förbjudas att tjäna pengar, en attityd som man hör i olika varianter än idag. Själv tjänar jag pengar på mitt arbete som thoraxkirurg. Om jag inte gjorde det skulle jag inte kunna ägna mig åt det, som nu är mitt arbete utan måste hitta på något annat. Varför hör man aldrig att det skulle vara fult att tjäna pengar på sådant som verkligen gör folk sjuka, eller gör dem till lik, sälja cigaretter t ex? Tobaksfabrikanter vet mycket väl hur tobaken inverkar på människokroppen, men är helt likgiltiga för att de åstadkommer sjukdom, invaliditet och död hos tusentals människor. Det enda de bryr sig om är personlig ekonomisk vinning. Detsamma gäller varje enskild tobakshandlare, varje distributör, varje pressbyråföreståndare. Tänk gärna efter någon gång vad ni sysslar med.

Vårt s.k. välfärdssamhälle tolererar detta, men inte pga att staten själv tjänar pengar genom tobaksskatten, om nu någon trodde det. Den inkomst man får av denna är nämligen mycket mindre än de sjukvårdskostnader tobaksbruket åsamkar samhället, som är omkring 30 miljarder kronor årligen. Samhället tolererar däremot, och till och med subventionerar genom sjukvårdskostnaderna, att en liten grupp människor ska få tjäna stora pengar på att många andra människor årligen blir sjuka (100 000) och dör (12 000) av deras produkter.

På alla tobakspaket finns numera varningstexter, som säger att rökning dödar, rökning gör dig allvarlig sjuk mm. Dessa varningstexter är jättebra för tobaksbolagen. Vad som än händer med konsumenten så finns det därmed ingen chans att stämma något tobaksbolag.

" Nå, vi har varnat dig, eller hur? Röker du ändå så får du helt enkelt skylla dig själv. Vi tar självklart inget ansvar för det, vi tar bara hand om alla pengarna."

För rökarna är varningstexterna som en tavla som suttit uppe på väggen i alla år. Man är så van vid den att man inte ens ser den. För svenska blivande unga rökare har varningarna dessutom inte så stor trovärdighet. Det kan ju inte vara så farligt som det påstås. Vi lever ju i Sverige för sjutton! Här slår man ju larm för minsta onödiga livsmedelsfärg i maten, eller för att det är för mycket kalorier i senapen. Det är ju helt otänkbart att tobaksrökning skulle vara så farligt som man påstår. Vore det farligt skulle det ju inte vara tillåtet i Sverige. Tror man ja.

Rökaren får inte bara i sig alla skadliga substanser, som bildas i gränsen mellan papper och tobak som förbränns. Röken tar också kål på alla celler med flimmerhår i luftrören, som normalt utgör ett försvar mot föroreningar, med det resultatet att alla andra föroreningar i luften också motståndslöst dras ner i lungblåsorna.

"Snusgubbe" var ett skällsord en gång i tiden. Det var innan portionssnuset gjorde sitt segertåg. Nu snusar både killar och tjejer - snusgubbar och snusgummor. Swedish Match skryter allt vad de kan med att snusning är ett bra sätt att avhålla folk från att röka. Som om Swedish Match skulle ha något som helst intresse för folkhälsan. Löjligt, det är bara pengarna som intresserar, annars borde man ju gå över till att odla morötter eller något annat ofarligt. Swedish Mashed Potatoes kanske? Faktum är att snus för det första är ytterligt vanebildande, kanske t om mer än cigaretter. För det andra är nikotin, som snus innehåller rikligt av, mycket farligt för blodkärlen. Blodtrycket stiger och blodkärlen drar ihop sig, även blodkärlen i hjärtat. Snusning ökar hjärtkärlsjukdomar med 40 % under en tidsperiod på 12 år. Det vill säga om man inte är man mellan 35 och 54 år, då ökar risken med över 100 %.

EU har klokt nog vidhållit förbud för snus i alla andra länder än Sverige. Statsminister Göran Persson har däremot personligen bedrivit propaganda för att få in snuset i Europa. Det är inte av något annat skäl än att han vill att Swedish Match ska få tjäna mer pengar. Svenska regeringen stödjer tobaksindustrin. Skäms Persson! Och skämmas borde även Hägglund ha gjort. Det var de gamla snusgubbarna det. Skäms även ni som fortfarande idag har samma åsikter.

Att lägga in löst snus under läppen har aldrig varit en helt estetisk upplevelse för den som betraktar handlingen. Kvinnor har kanske för den sakens skull haft vett att avstå från snus. Men efter att bolagen kommit på idén att förpacka snuset i små behändiga paket, portionssnus, och också smaksätta det, så har kvinnorna lockats till snusning i rätt stor utsträckning. Ett jättebra påhitt från bolagens synpunkt alltså. Det är kanske en jämlikhetsfråga också. Kvinnor har naturligtvis all rätt att vara precis lika korkade som karlar! Till och med ännu mera korkade om man ser till dagens rökvanor.

Jag tänker på en jättesöt och trevlig operationssköterska, som nyttjade portionssnus en hel del. Så gjorde även en av mina trevliga yngre manliga kollegor, och dessa två lånade ibland snus av varandra. Jag skojade med henne och rådde henne att passa sig för, låt oss säga, Martin:

"Om han försöker kyssa dig, så tänk på att inte öppna munnen för mycket, för det kanske bara är snuset han ur ute efter!"

När jag kom i tonåren och många började röka var det något som avhöll mig trots att min intellektuella kapacitet inte är större än andras. Ändå var jag visst lite klok trots att mina medicinska studier ännu låg i framtiden. Jag fattade hur urbota dumt det var, och när min bäste kompis Gunnar började röka blev jag besviken. På den tiden var rökning mycket utbredd. Askkoppar förutsattes finnas där man behövde den. Om en rökare kom hem till en annan person frågade han inte om lov när han tog upp cigarettpaketet utan frågade bara var askkoppen fanns.

När jag gick i skolan kom idéerna om skoldemokrati fram. Elever skulle kunna få bestämma om något. Men vad skulle vi vara mogna nog att besluta om? Det verkar som om det enda som skolledningen kunde hitta på var att vi skulle få rösta om det skulle få finnas rökrutor eller ej. Då blev naturligtvis följden att alla röstade för rökrutor, för annars skulle man ju inte ha fått visa någon makt alls. Rökrutor infördes alltså, och därmed lockades många elever att börja röka. Det hela var mycket korkat, hade ingen kunnat räkna ut det på förhand? När väl ett kotteri av rökare hade bildats på alla skolgårdar, så uppkom också ett rykte att de rökande eleverna var mycket trevligare än de som inte rökte. Det var förstås så att de elever som ville ha rykte om sig att vara lite "hippa, tuffa" eller vilket modeutryck som nu användes, gärna demonstrerade sin självständighet genom att stå och vifta med cigaretter. Man ville vara en "cool kille", men så småningom blev vederbörande istället en vuxen med KOL. På den tiden var inte rökning det kvinnliga fenomen som det skulle bli senare. Det var mest de okynniga grabbarna, som stod där och rökte, och flickorna flockades omkring dem eftersom rökningen gjorde dem så mycket trevligare och roligare. Fast kanske lite mer illaluktande. Jag var definitionsmässigt inte lika trevlig som de andra eftersom jag inte rökte. Men jag luktade bättre. Några tjejer rökte också. Det märkte jag särskilt om jag var på en liten fest med dans. Röken från tidigare rökta cigaretter hade stigit rakt upp och odören satt sig i flickornas lugg. Om de var lite kortare än jag, och vi försökte dansa tätt ihop, så kom min näsa rakt in i deras hår och fick en rejäl dos av skunklukten. Sedan blev det ingen mer dans.   En av dessa busiga, rökande pojkar i min realskoleklass brukade klämma flickorna på brösten kommer jag ihåg. Det var inget sensuellt "kläm" utan han behandlade fräckt brösten som en gummituta. De fnittrade förtjust, slog undan hans hand, men stod kvar och lät sig kurtiseras. Grabben var trevlig, han rökte nämligen.

När jag slutligen var färdig thoraxkirurg och opererade lungor kunde jag själv se skillnaden på rökares och icke-rökares lungor. Rökarlungorna kunde vara svartfärgade av sot. Det var otäckt att tänka på att i sotet låg de kancerframkallande ämnena kvar år efter år.

När mina söner gick i skolan bad jag klassens lärare att få komma och prata om rökning, och det fick jag göra. Jag var till och med så fräck att jag hade lånat med mig åskådningsmaterial i form av små sotiga lungbitar med kancertumörer, som jag dekorativt placerade ut i askfat. Ingen av mina söner började röka, och långt om länge fick jag höra att antalet rökare varit osedvanligt lågt i de klasser där jag hade varit. Självaste magistern lade också av med sin rökning. Man kan undra varför inte skolan bad mig prata i alla klasserna?

Som thoraxkirurg med lungkancerpatienter var jag noga med att göra klart för mina patienter vilken roll rökningen hade spelat. Många levde i ett slags förnekelse och kunde inte acceptera någon egen del i att de fått kancer. En kvinnlig patient berättade för sköterskan att hon blivit lite ledsen när "doktor Dernevik" hade talat om att hennes rökning var skuld till tumören, även om hon nog förstod att det var riktigt. Jag gjorde det inte för att vara elak, utan för att orsakerna skulle vara fullt klara, så att t ex patientens barn kanske själva slutade röka. Andra patienter urskuldade sig med att när de hade börjat röka för 30 år sedan så visste man inte om skadeverkningarna. Nej, det kan ju vara så, men håller man för öronen och blundar i 30 år för att slippa få veta? Då har man ändå lite egen skuld.

Till varje tobaksfabrikant:

Försök inte bli rik genom att göra andra till lik!

En avvisad rökare

Som erfaren avdelningsläkare fick jag börja ha hjärtkonferenserna. Dessa konferenser är till för att kardiologer i första hand, men även andra, som har patienter lämpade för operation ska få presentera dessa. En av oss thoraxkirurger var alltid med på konferenserna och fattade slutgiltigt beslut om ifall patienten skulle opereras och i så fall på vilket sätt. Det fanns naturligtvis överenskomna kriterier för de flesta besluten.

En gång var en läkare från kärlkirurgen med för att presentera en av sina patienter. Patientens huvudproblem var att han hade mycket dålig cirkulation i benen, och nu hotade amputation. Kärlkirurgerna kunde inte göra mer än de redan hade gjort, någon slags kärlrekonstruktion. Patienten hade också en lindrig förträngning i aortaklaffen, en aortastenos. Det finns kriterier för vilka gränser man ska ha för att acceptera patienten för operation. Tryckfallet över aortaklaffen måste vara minst 50 mmHg om det ska vara lönt att ta risken med en operation. Denne patient hade knappt 40 i gradient och borde därför inte opereras. Kärlkirurgen bad emellertid om ett undantag. Om förträngningen i aortaklaffen kunde fås att minska lite grand, skulle kanske blodflödet öka något lite och kanske – kanske kunde blodtillförseln till benen räcka för att förhindra amputation. Jag minns inte om eventuell rökning diskuterades i detta skede, men det var ju självklart för alla att patienten först av allt måste vara helt rökfri.

Jag föll för kärlkirurgens böner och valde att betrakta patienten som ett specialfall. Jag accepterade honom till operation för det första, och för det andra gav jag honom så hög prioritet att vi skulle operera honom under kommande vecka. Detta för att i någon mån förbättra hans cirkulation i benen.

För att inte någon annan kirurg skulle komma i någon samvetskonflikt ordnade jag så att jag fick ta hand om denne man själv. Jag hade ju också tummat på reglerna lite grand, för att vara extra hygglig och ta hand om den stackaren.

Dagen innan den planerade operationen gick jag ned till avdelningen för att undersöka och skriva in patienten. Jag fann honom inte inne på avdelningen. Kanske hade han gått ut en stund? Han kommer nog inte så långt, sa sköterskan, för han sitter i rullstol.

En stund senare fann jag patienten i sin rullstol, sittande i ett hörn i hisshallen med en tänd cigarett i handen. Då var det inte mycket att diskutera. Jag beslöt omedelbart att avblåsa operationen som meningslös. Det blev ingen inskrivning. Jag meddelade operation och lät sköterskan skjutsa patienten tillbaka till sin kärlavdelning. Det var för sent att få in någon ny patient, så en plats fick vara tom dagen därpå.

Det blev inget bråk om beslutet som egentligen var självklart.

Det finns en gammal klassisk historia om en läkare, som underrättar sin patient om att han måste välja mellan cigaretten och benet. Det går inte att behålla båda.

Vad hjälper det folk i allmänhet att läkare skriver i Läkartidningen och i liknande publikationer om rökning? Jag skrev en lättförståelig artikel i damtidningen Amelia om rökning, för jag ville placera en lämplig text inom räckhåll för målgruppen. Redaktören tyckte den var som ett slag i magen och jag fick t om bra betalt. Skriver man i Läkartidningen får man skriva gratis. Många år sedan hörde tidningen VISIR[7] av sig och ville återpublicera samma artikel. Javisst, recycling är ju på modet.

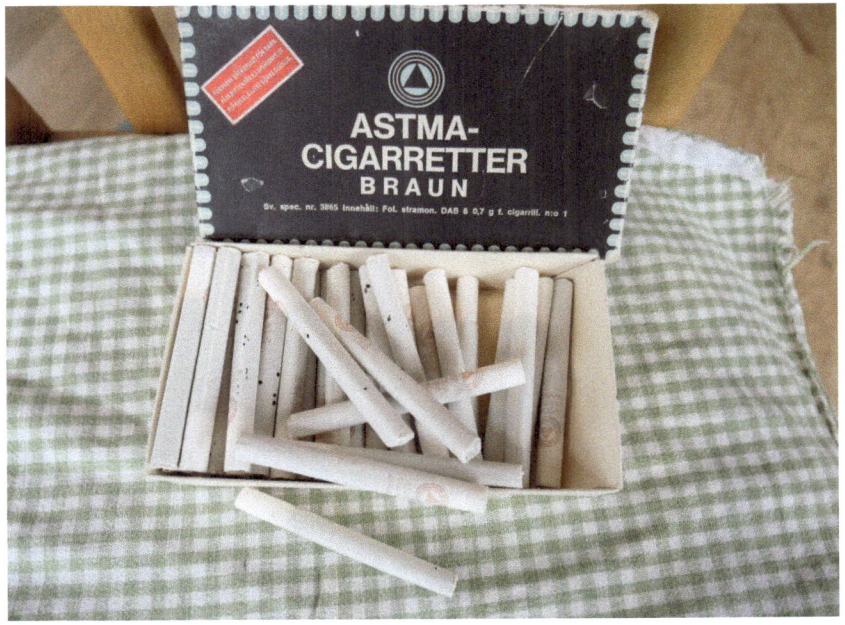

Ett medicinskt kuriosum. Cigaretter som terapi för astma. De innehöll blad med en substans som faktiskt kunde vidga luftrör, men som kunde ge otrevliga mentala biverkningar.

---

[7] VISIR= Vi Som Inte Röker

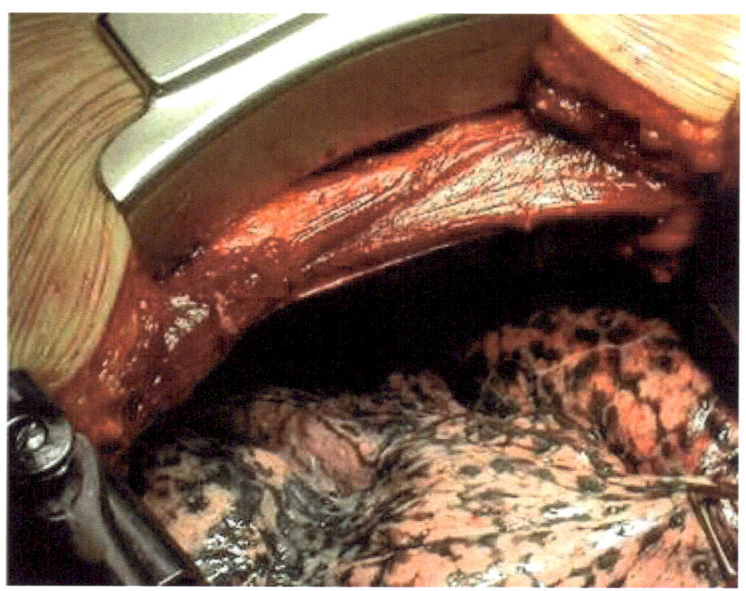

Bilden visar en öppnad bröstkorg med en svartfläckig lunga. Allt det svarta är sot som patienten dragit in i lungan genom rökning. Sotet innehåller föroreningar och kancerframkallande substanser. Den rosa färgen är lungans naturliga färg. Det fanns bilder på lungor som var betydligt svartare, men jag ville ha lite rosa färg med som jämförelse.

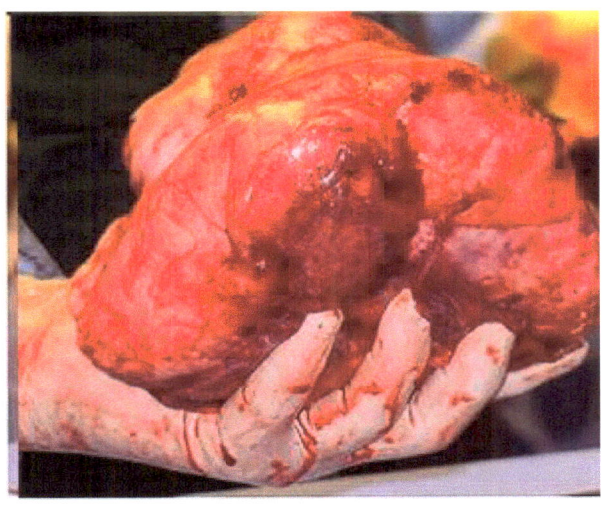

En av de största tumörerna som jag avlägsnat ur lungan. Det var dock inte lungkancer – en sådan skulle inte blivit så stor innan den spridit sig i kroppen. Detta var en elakartad bindvävstumör.

Början av min läkarbana

Snön yrde när jag steg på tåget i Sandviken där jag hade gjort min medicinska och kirurgiska assistenttjänstgöring. Det var is på vagnarnas hjul. Jag hade päls, pälsmössa, handskar och kängor. Pälsen var av fårskinn med håren inåt, och jag hade kunnat köpa den för pengar som jag fått för att vara försöksperson vid ett par medicinska experiment. Vad jag inte hade räknat med var att det var vår i Göteborg, sol och milt väder. Jag kände mig dum när jag gick där med handskar och pälsmössa i handen och vinterpälsen uppknäppt. Jag skulle ner och tenta av kirurgin och sedan åka tillbaka igen samma dag. Inget bagage med ombyte av kläder hade jag med.

Det var den gamla läkarutbildningen som jag hade gått. De tre stora tentorna, medicin, patologi och kirurgi gjorde man inte direkt efter kurserna som på senare tid, utan efter att man gjort sina assistenttjänstgöringar i medicin och kirurgi, en praxis som senare ändrades. Professor Edlunds små kirurgiböcker i pocketformat läste man inte på min tid, utan man hade den stora Nordisk Lärobok i Kirurgi. Den var lite föråldrad i vissa avseenden och kallades av en del för Fornnordisk Lärobok.

Nu var det Yngve Edlund som jag fick nöjet att tenta för. Det var muntlig tentamen och vi kom rätt bra överens. När jag var färdig erbjöd han mig att komma och arbeta hos honom på hans kirurgklinik på Sahlgrenska. Jag förstod att det var en ynnest. Många vill dit och bara vissa får erbjudandet. Då kunde jag naturligtvis inte göra annat än att tacka ja, fastän jag egentligen hade tänkt söka mig till någon liten trevlig klinik på ostkusten, troligen Västervik. Hans erbjudande kom att förändra hela mitt yrkesliv.

När jag började läsa medicin hade jag inte haft ringaste tanke på att ägna mig åt kirurgi. Jag upplevde mig som humanist, och var intresserad av filosofi, litteratur och musik. Psykiatri var något som jag i min enfald trodde skulle vara passande för mig. Det kirurgiska intresset tog mig med överraskning, och det hade börjat med att jag arbetade ihop med överläkare Odén på Sandvikens lasarett. Dagligen stod jag och assisterade på alla hans operationer och var rätt nöjd med det. En dag sa han till mig:

" Nu, Leif, kan väl du ta den här gallan".

"Ska jag?"

" Ja, du har ju varit med mig så mycket nu, så det går säkert bra."

Jag tog gallan. Det gick fint. Det var jättekul. Den dagen ändrade mitt liv. Ingen psykiatri i framtiden, nej tack, nu var det bara kirurgi som gällde.

På Sandvikens lasarett tillämpades samjour på nätterna, som jag tidigare berättat, så att samma unga och oerfarna underläkare fick sköta både kirurg- och medicinpatienterna. Man kunde stå och operera ett kirurgfall medan man samtidigt måste ordinera medicin åt nyintagna hjärtinfarktpatienter. Gick man lös och ledig så hade man en ständig rädsla att få telefon från förlossningsavdelningen och få höra det lakoniska beskedet: Kom hit genast! Det värsta var att man hade en oskriven regel att inte störa bakjouren i onödan, så i regel var man ensam med allt ansvar. Att inte störa bakjouren hade sin förklaring i att det bara fanns två bakjourskompetenta läkare på vardera kliniken och de hade alltså bakjour varannan natt.

En speciell plikt som vi unga läkare på Sandvikens lasarett hade var att konstatera dödsfallet då någon av de gamla patienterna dog. Det var ofta inget dramatiskt. Döden var i regel förutsedd sedan länge. När någon av de gamla och sjuka patienterna äntligen gav upp andan, gick ansvarig sjuksköterska till telefonen och ringde upp jourhavande läkare och bad honom att komma och konstatera dödsfallet och skriva ut ett dödsbevis. Sedan måste den avlidna ligga på avdelningen ett föreskrivet antal timmar innan vederbörande fick föras ned till bårhuset. Denna bestämmelse var till för att förhindra att "skendöda" patienter hamnade på bårhuset. Liket gjordes i ordning för att se presentabelt ut för anhöriga, och man tände ett ljus på nattduksbordet.

En kväll fick jag, som många andra kvällar, en begäran att komma och konstatera dödsfall. Jag begav mig i sakta mak upp till rätt avdelning och visades in i sjukrummet av sköterskan. Där låg en gammal, starkt avmagrad dam till synes livlös, tomt stirrande i taket. Hon såg mycket riktigt död ut. Men rätt ska vara rätt, jag måste kontrollera att det inte fanns någon hjärtverksamhet, d.v.s. inga hörbara hjärtljud och ingen puls. Jag lägger mitt stetoskop över hjärtat. Med den tunna kroppen skulle jag inte missa ett hjärtljud om det fanns något. Jag är beredd på att det bara ska vara en djup tystnad i bröstkorgen, men jag hör mycket svaga hjärtslag.

"Hon är inte död", säger jag i det att jag rätar mig upp och tar bort stetoskopet från öronen.

"Va… vad" utropar sköterskan med förskräckt röst.

Knappt hade hon sagt så förrän det förmodade liket sätter sig upp i sängen med rak rygg. Munnen öppnas, och hon tar ett djupt, rosslande sista andetag som hon genast stöter ut med ett stönande och faller raklång tillbaka mot kudden. Stendöd. Nu saknas hjärtslag, puls och andning. Papper kan skrivas. Aldrig någonsin kommer jag att få uppleva ett liknande sista andetag.

Ett år vid Valdemarsviken

Det var inte bara att åka ner till professor Edlund och börja hos honom. Först måste jag göra min plikt som distriktsläkare. Edlund måste vänta ett tag. I stället för Västervik var det i Valdemarsvik som jag fick jobb. Jag hade fru och två små pojkar, och vi fick övervåningen i en stor direktörsvilla som tjänstebostad. I det gigantiska vardagsrummet cyklade pojkarna omkring på sina trehjulingar. Våra få möbler räckte inte till för att få lägenheten att se möblerad ut. Det var kakelugnar i alla rum och ett stort kök med separat serveringsrum utanför. Det fanns en slags signalerings-anordning i serveringsrummet så att husan, om man haft någon, skulle se när det var dags att servera middag åt alla gäster. Jag arbetade på en läkarstation där det fanns en dansk distriktsläkare, doktor Olesen, som tjänstgjorde som min handledare. Det fungerade rätt bra mellan oss. Jag tog så mycket av det kirurgiska som jag kunde, för nu var det kirurgi som var mitt mål. Det var mycket mera av chirurgia minor[8] på den tiden än det är idag på en distriktsläkar-mottagning. Man blev känd i det lilla samhället. I kön på mataffären kunde det hända att någon person, som jag inte kände igen, vände sig om och påpekade att han inte var bra i benet ännu.

I Valdemarsvik drabbades jag också av kärlek vid första ögonkastet - till en båt! Det var en liten smäcker skärgårdskryssare på tolv meter som på förstaget hade en liten lapp där det stod "Till Salu". Den hade vitt skrov, medan däcket var ljusblått och i sittbrunnen var det bruna, förnissade sargar. Jag lärde mig nödtorftigt att segla i Valdemarsviken och tog både förarintyg och skeppar-examen. Valdemarsviken var ett svårt ställe att segla i för de höga stränderna gav upphov till svårberäkneliga kastvindar från alla håll. Det skulle bli trettio års segling innan jag kände att det fick räcka och sålde vår sista båt. Den första båten, SY Jarramas, seglade vi ned

---

[8] den mindre kirurgin

genom Göta Kanal till Göteborg, men det visade sig att den inte passade för det hårdare vädret på västkusten, vindarna krängde ned båten alldeles för mycket, och vågorna sköljde över däck och hotade fylla sittbrunnen (och sedan hela båten), som inte var självlänsande. Jag blev tvungen att sälja den till någon som skulle segla den i Vänern. Vi skaffade oss en liten lättskött segelbåt av plast och arbetade oss sedan upp i båthierarkin.

Jag hamnade på Thorax

Till slut blev det dags att åka ner till Göteborg. Det var en vinterdag i februari 1974 när vi anlände till Doktor Linds gata 6, ett hus på ett berg med utsikt över Sahlgrenska sjukhuset. Vid denna tid var hela Doktor Linds gata tjänstebostäder som var lätta att få. Yngve Edlund var beredd att stå för löftet att jag skulle få börja där, men tyvärr var det inte plats för mig just under den perioden då jag kom.   " Du kan förstås gå till thorax[9] ett tag," tyckte han. "De behöver alltid folk."

Ja, det stämde gott. Jag fick gärna börja på thorax, och det verkade faktiskt som om yngre kirurger drog sig för att gå dit. Jag undrar varför, tänkte jag.

En vecka senare visste jag varför. Då hade jag varit med om ett par hjärtoperationer som började någon gång på förmiddagen och höll på till niotiden på kvällen. Assistenten gör det mest statiska och ryggslitande arbetet, så jag var alldeles slutkörd. Inte begrep jag alltid precis vad som gjordes heller. Kirurgen hade alltid två assistenter, en van och så jag. Det innebar att jag stod längst från operationsfältet,

---

[9] Thorax: på latin bröstkorgen, syftar på thoraxkirurgiska kliniken

hade dålig insyn in mot hjärtat och mest fick hålla hakar och sköta sugar. Drygt hälften av patienterna var barn. Vi hade många från Danmark, eftersom operationsresurser saknades där. När jag kom hade man alldeles nyligen slutat med att kyla ner barnen i isbad. Det hade gått så till att barnen sövdes på operationsbordet, sedan förpackades de i en plastpåse och lades i ett badkar med vatten och is från fiskhamnen. När kroppstemperaturen var omkring 30 grader lyftes barnet upp och lades på operationsbordet. Temperaturen fortsatte att sjunka. Vid 28 grader började hjärtat att flimra. Då kunde man göra snabba ingrepp i hjärtat medan cirkulationen stod stilla. Man hade åtta minuter på sig att sy ihop ett hål i skiljeväggen mellan kamrarna eller förmaken.

Detta hade nyss blivit historia, men badkaret och annat som hörde till stod fortfarande kvar i förrådet. I den moderna tid som då rådde 1974 gjordes allt med hjärtlungmaskin kopplad till en *hypotermienhet*[10] så att man både kunde kyla och värma patienten genom att ändra temperaturen på blodet i maskinen. Vi hade ingen *cardioplegi* (en vätska som stoppar hjärtat) som gjorde att hjärtat låg avslappnat och stilla, utan allt måste göras medan hjärtat flimrade. Det fanns en *fibrillator*, en dosa som åstadkom en ström som satte hjärtat i flimmer, och en *defibrillator* som gav hjärtat en elchock så att rytmen blev normal igen. Blodet syrsattes genom en *bubbeloxygenator*, där syrgas fick bubbla direkt igenom blodet. Detta gör att blodet skummar ordentligt, så innan blodet pumpas från *oxygenatorn* in i patienten igen passerar det ett skumfilter, *defoamer*. Bubbeloxygenatorer sliter en del på blodet, så kirurgen har alltid en press på sig att arbeta så snabbt som möjligt. En annan uppenbar anledning till att skynda sig var att hjärtat självt inte fick någon bra cirkulation under tiden, och att flimret var påfrestande. Vi hade från början inte *atraumatiska* nålar, dvs vi hade nålar med nålsöga där man måste trä på tråden. En massa trådar gick åt för varje operation, så vi hade en operationssköterska, som enbart hade som uppgift att

---

[10] hypotermienheten kyler blodet med hjälp av kallt vatten direkt från vattenledningen

stå och trä trådar på nålar. Man måste i förväg veta ungefär vilka trådar som skulle användas, vilka instrument som skulle fram och hur mycket heparin som skulle ges till patienten för att motverka koagulering i hjärtlungmaskin och slangar. Allt detta gjorde att kirurgen dagen innan fick skriva ett detaljerat operations-PM till både *perfusionister* (hjärtlungmaskintekniker) och till operations-sköterskorna. Detta PM fyllde en A4-sida och ansågs oundgängligen nödvändigt.

Som erfarna hjärkirurger hade vi på den tiden Jörgen Swedberg och Göran Südow. Det var Swedberg, som var läromästaren och lärde upp de andra. Han var själv utbildad på hjärtkliniken i Malmö. Den senare store hjärtkirurgen Sture Larsson upplevde jag då som nybörjare. Han stod med Swedberg och blev uppläxad då och då. Jag var med som andre assistent för det mesta. Jag kunde inte ens räknas som nybörjare, kanske mer adekvat som *nubörjare* (sic).

Kanske borde jag räkna med Göran William-Olsson, WO, som sedan två år tillbaka arbetade i Göteborg. Men William-Olsson opererade bara sporadiskt. Det verkade inte som om han var riktigt välkommen, fast ingen hade velat säga nej till honom, det behövdes ju kirurger. Han hade flytt (obs inte flyttat) till Göteborg efter att ha blivit utsparkad från Karolinska sjukhuset i Stockholm. Han var en ambitiös ung kirurg och om sin chef, Viking Olof Björk, hade han sagt :
" Jag ska efterträda den jäveln".

Han ville operera, men han ville inte lika gärna göra det lite tråkigare avdelningsarbetet. Det sägs att han gärna smet undan, men man började få lite misstankar. En av överläkarna, Stig Ekeström, frågade honom en gång om han hade skrivit in patienten, som skulle opereras nästa dag. William-Olsson sade ja, men överläkaren gick till avdelningen och kontrollerade. Det befanns att William-Olsson inte alls varit där. Han hade ljugit rakt upp i ansiktet på sin chef, och därför fick han sparken med omedelbar verkan. Den historien har jag hört av två olika thoraxkirurger från Stockholm, och jag har därför valt att tro på den.

Nu satt han hos oss i Göteborg. Det verkade inte som om han var särskilt välkommen bland sina kollegor här, och han opererade som sagt inte så mycket. Mest höll han till på vinden där han hade ett litet rum. Han satt där och skrev och höll kontakt med olika personer. Han gjorde sig bekant med de flesta läkare i nyckelposition på Sahlgrenska. Ett hedersuppdrag fick han, och det var som chef för det experimentalkirurgiska laboratoriet på sjukhuset, möjligen för att hålla honom borta från kliniken.

Lungkirurgin och matstrupskirurgin bedrevs av två läkare, Nils Petter Bergh, som var klinikchef, och Pantalei Gatzinsky, som kommit som flykting från Bulgarien. Sture Larsson hade varit med på lungkirurgin i några år, men till Berghs uttalade förtrytelse hade han nu gått över till Swedbergs avdelning för att lära sig även hjärtkirurgi. Jag blev presenterad för Gatzinsky när han stod vid handfatet och tvättade händerna för en operation. Än idag kan jag se honom framför mig så som jag såg honom den gången, och hur hans vänliga bruna ögon fixerade mig. Jag fick vara med och assistera vid hans operation redan första dagen, och han blev min förste mentor i thoraxkirurgin. Han var en temperamentsfull person på den tiden och mycket bestämd med hur han ville ha det. Mellan honom och Sture Larsson var förhållandet lite spänt. De blev aldrig goda vänner, och jag tror det berodde på att Sture Larsson hade försökt sätta sig över Gatzinsky i början. Gatzinsky talade med lite brytning under de första åren, och det ledde till en del förvecklingar. Det roligaste var när han blev osams med en sköterska på avdelningen. Hon rapporterade att en patient hade kittfärgad avföring, något som är ett tecken på att det är stopp i gallutsöndringen. Gatzinsky uppfattade det som "skitfärgad" avföring och sa bestämt att avföring ska visst vara skitfärgad. Sköterskan tolkade Gatzinkis brytning som om han påstod att avföring ska vara kittfärgad och den hetsiga debatten var igång.

Det var inte bara uttalet av språkljuden som ibland ställde till det för Gatzinsky. Även själva svenska idiomet kunde leda till missuppfattningar. Jag kommer ihåg när han ville ge en ung sköterska en komplimang för hur hon skötte sugen och assistensen i övrig. Han såg henne djupt i ögonen och sade innerligt:

"Ingen suger och drar så bra som du".

Många på operationssalen hörde en sexuell bibetydelse i detta och hade svårt att hålla sig för skratt. Ibland citerade Gatzinsky något som han sade var ett bulgariskt ordspråk:

"Medicinaren vet men kan inte, kirurgen kan men vet inte. Patologen både kan och vet, men tyvärr för sent."

Ungefär 35 år senare var det mig en stor glädje att få Gatzinskys yngste son, Vladimir, som tillfällig lärling i lungkirurgi. Jag hade inte glömt de ordvändningar hans far hade använt när han instruerade mig, och nu kunde jag använda samma uttryck och lämna stafettpinnen vidare.

Nils Petter Bergh var en mycket originell chef. Han var bildad på många sätt och under ronderna brukade han citera Runeberg, Stagnelius och många andra av våra klassiker. Som underläkare blev man förhörd på både patientens laboratorievärden och vilket versmått Herkules var skrivet på. (Hexameter förstås, men det vet väl alla?) Det passade mitt temperament och sinne för humor, och jag uppskattade honom mycket. Han var en storvuxen karl med ett rejält underbett och ganska framträdande haka. En patient, som också hade underbett, klagade under en rond över sitt underbett och frågade om vi kunde göra något åt det. Vi hade ett system med storronder där flera läkare gick runt. Patienten såg inte NP Bergh, som inte gick främst. När Bergh hörde det där om underbettet stack han fram sin mycket större haka och uppmanade patienten att finna sig i hur han var skapt.

"Vi galoschkäftar måste hålla ihop", lade han till.

Jag var med NP flera gånger när han opererade patienter med multipla revbensfrakturer, som gjorde att en stor del av bröstkorgen svajade ut och in vid andningen, något som gjorde effektiv andning omöjlig. Standardbehandlingen var då att lägga patienten i respirator tills bröstkorgen hade stabiliserats efter 2-3 veckor. Vi gjorde ett stort snitt och kunde lyfta av större delen av muskulaturen från bröstkorgen så att vi kom åt revbenen. Revbensbrotten stabiliserade vi genom att brutna revben "spjälkades" med angränsande friska revben. Patienten kunde andas själv dagen efter och kunde snart gå hem. Metoden blev mycket sakta känd bland regionens doktorer och så småningom började fler patienter remitteras till oss. Senare, när Göran WO (William-Olsson) var chef, började han motarbeta metoden eftersom han ville ha resurserna för hjärtpatienter. Då fick vi istället börja avböja sådana patienter.

Bergh hade en annan egenskap som appellerade till mig. Han var musikalisk och hade på gamla dagar lärt sig spela klarinett. Klarinetten var nu kanske hans allra största intresse, och det han lyssnade på var klassisk musik. Han hade fått en svärson som spelade cello i symfoniorkestern och det var han mycket stolt över. (Av en ödets nyck blev jag efter min pensionering i samband med en konsert på Konserthuset i Göteborg presenterad för just den svärsonen.)

Jag talade om att jag spelade flöjt. Han skaffade fram lite duetter för klarinett och flöjt, och vi spelade ibland ihop små stunder på hans rum. Jag hittade sedan en annan musikbegåvad kollega, nämligen indiern Donald Roberts. Han spelade piano som en professionell och hade faktiskt gedigen pianoutbildning från sitt hemland. Under studietiden hade han då och då spelat på jazzklubbar. Vi provade så smått på att spela lite tillsammans. Förutom flöjten hade jag en tenorsaxofon, som jag lärt mig blåsa i under studietiden och använt i studentorkestern Blåshjuden. Donald kom att bli min bäste vän på kliniken och under alla år spelade vi tillsammans i olika sammanhang. Det fanns också en annan spelande kirurg, nämligen Håkan Berggren som spelade gitarr och ståbas. Då var vi en trio, och längre fram blev vi en kvintett genom att vi tog med en kardiolog som spelade trumpet och slutligen Donalds farbror Fred som flyttade hit. Fred var gammal proffstrumslagare. Vi hade mycket roligt tillsammans, och det är klart att jag stannade på en klinik där det fanns sådana musikaliska möjligheter.

Luciafirandet var något alldeles extra på den gamla tiden. Det började med förberedelser flera veckor i förväg. Alla kollegor ombads skriva spritrecept som kirurgen Göran Südow samlade in och löste ut. Ja, jag vet! Det var i högsta grad inkorrekt, men det ansågs vara för en god sak.

Gunel Südow bakade luciabröd, och Göran gjorde den mest eldfängda glögg man kan tänka sig. Vi samlades i det som nu är en mycket representativ och elegant sal, Per Dubb-salen, i en av de gamla byggnaderna. På 70- talet hörde den till thorax och var inte fullt så elegant. Vi hade expeditioner i smårummen omkring, och i det stora rummet hade man satt in en stor trälåda, liknande en skokartong i jätteformat, där vi hade ett konferensrum. Det var dåligt ventilerat och kallades därför "anaeroba rummet"[11]. I detta rum hade vi vår luciafest. Det var inga patienter som kunde bli störda i närheten. Alla kom dit när man jobbat färdigt, fick glögg och lussebröd och minglade för att använda ett modernt uttryck. Det var i detta sammanhang som vi först framträdde med vår trio bestående av saxofon, piano och bas. Jag spelade saxofon, Donald Roberts piano och Håkan Berggren bas. Vi spelade lite svängiga evergreens och blev uppskattade, kanske framförallt för att ingen var riktigt nykter. Det hände också att Gatzinsky eller narkosläkaren Milocco tog med sig dragspel. Ryktet spred sig, och för varje år fick vi fler och fler gäster från andra kliniker. Alla var välkomna. Det här hann bli en tradition, men så fort William-Olsson blev chef stoppade han luciafesterna med motivering att spritförtäring inte skulle ske inne på sjukhuset. Det var förmodligen helt korrekt, men åtgärden uppskattades inte av någon.

---

[11] det syrefattiga rummet

Ett hopp framåt i tiden.

Handledaren Donald Roberts

Göran WO var mycket positiv till utländska gäster på kliniken. Han ansåg att det var ett sätt att få vänner över hela världen. Den första japan, som kom till kliniken som gästforskare hette Chin, och hans gästspel hos oss ledde till att han skrev en avhandling. Med den som grund fick han fint jobb hemma. WO var handledare till honom. Efter Chin kom en räcka japaner, men nu orkade inte WO med något handledarskap längre, utan han skyfflade dem över till Roberts den ene efter den andre. Donald tog hand om dem alla och försörjde dem med idéer till artiklar och ibland till hela avhandlingar. Under hela 80-talet var Roberts den inofficielle idésprutan och handledaren på kliniken. Efter japanerna kom det två kineser. Den ene blev kvar i Sverige. Efter att ha forskat med Donald Roberts blev han forskningschef på ett svenskt läkemedelföretag. Han hade det japanska namnet Bo vilket ju var gångbart också i Sverige. Naturligtvis kallade vi honom Bosse. Den andre kinesen fick en mycket bra position i hemlandet, enligt ryktet blev han professor.

Roberts fick givetvis också rycka in när kliniken åtog sig att utbilda en kirurg från Dubai till specialist i thoraxkirurgi. Hans kirurgiska träning var det många som hjälpte till med, men när det gällde vetenskaplig träning så hängde allt på Roberts. Samarbetet ledde till en disputation. Denne arabiske, svenskutbildade specialist avancerade snart till klinikchef i sitt hemland och blev senare en högt uppsatt chef på sitt sjukhus. En del av de utländska läkarna gick det dock mindre bra för. En läkare från Libyen var här under en ganska lång tidsperiod, men syntes till ganska oregelbundet, med enstaka gästspel som åskådare på operation, och med ganska oregelbundna forskningsinsatser ihop med Roberts. För att försörja sig jobbade han med handel med kött och kanske annat som vi inte visste så mycket om och inte heller ville veta. Roberts lärde nog känna honom lite grann, men ingen av oss andra fick någon uppfattning om honom. Han hade en undanglidande karaktär, som det var svårt att förstå sig på, men han hade faktiskt lärt sig svenska bra. En dag talade han om att han var utsatt för hot från Libyens säkerhetstjänst, och att han måste gå under jorden. Han hade då inte alls hunnit åstadkomma någonting här. Roberts rekommenderade honom till en klinik i Rumänien efter att ha blivit bekant med en rumänsk läkare under en kongress. Vår arabiske vän lär faktiskt ha fått jobb i Rumänien. Efter en tid ringde han upp Eva Berglin här på thorax och erbjöd henne att komma och föreläsa på Malta. Han uppgav att han blivit dekanus på deras universitet. Sanningshalten i detta vet vi ingenting om. De meriter han fått här hos oss kan inte ha räckt långt.

Det fanns också en egyptisk läkare, vars vistelse hos oss blev ganska dramatisk. Som vanligt så gick han plötsligt bara omkring på vår klinik, inbjuden av WO, men i praktiken övergiven. Vi andra kirurger hade inte fått några upplysningar om honom alls, men det var det vanliga när det gällde gäster som WO hade lovat hit. Vi andra turades ändå om att ta hand om honom. Han fick lov att vara med och titta på operationer, och så småningom att assistera en del. Han gjorde ett öppet och vänligt intryck och talade från första dagen god svenska. Han hade nämligen varit i landet ett tag och läst svenska. Han hade lyckats så bra på sin svenskkurs att han gift sig med den svenska lärarinnan.

Det huvudsakliga syftet med hans vistelse här var inte att lära sig operera, han skulle vara med på forskning, och det blev i vanlig ordning Roberts, som fick ta hand om honom och försörja honom med uppgifter. Egyptiern, som vi kan kalla Moheb R togs in i den forskningsgrupp som Roberts hade för tillfället. Det var både svenska läkare och utländska gäster i den gruppen. Man gjorde en hel del laboratorieundersökningar på egen hand eftersom gruppen hade ont om pengar att betala laboratorieundersökningarna med. När Wallenberglaboratoriet hade stängt för dagen fick gruppen tillåtelse att komma med sina blodprover och själva analysera dem med hjälp av laboratoriets analysutrustning. Det var naturligtvis ett sätt att få resultat med minimal budget, men det skulle visa sig vara ett förödande misstag. Provsvaren blev inte officiellt registrerade och besvarade. Det var bara forskarna själva som hade svaren i form av handskrivna anteckningar. Om det skulle komma en anklagelse om forskningsfusk skulle den vara omöjlig att tillbakavisa.

Moheb R fick en hård behandling den första sommaren han var här. Det var mycket prover, som han fick gå och analysera på egen hand. Det blev sena kvällar. Analysarbetet kom honom inte tillgodo på minsta sätt. Gruppen skrev på en artikel, där han inte fick vara med som författare. Gruppen hade redan kommit så långt att det inte skulle vara rätt att ha med Moheb R som författare enligt Roberts, som betraktade Mohebs slit på laboratoriet som en utbildning. Hans tid skulle komma senare, och han skulle då få Roberts och hela gruppens hjälp.

Jag åkte på en kongress i USA och till min förvåning träffade jag Moheb där. Nu måste jag berätta att han verkligen imponerade på mig på kongressen. Han hade läst på ett engelskspråkigt universitet i Kairo, så han hade inga problem med att på ett ledigt sätt ställa frågor till föreläsaren. Han diskuterade ämnet på ett sakkunnigt sätt och visade att han hade goda kunskaper. Med min mycket stappligare engelska skulle jag inte ha kunnat göra om det han gjorde, och på ett litet specialområde, nämligen fria radikaler, som Roberts grupp hade forskat om, tror jag han hade betydligt större kunskaper än vad jag hade. Nu fick jag förstås ett mycket gott intryck av vår egyptiske gästforskare.

Väl hemma igen så gick allt i sina vanliga spår tills det plötsligt blev en stor skräll. Den amerikanska facktidningen Annals of Thoracic Surgery kom ut och hade en artikel om fria radikaler i samband med hjärtkirurgi. Artikeln var författad av Moheb R och hade professor Göran WO som medförfattare. Det stora problemet var att WO inte haft en aning om saken och inte ens var tillfrågad. Artikeln visade god klinisk effekt av att ge patienter en medicin som egentligen var mot gikt, Zyloric, men som också minskade mängden av fria radikaler i blod efter att man kört med hjärtlungmaskin. Det var exakt det projekt som Roberts grupp höll på med. Moheb R hade med tillgång till journalerna plockat ut alla vanliga kliniska data som journalen innehöll och på grundval av dessa hade han gjort en jämförelse mellan en subgrupp som fick medicin mot radikaler och en subgrupp som inte fick det. Han hade däremot inte rört de speciella laboratoriesvar som gruppen själv höll på att arbeta med. Möjligen kan han i viss mån ha varit i god tro. Han hade avsiktligt utelämnat gruppens speciella data, som han inte fick tillgodogöra sig, och bara använt sådana data som rutinmässigt samlas in om opererade patienter. Han kunde kanske ha trott att dessa data kunde användas fritt. Vidare kan han ha hört att professorns namn alltid måste sättas på alla artiklar som lämnade kliniken. Det var faktiskt sant. Professorn såg verkligen till att hans namn var med på allt, även om han just inte gjort någon annan insats än att läsa igenom manuskriptet innan det skickades in. Det är svårt att påstå att en sådan ringa arbetsinsats skulle motivera medarbetarskap. Dessutom skulle hans namn alltid stå sist, vilket är en hedersplats, som får det att verka som om han hade varit handledare och primus motor till den artikel som han tog åt sig äran av.

Det hela var naturligtvis mycket dumt gjort av Moheb R, det inbjöd ju till katastrof. Å andra sidan måste man också säga att det var mycket skickligt gjort att ensam skriva denna välformulerade artikel utan hjälp med innehåll eller språkgranskning. Den gick direkt in i en av våra mest ansedda facktidskrifter. Bara det en imponerande prestation.

Det blev naturligtvis räfst och rättarting här hemma. Man måste ju slå hammaren i huvudet riktigt ordentligt på MR så att han insåg sitt misstag. Till min förvåning visade sig WO från sin mest ryggradslösa sida när det gällde hanteringen av problemet. Han skickade nämligen fram sin fru, kollegan Eva Berglin, att läsa lusen av MR och förhöra honom om hur allt gått till och vad han hade mer för arbeten igång. Det verkade som om den store professorn William Olsson inte vågade ta i konflikten själv, och jag fick faktiskt långt senare anledning att inse att WO verkligen var konflikträdd. Nu måste det utredas om det var något fusk i själva artikeln. En person sattes att lusläsa allt och kontrollräkna allt material som redovisades i artikeln. Den personen var jag, så jag kan säga att jag inte fann någon felaktighet alls. Om man bortsåg från hur artikeln kommit till, så var det faktiskt en bra och välskriven artikel, och det var inte alls förvånande att tidningen accepterade den för publicering. Jag tror att ingen av våra yngre doktorer skulle ha gått iland med att skriva en sådan artikel helt utan handledning. Det beröm som man kan tycka att MR borde få uteblev dock helt.

Det blev ändå mycket beskyllningar om forskningsfusk. Nu skulle man vända på alla stenar, som MR någonsin trampat på. Hela gruppens resultat ifrågasattes under den tid som MR hade varit med. När grundresultaten skulle tas fram fanns ju bara MR:s och andra yngre forskares handskrivna noteringar om deras avläsningar av analysmaskinerna. Det dög inte. Allt underkändes och fakulteten bestämde att det ifrågavarande forskningsprojektet måste läggas ned. Så ödesdigert blev det för alla att de tagit med MR. Hans frustrerande och obelönade slit gjorde förstås att han ville hävda sig på egen hand. Något forskningsfusk gick inte att bevisa, och MR undgick därför något som kunde ha hänt, nämligen ett WO skrev till Annals och drog tillbaka artikeln. Detta skulle ha skämt ut inte bara MR utan också vår klinik och universitetet. Däremot blev förstås vår gäst portförbjuden här för alltid.

Efter en tid fick jag telefonsamtal från en överläkare på kirurgkliniken i Jönköping, där MR sökt jobb som kirurg. Han hade lämnat mig som referens, och jag förstod att de enda som MR upplevde hade varit snälla mot honom var jag och kollegan Gatzinsky. Jag kunde verifiera att MR var teoretiskt mycket duktig och hade imponerande kunskaper i engelska. Hans handlag som kirurg kunde jag tyvärr inte säga något om eftersom han aldrig fått tillfälle till operationsträning hos oss. Jag talade om att han anklagats för forskningsfusk, men att jag själv inte trodde på det. Han fick jobbet.

Jag måste nu göra ett stort hopp framåt i tiden. År 2007 får jag plötsligt MR:s avhandling och en inbjudan till disputation. Han hade då vikarierat hos traumakirurgerna på Sahlgrenska och hade gjort en avhandling på grundval av ett dussin patienter med thoraxtrauma på vårt sjukhus och ungefär lika många patienter från Köpenhamn. Det var verkligen ett material som spretade åt alla håll, och att man kunde vrida ur det så pass mycket att det räckte för en disputation förvånade mig. Men det räckte tydligen. Han försvarade sin avhandling och blev godkänd. Jag gick på festen tillsammans med min fru och med min pensionerade kollega Gatzinsky och hans fru. Kollegan Göran Rådberg var också med. Vi hade trevligt.

På våren 2008 åker jag på kongress till ön Kos i Grekland. Det är historisk mark eftersom Hippocrates byggde sitt första sjukhus där. Inne i stadens centrum finns ännu en gammal, illa åtgången platan, under vars krona Hippokrates hade suttit och undervisat sina elever. Jag kan nu säga till mina patienter att de tryggt kan underkasta sig min hand, som rört vid Hippokrates mer än 2000 år gamla platan. En form av handpåläggelse så god som någon. Där på kongressen fick jag tillfälle att svära Hippokrates ed tillsammans med alla de närvarande läkarna. Vi svor den på engelska. Jag återfann inte den rad som jag hade väntat mig. Den som har följande lydelse i svensk översättning : *ej heller ska jag ge någon kvinna fosterfördrivande medel.* Detta skulle jag ha kunnat svära på eftersom jag inte är någon gynekolog. Nu i moderna tider har man inte längre respekt för människolivet på samma sätt. Abort av friska foster sker av bekvämlighetssynpunkt många gånger. Den feministiska hållningen att kvinnan bestämmer över sin kropp hamnar lite snett här, eftersom fostret noga taget inte är hennes kropp. Men ingen kvinna vågar tänka den obehagliga tanken att detta blivande barn inte ska få den chans till liv som hon själv fått. Jag är dock inte abortmotståndare, bara motståndare till att kvinnan luras att ljuga för sig själv.

På själva kongressen finner jag att MR är där, och att han ska ha ett föredrag baserat på sin avhandling. Naturligtvis är jag med när han håller sitt föredrag. På kongressen finns traumakirurger från hela världen. Det förvånar mig att de lyssnar så uppmärksamt på MR när han obesvärat presenterar sitt föredrag. Det är ju ett helt obetydligt material i jämförelse med vilka erfarenheter traumakirurger från t ex Afghanistan måste ha. Efteråt blir det diskussion. MR har framtonat som en stor traumakirurg, och i salen är det bara jag som vet att han mest, eller uteslutande, har sammanställt journaler efter andras operationer. Ingen fråga visar sig för svår för honom. Kirurgen från

Afghanistan frågar hur han skulle göra i en viss situation, och skulle han börja med sternotomi[12] eller thoracotomi[13]?

"Jag skulle absolut göra en sternotomi, det är mycket snabbare" säger MR bland annat i sina utläggningar.

Han avslöjar inte att han bara undantagsvis skulle få göra det ena eller det andra. Han besväras uppenbarligen inte alls av att jag sitter i salen och känner till hans bakgrund. Den store traumakirurgen talar och får allas respekt. Jag tänker för mig själv att världen förlorat en stor skådespelartalang.

Väl hemma igen i Göteborg tar jag reda på att han de senaste åren försörjt sig på att operera åderbråck på en liten privatklinik. Där driver han sin egen firma med det fantasieggande namnet Scandinavian Cardiovascular Center. Blygsamhet är inte hans bästa gren. Å andra sidan kan han ha inspirerats av vår William-Olsson, som inte heller visade något spår av blygsamhet när han startade en liten privatklinik med det pompösa namnet Scandinavian Heart Center.

Åter till 80-talet och dr Roberts som den store forsknings-handledaren, och jag är verkligen inte ironisk när jag säger så. Flitens lampa lyste ofta sent på hans rum där han outtröttligt satt med den ene gästforskaren efter den andre. Han hade stor variationsrikedom i sina forskningsidéer, och han var som thoraxkirurg ovanligt orienterad om områden även långt utanför thoraxkirurgin. Klinikens övriga kollegor vande sig vid att utländska gäster kom och gick, och det medförde att ingen brydde sig så mycket om dem, speciellt eftersom de i stort sett aldrig var med och opererade, men ofta kom och samlade in prover för Roberts räkning. Det bristande intresset gjorde tyvärr att Roberts inte fick särskilt mycket erkänsla för sitt arbete. Gästforskarna var ju utanför vår befordringsgång och påverkade inte oss andra. Den stora mängd publicerade artiklar som Donald Roberts författat skulle ha gjort vem som helst till professor, men det märkliga var att Roberts framgångsrikt handledde många

---

[12] operationssnitt genom bröstbenet
[13] operationssnitt mellan två revben

flera till disputation än vad någon annan dittills hade gjort. Forskningens framgång fick vara belöning nog för honom. Han fick ingen erkänsla i form av någon särskild position på kliniken eller hög forskarstatus, och naturligtvis inte minsta pekuniär ersättning.

Den som hade störst glädje av Roberts måste ha varit professor William-Olsson för den stora vetenskapliga produktion som förväntades av kliniken fick han till stånd i stort sett utan egen ansträngning. Under vår mest produktiva tid på 80- talet var det vår klinik, som i antalet arbeten dominerade varje nordisk kongress där vi deltog. På riksstämman i Stockholm hade jag en gång fyra olika föredrag fördelade på thorax och lungmedicinsektionerna, men de var mina egna verk från början till slut. Många andra föredrag var av personer som lärt av Roberts. Professor Göran WO visade dock ingen tacksamhet mot honom. Tvärtom, några år senare, när det var en turbulent tid med negativa skriverier om kliniken, kastade han Roberts rakt i gapet på vargarna. Mig också på köpet.

Det hände ibland att jag tog med utländska kollegor på en segeltur i min båt. Vi har ju en mycket vacker skärgård och det kunde gå så till att vi tog en tur genom den pittoreska "snobbrännan", mellan Styrsö i söder och flera andra öar i norr, och sedan hittade en ö där vi kunde förtöja mot stranden och äta en liten supé med vin, guppande på vågorna med solen på nedgång i väster. Innan vi seglade hem igen hann vi med ett dopp i havet, nakenbad förstås, så att gästen skulle uppleva något riktigt svenskt.

Min första studieresa och andra erfarenheter

Om man räknar bort någon enstaka sammankomst i svensk thoraxkirurgisk förenings regi, så var min första något längre resa en kurs i London. Kursen behandlade klassisk thoraxkirurgi, som jag behövde lära mig så mycket som möjligt om, och med på resan var Donald Roberts, som var något av en läromästare för mig. Han hade ju dessutom bott och arbetat i London tidigare, så han var dessutom en perfekt guide. Man flög inte så ofta på den tiden utan tog båten Saga, som tog ett dygn på sig till London. Det var ett avslappnat dygn med förströelser ombord, t ex bio (Vi såg *Taxi Driver*). Det fanns ett gym långt nere i båtens inre och där jobbade vi oss riktigt trötta. Belöningen kom när vi kunde sitta i gymmets bar endast iförda en badhanduk, tja, två förresten, vi hade ju var sin. Bäst att vara tydlig så inga missförstånd uppstår. Dricka kall öl, lyssna på musiken och slappna av. Man försjönk nästan i en form av nirvana. Jag tror det var mitt härligaste gymbesök någonsin.

Väl inne i London visade det sig att Roberts hade en modern nymodighet som jag inte hade hört talas om förr. Han hade ett kreditkort, ett Diner´s card. Han betalade med det på en indisk restaurang och jag häpnade, storligen imponerad.

Kursen var både grundläggande och grundlig. Nyttig för mig. Kanske bara en repetition för Roberts. North Middlesex Hospital var ett gammaldags sjukhus. Det var mycket gardiner och mattor, som samlade damm och bakterier. Läkarna gick i civila kläder, t om kostymer. Men i en sliten miljö gavs utmärkt vård. Jag såg thoraxdränage, som bestod av bara en eller två flaskor till skillnad från vårt treflasksystem, som jag trodde var standard överallt. Vi såg också att det räckte med passiv sug i många fall. Eftersom jag senare kom att bli specialintresserad av dränage så var detta en nyttig erfarenhet.

En av resans höjdpunkter var en kväll på en restaurang inrymd i den gamla Towern där "Beefeaters" gick vakt utanför. Vi blev då gäster hos kung Henrik den VIII och hans hov, och all personal hade tidstrogna kläder. Det var råa stenväggar och grova träbord. Musiker och gycklare uppträdde. Kungen hälsade sina gäster välkomna. Många tog kort. Jag halade fram min Olympus systemkamera för kvällen laddad med hyperkänslig film, en rulle GAF på 500 ASA, som kunde pressas till 1000 eller 2000. Jag fotograferade kungen och sa tack.

"What, no flash?" undrade han.

"No flash required Sir", svarade jag.

"At last a real photographer!" blev kungens kommentar.

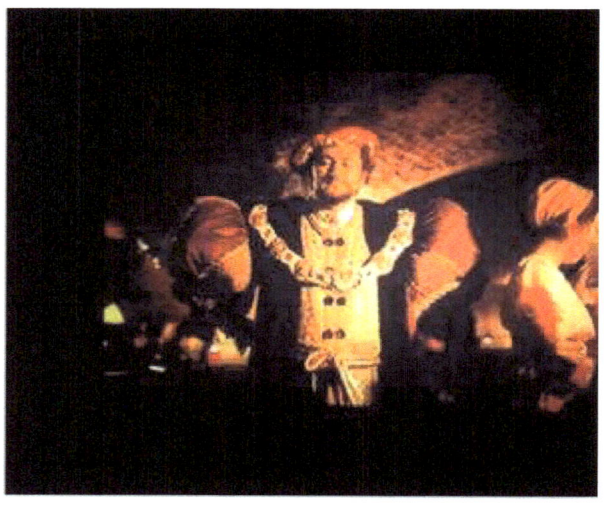

"Kung Henrik VIII" under ett gästabud i the Tower of London.

Minnen från första tiden

Varje år åkte så många av kollegorna som möjligt till Svensk Thoraxkirurgisk Förenings möte. Vi förberedde olika föredrag, oftast efter gemensam diskussion. Under WO: s tid som mindre uppskattad medarbetare under NP Bergh skickade han själv in ett föredrag om resultaten av mediastinoskopi, där han drog slutsatser, som inte stämde med klinikens policy. Mediastinoskopi är en operation som utföres för att få diagnos på lymfkörtlar, som finns där luftstrupen delar sig i de två huvudbronkerna, en till vardera lungan. Man gör ett litet snitt i huden på halsen och skapar sedan en kanal längs luftstrupen ned till platsen där den delar sig. Göran WO hade inte förankrat sitt föredrag hos någon och inte diskuterat vinklingen. Det blev naturligtvis ett jättebråk om detta, och WO fick ordentligt med skäll av NP Bergh och Sture Larsson. Mediastinoskopi var nästan en hjärteangelägenhet på vår klinik. Sture Larsson hade skrivit sin avhandling om operationsmetoden och gillade inte när någon annan uttalade sig om den. Fortfarande 35 år senare tillämpades i stort sett de principer som Sture Larsson slagit fast i sin avhandling.

Jag kommer med fasa ihåg ett akutfall som opererades av Swedberg och jag var assistent. Det var en ung flicka som hade svalt en vass skärva av ett kycklingben, och skärvan hade trängt igenom matstrupen och stuckit ett hål på stora kroppspulsådern. Ambulansmännen vittnade om att det var fullt med blod på golv och väggar. Hon var rejält utblödd när hon kom in, och vi tog henne genast till operation där transfusioner sattes in och vi öppnade henne. Tyvärr var allt för sent, det gick inte att rädda hennes liv. Varken förr eller senare har jag hört talas om ett liknande fall.

En gång var jag med Bergh på en annan explorativ[14] thoracotomi med fullt med blod i bröstkorgen. Fast jag sög med två sugar gick det inte att sänka blodnivån så pass att det syntes var

---

[14] undersökande

blödningskällan var. Bergh blev lite desperat och började med sina händer ösa och slå undan blod så att det skvätte överallt omkring oss. Det gjorde sådant intryck på mig att jag minns det än fastän jag glömt resten av operationen. Det sägs förvisso att gamla kirurger var temperamentsfulla och slängde instrument omkring sig. Nog var dessa kirurger temperamentsfulla, men inte slängde de något. Bara en enda gång kan jag komma ihåg att något sådant hände. Det var Jörgen Swedberg, som måste avreagera sig. Han kastade en peang[15], men först såg han sig om noga för att hitta ett mål han skulle kunna träffa utan att skada någon person eller någon värdefull utrustning. Sedan langade han hårt iväg peangen in i ett hörn där en tvättsäck fick ta emot smällen. Trots denna temperamentsfulla handling så hade han sitt sunda omdöme i behåll.

Jag vill berätta helt kort om ett märkligt fall där jag själv inte var med, men jag har bra bilddokumentation om fallet. En man körde vårdslöst och körde av vägen rakt genom ett vägräcke. Från det trasiga räcket trängde ett metallrör rakt igenom bilen och gick dessutom rakt igenom mannens bröstkorg. Han naglades bokstavligen fast på olycksplatsen som en köttbit på ett grillspett, men var vid liv då räddningspersonal kom. Han befriades genom att metallröret sågades av på båda sidorna av kroppen så att han kunde lyftas in i ambulansen. Med metallröret fortfarande genom kroppen placerades han på operationsbordet. Man ska inte dra ut föremål som trängt djupt in i kroppen, det kan nämligen utlösa en störtblödning. Bröstkorgen öppnades med röret fortfarande på plats, och då kunde man konstatera att vitala organ mirakulöst nog var helt oskadade. Röret hade trängt in på vänster sida och passerat just utanför hjärtsäcken. Vänster lunga består av en ovanlob och en underlob med en fåra emellan. Just i fåran hade röret trängt in och skuffat undan lungdelarna utan att skada dessa innan röret trängde ut genom bröstkorgens baksida. Det finns en operationsbild som visar rörets läge i förhållande till organen, men den är lite otydlig, så jag visar den inte, däremot visar jag bild på hur röret gått rakt igenom

---

[15] ett kirurgiskt gripverktyg

kroppen. Om detta är exempel på änglavakt, så måste det handla om en kraftfull skyddsängel. Mannen var klädd i en tunn nylonskjorta på överkroppen, tygresterna syns tydligt på bilden. Tygbitar syns vid ingångsöppningen och runt röret på baksidan av kroppen. Han hade fått avlöning samma dag. Lönebeskedet hade han i bröstfickan som slets med in i bröstkorgen där det återfanns, enligt vad man berättat för mig

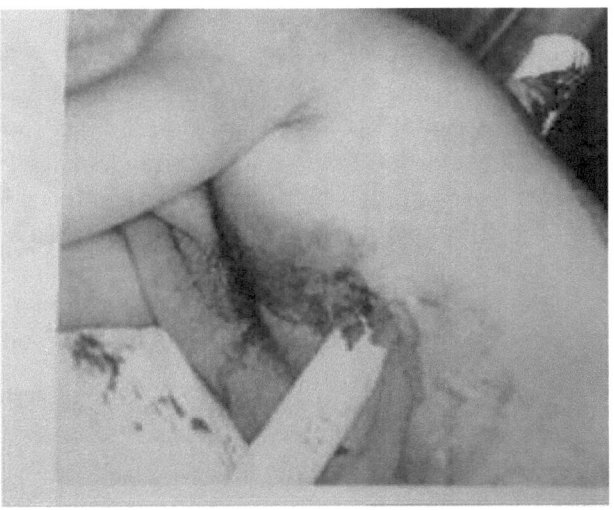

Patient spetsad på ett metallrör efter bilolycka. Från thoraxkirurgens bildarkiv.

Narkosläkarna hade en mycket speciell stil på den tiden. Vi kirurger, om jag nu vågade räkna mig själv dit på den tiden, var inte särskilt välkomna på intensivvården, som styrdes av överläkare Bengt Lööf. Åtminstone uppfattade jag området som lite grand fiendeland. Vi fick se våra patienter, men inte gärna uttala oss om intensivvården. Nere på operationsavdelningen vaktade de också sina revir noga. De brukade sätta upp plastband, som spärrade av området vid patientens huvudända. Där fick bara anestesipersonal vistas. Det liknade en brottsplats avspärrad av polisen. Försökte man ta sig fram dit blev man utskälld.

Dr Lööf kallade mig en gång "den lille kolarpojken". Han tittade ut över operationsområdet när jag stod och blodstillade efter en operation. Jag använde diatermiapparaten, så det blev rätt mycket koagulerad vävnad här och var. Men det var bara ett godmodigt skämt, och inget som jag tog illa upp för.

Skäll förekom mellan narkosläkarna också. Det fanns en läkare bördig från USA, och han och Löf drog inte jämt. En dag stormskällde de på varandra så det ekade i hela operationsavdelningen. Som tur var slutade den kollegan och flyttade till annan ort. En annan narkosläkare, som var obetydligt äldre än jag, gjorde sken av att vara mycket erfaren, och han uppträdde som om han vore det. Han uttalade sig öppet föraktfullt om Göran Südows operationer på barn.

"Barnen dör som flugor, så vad ska vi hålla på med den här barnhjärtkirurgin för?"

Jag kände mig själv kränkt å Südows vägnar av detta yttrande. Mortaliteten var visserligen hög på den tiden, men barn med svåra cyanotiska vitier[16] (blue babies) skulle inte ha överlevt länge utan operation. Det var strongt av Göran Südow att samla sig och gå vidare med sina operationer fast ett barn kanske nyligen dött. Stämningen började bli bättre först då den italienskfödde narkosläkaren Italo Milocco kom. När jag avrapporterade en patient till honom lyssnade han uppmärksamt, och jag kunde komma med förslag om handläggningen postoperativt. För första gången upplevde jag att någon på narkossidan kunde ta mig på allvar. Ett av Miloccos kännetecken var att han brukade ha en spruta med adrenalin i byxfickan. När patienterna var lite dåliga i tryck gav han dem en dos

---

[16] cyanos – blåfärgning av huden pga dålig syrsättning. Bra syrsatt blod är klarrött.

utan att skriva upp det på narkoskurvan. Det irriterade narkossköterskorna ganska mycket.

Milocco var mycket snabb, och han fick ned förberedelsetiden ordentligt. En gång var han lite för snabb när han skulle in genom glasdörrarna på gamla thoraxoperation. In kom han, men rakt igenom glaset och han skar sig ordentligt, dock utan bestående men.

En intraoperativ obduktion

Dödligheten var mycket högre på 70 talet. Det värsta var när någon dog på operationsbordet, och det hände ju ibland. Mest var det hjärtpatienter som dog. Alla dödsfall granskades efteråt precis som nu. Det fanns en intresserad hjärtpatolog, som brukade ha med sig den dödes urklippta hjärta i en burk till mortalitetskonferenserna. Då kunde han demonstrera dödsorsaken mycket åskådligt.

Jag assisterade en överläkare på ett fall som inte gick bra. Läkarens namn utelämnar jag här. Tidigare kollegor kan nog gissa vem som avses. Det var en person som gjorde lite som han ville, även om det kunde tyckas vara oortodoxt. Hjärtat orkade inte ta över cirkulationen när perioden med hjärtlungmaskin var över, och man höll på med droger och hjärtmassage. Det var innan vi hade aortaballongpump. Till slut kommer man till en punkt då alla finner det meningslöst att fortsätta och man tyvärr måste ge upp. Upplivningsförsöken avbryts och klockslag för dödförklaring noteras.

117

Vi hade passerat den punkten. Överläkaren stod där med det slappa och döda hjärtat fortfarande i handen då han fick sin idé.

"Jag tar ut hjärtat" förklarade han bestämt.

"Men du, så kan du väl inte göra!"

"Jodå, det kan jag. Ge mig saxen!"

Jag svalde min protest. Jag var alldeles för ny på jobbet för att opponera mig mot en överläkare. Han klippte ut hjärtat och lade det i en preparatburk. Jag såg mig betryckt omkring. De få personer, som var kvar på salen låtsades inte om något. Det var helt tyst. Kanske pressad tystnad, kanske jag inbillade mig. Jag visste inte vad jag skulle tro. Men instinktivt kände jag att det var helt fel. Man kan inte låta en operation gå över i obduktion innan hjärtat ens kallnat. Men jag kunde inte göra något åt det, jag var för junior i sammanhanget, och jag nämnde det inte heller för någon. Det blev inte någon affär av det. Men patologen måste ha tyckt att det var konstigt att ett urklippt hjärta kom i en burk från thoraxoperation.

Chefer avlöser varandra

Tiden med NP Bergh tog snart slut, för han var nära pensionsåldern när jag började hos honom. En delegation från förvaltningen var uppe hos oss och höll tal och talade om att han inte varit en chef, som särskilt ofta hade haft anledning att ta kontakt med administrationen. De sa att de tyckte om chefer som skötte sig bra själva. Den nye chefen blev förstås Jörgen Swedberg, och allt rullade på precis som vanligt, men Swedberg var bara ett år yngre, och sedan skulle vi ha ny chef igen. Nu var det förstås Sure Larsson som stod på tur. Trodde alla, men så blev det inte. Helt otippat blev den nye chefen pojken på vinden, dvs Göran William-Olsson (WO). Sture fick lång näsa. Meriterna från Stockholm hade fällt avgörandet. WO var disputerad, precis som Sture Larsson, men från landets mest välrenommerade thoraxklinik. WO hade nu nått ett mål och var väldigt glad. Han gjorde inga uppenbara förändringar från början, men efter ett tag blev det fullt klart att han hade satt sin prägel på hela kliniken.

WO hade kvar sin stockholmsdialekt, och han talade en del slang. Sådant som han gillade var "schysta bananer", han kom "ångande" mm. Det senare var bokstavligen sant. Han hade för det mesta bråttom- bråttom och kom ofta skyndande så man tyckte sig se hur ångan steg upp runt honom. Han gick lite framåtlutad som om han höll på att ramla och måste ta snabba steg framåt för att förhindra detta. Stilen var nonchalant och slängig. Han visade oftast upp sitt vänliga leende. Han hade en stor talang, och det var att känna igen och komma ihåg vad alla hette. Det gällde inte bara kollegor och sköterskor utan alla biträden och även städerskor, som han kanske inte var i så nära kontakt med. Man får medge att det var ett vinnande sätt och en klok strategi.

Jag såg honom ibland hålla upp dörren för städerskan. Det har sina poänger, för man får komma ihåg att detta var under det vänstervridna sjuttiotalet. Det var ideologiskt helt nödvändigt att hålla upp dörren för en person långt under sig i status. Liksom det var helt omöjligt för städerskan att i sin tur hålla upp dörren för WO. Nej, minsann, det skulle ju tyda på underkastelse, och sådant var tabu. Tidens lösen var "Rapport från en skurhink."[17]

Det fanns fler yngre läkare på kliniken förutom jag. Claes Ahrén fick så småningom ett blockförordnande liksom jag fick, medan två andra yngre läkare vikarierade sig fram till specialistkompetens. Det var Håkan Berggren och Eva Berglin.

På den tiden var det ovanligt med kvinnliga kirurger, men vi hade fått en. Eva var smärt, mörkhårig med kort rakt hår. Hon var lättsam och trevlig och verkade ha stor social kompetens. Den var faktiskt så stor att hon rätt snart blev älskarinna åt den femton år äldre WO, som samtidigt hade sin hustru med från Stockholm, och en

---

[17] Självbiografisk roman av Maja Ekelöf som skildrade en städerskas vardag. Arbetarförfattare var högsta modet på 70-talet.

villa på en höjd nära Sahlgrenska. Det blev separation mellan makarna, och frun flyttade hem till Stockholm varpå Eva flyttade in som WO:s sambo. Senare gifte de sig.

Det blev aldrig ett normalt förhållande mellan underläkarna på kliniken, eftersom WO såg till att Eva fick alla fördelar som tänkas kan. Överläkarna skrev inte in sina patienter före operation och såg inte till dem så mycket efteråt heller. Det var underläkarna som måste sköta allt. Medan Claes och jag snärjde runt för att hinna alla åtaganden, satt Eva oftast på WO:s rum och sysslade med viktigare saker, vad det nu kunde vara. Vi killar hade fullt upp med att lära oss vårt yrke, och forskning var något som vi förutsåg att vi skulle få ägna oss på ett mycket senare stadium. Eva däremot gick alltid omkring med manuskript till "pek" (artiklar) stickande upp demonstrativt ur rockfickan.

En eftermiddag, som jag väl kommer ihåg, tyckte jag att det var svårt att hinna med att både skriva in patienter och dessutom få tid att operera en pacemakerpatient. Jag mötte Eva i en korridor och frågade om hon kunde skriva in en patient medan jag gick och opererade. Men nej, hon var tvungen att just då sitta med sin man och diskutera en artikel som hon skulle skriva. Hur kan en helt ny och alldeles oerfaren underläkare skriva artiklar om thoraxkirurgi som får någon substans? Men det var kanske inte så svårt att skriva artiklar när man hade egen spökskrivare.

Detta ledde inte oväntat till att Eva kunde göra sin avhandling ungefär 5 år före oss andra som började under samma år. Göran WO hade valt ett ämne åt henne, som helt saknade kliniskt signifikans, avhandlingen uppfyllde bara minimikrav på omfång, artiklarna publicerades i en tidskrift som thoraxkirurger inte normalt läser, och när det var avhandlingsdags såg WO till att opponenten var en gammal vän från stockholmstiden, Sam Nordström, som jag senare skulle arbeta med i Örebro. Allt var alltså upplagt för en promenadseger, och allt gick mycket riktigt helt efter ritningarna. WO hade troligen räknat med att inte många personer verkligen läser avhandlingar. Huvudsaken var att få en godkänd. Kvaliteten behövde därför bara vara tillräcklig för godkänd, inte mer.

När det gällde åtråvärda resor, så var det alltid klinikchefen och yngsta underläkaren, Eva, som tillsammans kom iväg på expeditioner, t ex till Sydamerika. Den särskilda servicen, som Eva fick, höll i sig några år, tills vi yngre läkare började få göra lite större operationer. Vi kunde under lång tid inte drömma om att få göra klaffoperationer på egen hand, men på operationsprogrammet stod ofta Eva B som operatör på sådana. Men då hände i regel något märkligt. Göran WO kom "ångande" och slank in i operationssalen just som de svåraste momenten skulle göras. Sedan slank han diskret ut igen. Det skulle nämligen verka som om Eva gjort allting alldeles själv.

Dagen efter satt han på röntgenronden och berömde i alla tonarter den fina röntgenbilden och det fina operationsresultatet. Om man inte redan visste det, så förstod man då, att Eva hade varit operatören. Förutom att den här stilen var irriterande för oss andra, så var det helt onödigt att puffa fram frun på detta vis. Eva var verkligen en duktig kirurg och hade klarat sig alldeles utmärkt utan hans draghjälp. Göran WO:s hjälpåtgärder var mest tokerier, och fick ett löjets skimmer, men det var verkligen förvånande att Eva överhuvudtaget tog emot dem. Hon riktigt slickade i sig alla förmåner helt utan insikt i hur illa det såg ut.

Göran WO var som sagt mycket partisk som chef. En gång hörde jag honom berätta att sjukhusledningen sagt att han skulle få föreslå lön för en nyanställd kirurg.

"Och jag föreslog genast den lägsta!" sa Göran WO ordagrant och skrattade. Jag tyckte mig höra ett triumferande tonfall. Kommentaren var inte avsedd för mina öron utan för en av överläkarna. Jag blev ganska chockerad av hans inställning och kunde inte glömma den. Han värderade oss till minsta möjliga. Förmodligen gällde detta inte för hans fru.

Decennier senare kunde Eva berätta om sin pionjärtid som den enda svenska kvinnan i thoraxkirurgin. Det dröjde länge innan det kom någon mer. Underläkare, som lyssnade, måste få intrycket att hon slogs på barrikaderna. Kanske stångade hon sin panna blodig mot en mur bestående av manliga kollegors fördomar? Som feministerna brukar säga, allt är extra svårt för oss kvinnor, vi behöver vara dubbelt så bra om vi ska ha någon chans. I verkligheten hade hon en privilegierad tillvaro, en åktur på en räkmacka, som vissa säger. En skjuts framåt i en bekväm vagn, dragen av WO, på en väg rensad från alla hinder. Nästa kvinna att göra karriär var Elisabeth Ståhle i Uppsala, som också fick en kanonstart, eftersom hon var gift med klinikchefen på thoraxkliniken i Uppsala.

Den jugoslaviske kirurgen

Förutom indiern Roberts hade vi en erfaren avdelningsläkare från Jugoslavien, som på den tiden var ett enat land. Han var lång, rak, mörkhårig och hade påfallande svarta fyllningar i tänderna. Maten i matsalen åt han aldrig, utan hans fru kom alltid med en matlåda till honom. Michailo Vukas var självständig operatör och klarade sina uppgifter utmärkt. Han hade lyckats väl i Sverige och hade fint jobb, en lyxig bil och en jättestor motorbåt. Vid den tiden, då jag lärde känna honom, fick han extra träning på att operera pulsåderbråck för att ytterligare utöka sin kirurgiska förmåga. Det kom en dag en reporter från en invandrartidning som vände sig till jugoslaver. Vukas skulle intervjuas som exempel på en jugoslav som etablerat sig bra i sitt nya hemland.

Tyvärr skulle detta gynnsamma tillstånd inte vara länge. Vid en klaffoperation satte han in en konstgjord protes i aortaposition. Protesen var en Björk- Shiley protes, den då mest använda konstgjorda protesen. Det visade sig tyvärr att skivan som öppnar och stänger klaffen inte kunde röra sig fritt, eftersom skivans underkant gick emot lite vävnad nedanför aortaöppningen. Det var inget stort problem, för att lösa det behövde inre delen av klaffen bara vridas lite grann. Med en annan orienteringsriktning skulle skivan gå helt fritt. Det finns en särskild klaffroterare i plast, som är till för just detta ändamål. Men han tog istället ett metallinstrument, en peang, med vilken han kunde gripa tag i en del av klaffens mekanism och rotera klaffen. Det var ett allvarligt misstag, för i ett senare skede brast ett av de små metallstag som höll skivan på plats så att skivan lossnade. Skivan for iväg i aorta och patienten, som nu inte hade någon fungerande klaff längre, råkade med ens in i ett mycket allvarligt tillstånd.

Det var så länge sedan att jag inte minns om patienten överlevde, men jag minns vilken skoningslös kritik kirurgen fick. Han fick inte en varning, inte en chans att bättra sig. Det blev sparken direkt. Jag tror inte att Göran WO skulle ha agerat så skoningslöst själv, men Kjell Rådegran hade nyss kommit till kliniken som överläkare, och han var pådrivande i detta ärende. Jag misstänkte starkt att det bidrog att jugoslaven inte var så populär på kliniken. Han hade ett lite stramt sätt, men mot mig var han helt OK på alla vis. Jag tyckte han hade blivit lite väl grymt behandlad.

Några ord om Björk-Shiley protesen. Som framgår av namnet hade den konstruerats av professor Viking Olof Björk och tillverkades av företaget Shiley. Den bestod av en rund skiva av det svarta materialet pyrolit, som öppnade och stängde. Skivan hölls fast av hållare,"struts", av titan och det var så fiffigt att hållarna tillät att klaffen roterade på ett sätt som fördelade slitaget över en större yta än om den hållits fast på något "gångjärnsliknande" sätt. Klaffen var bra för sin tid, och en lång rad av yngre doktorer från Stockholm gjorde sina avhandlingar på denna klaff använd i olika situationer. Sedan gjorde konstruktören ett ödesdigert misstag. För att öka klaffens öppningsvinkel ändrade han lite på hållarna. Tyvärr medförde denna förändring större mekaniska påfrestningar, och klaff efter klaff gick sönder. Patienter kom till skada och det blev rop på skadestånd. Viking försvann från Sverige och arbetade i hemlighet någonstans i USA. Hans klaff fortsatte dock att vara föremål för vidare avhandlingar. Nu handlade avhandlingarna i stället om trasiga klaffar och effekterna på patienter.

Vukas hade hunnit göra sin doktorsavhandling innan han fick sparken. Det var den första avhandling, vars framväxt jag kunde följa på nära håll. Han hade lagt märke till att barn med aortastenos, förträngning av aortaöppningen, var sämre ställda om de hade en stenosöppning, som var asymmetriskt belägen, jämfört med om öppningen var belägen i mitten av klaffen. Han kunde jämföra olika grupper av barn som skiljde sig åt i detta avseende. En förklaringsmodell, som han hittade på, var att det kanske blev vibrationer i hjärtat av att blodet måste pressas ut genom den asymmetriskt belägna öppningen. Han tycktes faktiskt kunna påvisa dessa vibrationer genom ultraljudsundersökningar som fokuserade särskilt på kammarskiljeväggen. Han kunde då visa bild på vibrationerna.

Nästa steg blev att han gjorde modellförsök med djurhjärtan upphängda i en perfusionskammare, och störde hjärtarbetet genom att lägga en vibrerande platta mot kammaren. Han fick skoningslös kritik av WO, och därmed även av Eva som alltid sa likadant som WO. Orsaken kunde kanske vara att han hade en av barnkardiologi-professorerna som handledare och inte WO.

”Jag tror inte på dina vibrationer” kunde WO fara ut mot honom.

Det blev inte någon epokgörande upptäckt, men det var i alla fall ett påhittigt och personligt avhandlingsarbete. Jag tyckte att det var helt fascinerande att följa det steg för

Ekmanska Sjukhuset

Jag hade börjat min kirurgiska karriär direkt på thorax, men jag behövde ha lite erfarenheter av allmänkirurgi. I mitt blockförordnande ingick s.k. randutbildningar på andra klinker, och det första var att jag arbetade med allmänkirurgi under en tid av två år. En konsul Ekman hade donerat medel till lilla Ekmanska sjukhuset, ett rent kirurgiskt sjukhus i stadsdelen Örgryte. Sjukhuset hade två kirurgavdelningar och en intensivvårdsavdelning, och det fanns röntgen och laboratorium. Avdelningarna leddes av varsin kirurgöverläkare, men alla underordnade läkare var sådana som jag, som var där för randutbildning. Det var härligt att få syssla med allmänkirurgi, som jag hade tänkt mig från början, och jag gick in för det med liv och lust i så hög utsträckning att jag inte höll kontakten med thorax särskilt flitigt. Här kunde man komma igång och få operera lite själv och inte bara assistera som på thorax. Det var gallor, prostata, tarmvred och annat. Det riktigt svåra gick förstås till Sahlgrenska, så verksamheten flöt bra utan att intensivvården stoppades upp med för dåliga patienter. Vintertid vid halka hade vi massor av radiusfrakturer (benbrott i underarmen). Dem drog vi rätt och gipsade efter att ha lagt lokalbedövning runt frakturen. Det gällde att ta i för kung och fosterland och trycka till distala (det som sitter längst ut) fragmentet ordentligt, för morgonen därpå vid röntgenronden visades alla bilderna för kollegorna. Då ville man kunna visa upp ett bra resultat.

Vi hade en särskild läkarmatsal där vi fick sitta ned och bli serverade. Maten var mycket bra. Jourerna var lindriga eftersom det inte fanns något akutintag som var öppet nattetid, utan det var bara de egna patienterna som behövde tillsyn. Under ett års tid var det jag som tog alla fredagsjourer till mina kollegors stora belåtenhet. Min fru bodde i veckorna i Linköping där hon läste pedagogik. Jag tog barnen till deras dagmamma och hämtade dem på eftermiddagen.

Varje fredag åkte jag och hämtade barnen och tog dem till Ekmanska till den gamla överläkarvillan där vi hade vårt jourrum. De fick stanna där med mig tills min fru kom från Linköping med tåget och sedan med spårvagn till Ekmanska och hämtade barnen och bilen. Så löstes barnpassningen under mina jourer. I den fina gamla villan var det några gånger stor fest för all personal, och alla kostnader täcktes av Ekmanska stiftelsen.

Vi hade en ganska omfattande poliklinik med kirurgfall i vid mening. Underläkarna hade de akuta mottagningarna och överläkarna de tidsbeställda. Jag var nervös för att vikariera på en överläkarmottagning, som jag blev tvungen till någon gång, men det visade sig vara enklare fall. Diagnoserna var oftast klara sedan tidigare, och det var mest efterkontroller. Det var lite si och så med avskildheten, enklare fall bedömdes direkt i ett stort rum med andra patienter närvarande.

En man kom med ett litet skärsår i fingret. Han hade lagt om själv med plåster och det var inte mycket mer att göra åt det. Jag frågade varför han överhuvudtaget kom med en sådan bagatell. Då svarade han att han tyckte det var bäst att låta en läkare titta på skadan för säkerhets skull. Jag såg i papperen att han var yrkesmilitär och kunde bara hoppas att han inte var representativ för vår försvarsmakt.

Vi opererade varannan dag, och varannan dag hade vi in- och utskrivningar och mottagning. På den tiden servades läkarna perfekt av sjuksköterskorna. När jag var klar med en patient, tog sköterskan in nästa åt mig. Nu förtiden gäller sedan decennier att man får leta upp sin patient själv, och det är inte alltid någon som vet var patienten är.

En vårdag gjorde vi något ovanligt lössläppt. Det var förhållandevis lite operationer, så vi underläkare och yngre sköterskor hoppade in i privata bilar och drog iväg ut till havet där vi hade picknick, och en del tog första vårdoppet. Vi var borta i flera timmar utan att överläkarna visste vart vi hade tagit vägen.

Det fina lilla sjukhuset lades ner när Östra sjukhuset byggdes. Alla resurserna flyttades till det nya stora sjukhuset.

Missanpassad som narkosläkare

I kirurgiska specialiteter ingår att man måste ägna ett halvt år åt anestesi. Det borde vara så att man får en placering som är matnyttig ur utbildningssynpunkt. Jag undrar vad som tilldrog sig i hjärnan på den placeringsansvarige när han skickade ut mig till gynekologen på Östra Sjukhuset, där jag fick ägna min mesta tid åt att lägga paracervicalblockader[18] på födande kvinnor eller snabbsöva unga flickor, som kom in för upprepade aborter. Jag sparkade omkring i de nattödsliga kulvertarna på min trehjuliga tjänstesparkcykel på väg till mina uppdrag. Mitt enda nöje var att komma upp i så hög hastighet som möjligt på cykeln så att den gick på två hjul i kurvorna.

Det var förstås inte bara kvinnor som var mina kunder. Jag kommer ihåg att jag en gång sövde en man som tillhörde Jehovas vittnen. Han skulle genomgå en allmänkirurgisk operation. Jag fick lova honom dyrt och heligt att jag inte skulle ge honom något blod. När jag intuberade honom råkade jag komma in med tummen i hans mun och skar mig på en dåligt lagad kindtand. Det började blöda från tummen, och patienten fick säkert förtära lite av mitt blod innan jag fick tummen ur. Han slapp att få veta om detta.

Jag protesterade mot den för mig helt värdelösa placeringen och krävde att få tillbringa tid på thorax intensivvårdsavdelning eller thoraxoperation. Till slut gick man med på mitt krav. Jag fick de sista veckorna på thorax-Iva[19], men då hade det hunnit bli jul och nyår så den mesta verksamheten låg nere.

I min bitterhet satte jag tilltro till vad vissa sa om narkosläkare: de hade gärna velat bli kirurger men vågade inte.

---

[18] Lokalbedövningar intill livmodertappen
[19] Intensivvårdsavdelningen på thoraxkliniken

Mitt första vetenskapliga föredrag på en Kongress

Hjärtutredningar gjordes på 70-talet till stor del genom kateteriseringar, dvs en liten slang fördes in i olika hjärtrum där trycket mättes. Röntgenkontrast kunde också injiceras. Ultraljud fanns, men mest i form av så kallat M-mode, som huvudsakligen visade tidsförlopp för olika händelser inne i hjärtat, men som inte gav någon egentlig bild. För att veta om en aortastenos var tillräckligt allvarlig för att motivera en operation, måste man manipulera in en kateter förbi aortaklaffen och in i vänster kammare. Där mätte man trycket och drog katetern under tryckmätning tills den kommit ut i aorta. Man fick då en s.k utdragskurva. Det var anledning att operera om trycket inne i kammaren var minst 50 mmHg högre än trycket i aorta.

Nu började man kunna bestämma gradienten non-invasivt med ultraljud. Jag fick i uppgift att gå igenom ett patientmaterial där klaffen undersöktes bara med ultraljud och jämföra med andra patienter som genomgått kateterisering. Frågan var: räckte det att bara göra ultraljud? Svaret blev ja. Jag arbetade med materialet tillsammans med vår store ultraljudsspecialist på den tiden, Ingemar Wallentin. Resultatet blev först ett föredrag, och efter mycket omarbetningar till slut även en artikel.

Föredraget skulle hållas på den skandinaviska thoraxkirurgiska föreningens möte i Uppsala. Jag förberedde diabilder och skrev manuskript. Aldrig hade jag varit på ett sådant möte, och det var nästan av en slump jag fick reda på att föredraget måste vara på engelska. Ok, det blev översättning i sista stund. Jag övade in texten på engelska och drog det hela för WO.

Det blev min tur och jag stod i talarstolen och försökte stå stilla och ha munnen på bestämt avstånd från mikrofonen hela tiden. Jag

128

hörde min röst med lätt eko komma från en obestämbar plats i rummet. Det starka ljuset gjorde att jag bara vagt märkte auditoriet. Med lättnad kom jag till slutet, och ingen hade någon fråga, så jag kunde gå från podiet utan att ha gjort bort mig. Hur det egentligen hade gått tänkte jag fråga WO om, men han var inte ens där, visade det sig. Med viss förvåning förstod jag att han inte brytt sig om mitt jungfrutal och presentationen av vårt gemensamma arbete. Kände nog en viss besvikelse. Det var ett litet svek, men ingenting mot mycket större svek som skulle komma senare.

Kjell Rådegran kommer till Göteborg

Under en hjärtkirurgikurs i Stockholm träffade jag de två duktiga avdelningsläkarna Christian Ohlin och Kjell Rådegran. Det var de som höll i kursen. Både skulle komma att bli chefer i framtiden. Jag fick ett positivt intryck av dem båda två den gången.

Rådegran rekryterades senare till Göteborg på en överläkartjänst. Det var med glädje jag hälsade honom välkommen. Men han stod inte att känna igen. Den trevlige avdelningsläkaren var nu som ett åskmoln den första tiden i Göteborg. Han gav inte mycket till positivt gensvar på mitt välkomnande. Man undrade vari problemet låg. Kanske inte frun ville flytta till Göteborg, i varje fall var det något som inte stämde. Han hälsade knappt på folk under den perioden. Långsamt verkade han acklimatisera sig. En enda gång var han klinikens representant på en lungkonferens. Det är ett tillfälle då lungmedicinarna presenterar sina operationsfall för oss, och vi gemensamt bestämmer vad som ska göras. Vi kommer överens om vidare utredning, eller accepterar patienten för operation. På NP Berghs tid hölls alltid dessa konferenser på Renströmska sjukhuset i en välbesökt aula. Det var en ganska stor show med Bergh, eller någon gång Sture Larsson, som centralfigur.

Nu var vi på Sahlgrenska, och denna enda gång var det Rådegran, som var den kirurgiskt ansvarige. Jag var också med på konferensen, kanske mest för min egen utbildning. Många av patienterna, som presenterades hade inte en fullständig diagnos. Det kunde vara stark kancermisstanke, men vi hade inte fått fram några kancerceller via upphostningsprov eller på något annat sätt. Rådegran begärde då att direktpunktion av tumörerna skulle göras. Detta var inte i enlighet med våra traditioner, men kanske stämde det in på Karolinska Sjukhusets utredningsrutiner. Direktpunktion kan visserligen ofta ge diagnosen, men medför också en liten risk för implantationsmetastaser, eftersom kancerceller kan spillas ut från nålspetsen då nålen dras ut. Här har vi därför föredragit att göra en *explorativ thoracotomi*[20] enbart på befogad kancermisstanke, och under operationen göra provtagning med fryssnitt så att diagnosen blir klar.

Nu fordrade Rådegran diagnostisk punktion på alla med obekräftad kancer. Lungmedicinarna skruvade olustigt på sig och försökte komma undan det kravet genom att hänvisa till utrednings-traditionerna. Rådegran ville dock inte vika en tum utan satte hela sin prestige på att tvinga alla att följa hans vilja. Det var mycket pinsamt, och jag skruvade också på mig av obehag. Rådegran blev arg och höjde rösten, och till slut dikterades alla beslut enligt hans önskan. Det här var under hans åskmolnsperiod då han inte var särskilt populär hos oss, och han gjorde sig inte överdrivet populär hos lungmedicinarna heller. Han gick för övrigt aldrig mer till någon lungkonferens. Jag såg honom aldrig göra någon lungoperation heller under hela den tid han var hos oss.

Jag assisterade förstås Rådegran ibland på hans operationer. På den tiden gick huvudoperatören i regel ut när den viktigaste delen av operationen var klar, och assistenten blev lämnad att göra färdigt och sy ihop. Detta förlängde operationen lite, men gjorde att vi assistenter fick lite mer träning att agera på egen hand.

En operation slutade med dödsfall, trots att Rådegran gjorde en felfri och kompetent operation. Jag stod där lämnad ensam och kontrollerade blodstillningen för att avgöra om det skulle gå bra att sy ihop. Det var inte 100 % blödningsfritt, utan det blödde helt lätt från en plats på höger förmak. Jag funderade på om det möjligen skulle sluta av sig själv när koagulationen förbättrades, men beslöt att sätta en sutur i förmaksväggen för att stoppa blödningen. Förmaksväggen var lite skör, så suturen slet i väggen och blödningen blev snarast lite värre. Det var ännu inget större problem, men det visade sig omöjligt att laga det blödande stället. Jag fick tillkalla Rådegran igen. Ju mer vi suturerade, desto mer slitningar blev det i förmaksväggen och blödningen förvärrades efterhand. Rådegran

---

[20] dvs att öppna och se efter

kunde inte heller få det att sluta blöda. För att göra en lång historia kort, så slutade det med att patienten blödde ihjäl på operationsbordet.

Jag fick den obehagliga uppgiften att ringa patientens make och meddela att patienten dött under operationen. Maken tappade alldeles konceptet och skrek "jävla mördare" i örat på mig. Många gånger har jag meddelat liknande saker, men aldrig någonsin igen upplevt en sådan reaktion. Det var mycket obehagligt, för jag kände mig ganska skyldig till det som inträffat. Om jag hade låtit bli den obetydliga blödningen hade troligen patienten överlevt. Det är enda gången jag tagit en patient av daga genom en liten sutur på förmaksväggen.

Det måste ha varit traumatiskt för Rådegran också, han var ju huvudoperatören. Till Rådegrans heder måste jag säga att han aldrig med ett ord eller ens antydan skuldbelade mig för det inträffade. Å andra sidan var det högst oregelmässigt att jag som assistent blev tvungen att ringa upp den anhörige. Det är en självklarhet att huvudoperatören har det ansvaret, men det var kanske det som blev mitt straff.

Hur WO mutade sig till en professur

Sahlgrenska sjukhuset var ett stort sjukhus fast det ännu inte var sammanslaget med sina grannsjukhus i staden. Det fanns inte mindre än tre olika kirurgkliniker på den tiden, och varje klinik hade egen professor. Thoraxkirurgin hade börjat i liten skala ute på Renströmska sjukhuset under NP Berghs ledning och senare flyttat in till Sahlgrenska. Den lilla kliniken växte i betydelse. Där opererades hjärtan både på barn och vuxna, man hade matstrupskirurgi, både kancerfallen och godartade hiatusbråck[21], och man hade lungkirurgin. Matstrupskirurgin och lungkirurgin bedrevs av vissa kirurger och hjärtkirurgin av andra. Så har man det på många ställen i Europa fortfarande.

WO:s idé var att integrera all kirurgi, så att alla thoraxkirurger skulle göra allt inom branschen, de skulle, med hans ord, vara utbytbara mot varandra. Själv kunde han både hjärtkirurgi, kärlkirurgi och lungkirurgi. Sture Larsson hade lärt sig allt han kunde av Bergh och hade därefter börjat med Swedberg för att lära sig hjärtkirurgi. Vi yngre skulle få prova på allt och inte bli instängda i någon nisch. Det hade förutsättning att fungera på den tiden. Transplantations-verksamheten låg ännu i framtiden, och vi var inte så många. Kirurgin kunde slås ut på alla utan att kvaliteten skulle bli lidande. Vi yngre skulle dock få vänta i många år innan vi kunde få börja operera på allvar.

Den växande kliniken skulle nu få en professur som erkännande av sin betydelse. WO, som var chef, ansåg sig självklar som den förste professorn. Han sade ofta: " När jag blir professor..."

Jag befann mig i postrummet en dag när Rådegran kom med ett stort kuvert som han lade på. Lite generat talade han om att han sökte professuren. Han ryckte på axlarna och antydde att han inte egentligen trodde han hade någon större chans, men han ville ändå söka. Jag vet inte hur annonseringen hade gått till, men det verkade

---

[21] hiatus är en öppning i diafragma där matstrupen passerar.

som om WO och Rådegran var de enda sökandena. Vid en öppen annonsering hade rimligen flera intressenter från andra universitetsorter funnits.

Alla visste att valet stod mellan WO och Rådegran, och WO avnjöt på förhand sin professorsvärdighet. Tiden gick och till slut tillkännagavs att man hade beslutat vem som skulle bli professor. Det chockerande var att det blev Rådegran som fick förtur. Den beslutande nämnden hade uttalat sig om att det var ett fel i WO:s meriter. Han namn var med på många artiklar, men det hade kommit fram att WO i egentlig mening inte hade rätt att med sitt namn figurera på många av dem. I sin egenskap av chef hade han självsvåldigt satt sitt namn på allt som skrivits från vår klinik. Detta var alldeles sant. Han hade åkt snålskjuts många gånger på andras artiklar, men hur betygsnämnden kunde veta det kan man undra. Förmodligen hade någon vittnat om hur det förhöll sig. Kunde det möjligen vara Rådegran? Ingen vet.

Nu var det förstås kris för WO. Det var ingenting som han hellre ville bli än professor. Och hör och häpna. Till slut blev han professor i alla fall, eftersom Rådegran drog tillbaka sin ansökan. För att göra det hade han av WO erbjudits att istället få chefsskapet för kliniken. En muta skulle man kunna kalla det. Vi måste ha haft en klen sjukhusledning på den tiden som kunde tillåta en konstig kohandel av det slaget. Efter ett tag mötte jag på nytt Rådegran ensam i postrummet, och jag kunde inte låta bli att fråga honom hur han godvilligt kunde släppa en rättmätigt erhållen professur. Han svarade att han befarade att han skulle bli så motarbetad av WO att han inte skulle ha så mycket glädje av titeln. Därför föredrog han chefsskapet, som skulle ge honom en hel del handlingsfrihet.

Nu fick vi två småpåvar på kliniken, som fick försöka samsas på morgonmötena. Kanske kände sig inte Rådegran riktigt bekväm med situationen. En gång framhöll han med hetta att det var lågt i tak på kliniken, att det inte var alldeles okomplicerat att fritt framföra sina åsikter. Det förvånade mig då, för jag tyckte att jag alltid hade kunnat framföra vad jag ville. Kanske var det för att jag som bara avdelningsläkare var relativt obetydlig och ofarlig. Rådegran hade säkert svårare med sin ledarroll. Han hade emellertid ett påstridigt kynne och kunde nog styra och ställa en hel del trots att WO föreföll att ha lite mer auktoritet.

Några år senare (1989) fick Rådegran en professur i Stockholm och flyttade dit. Han fick dessutom chefsskapet, liksom WO nu kunde återta sitt chefsskap på vår klinik. Jag antar att det var en lycklig skilsmässa mellan de två makthavarna. Båda var nu chefer och professorer. Rådegran hade varit rätt lynnig när han kom till oss, och snart fick vi höra diverse historier från Stockholm om att Rådegrans lynnighet ställde till en del förtret hos kollegorna där. Det kan väl inte vara sant, men historier gick att en kirurg som hade opererat en patient som blött för mycket fick sitta med en strut på huvudet under nästa morgonmöte. Nej, jag säger inte att det var så, bara att den historien spreds.

Under Rådegrans chefsperiod blev det en annan ung kirurg som hade blivit chefens kelgris. Det var Claes Ahrén, som började lite senare än jag. Vi kom att följas åt under de första åren. Vi två var de enda som erövrade specialistkompetensen genom regelmässiga blockförordnanden, medan de andra yngre läkarna vikarierade sig fram till den. Rådegran och Ahrén blev som lång- och lerhalm. Ahrén blev Rådegrans faste assistent så att de alltid opererade tillsammans. Rådegran ville nu bli handledare och leda Ahrén till en avhandling. Han hade själv i Stockholm disputerat på en idé att använda substansen prostacyklin, som hälldes i hjärtlungmaskinen under operationerna. Han fortsatte nu sitt projekt så att han och Ahrén alltid opererade anginafall[22] och alltid använde prostacyklin. Det var tydligen samtidigt en metod för att återanvända sin avhandling, denna gång som handledare. Denna substans, som i viss bemärkelse skyddar blodkärl, har den bieffekten att den sänker blodtrycket riktigt rejält. Deras patienter hamnade på blodtrycksnivåer, som man intuitivt skulle betrakta som livsfarliga. Kroppen som helhet garanterades tillräckligt blodflöde genom maskinen, men exakt hur blodtrycket skulle distribueras till olika organ med det ytterst låga

---

[22] kärlkrampspatienter

blodtrycket var frågan. Man skulle kunna befara hjärnskador om inte hjärnans s.k autoreglering skulle klara av att tillförsäkra hjärnan tillräckligt blodflöde.

Narkosläkarna instruerades att nonchalera trycknivåerna och inte försöka göra något åt dem. För att slippa få sin operation påverkad av vetskapen om hur lågt blodtrycket var, lät Rådegran sätta upp stora skynken mellan operations- och narkossidorna, så att det blev omöjligt för någon på operationssidan att avläsa de monitorer där bl a blodtrycket visades. Denna praxis höll i sig i åratal, så att först Ahrén och sedan två narkosläkare skulle kunna göra avhandlingar med prostacyklin. Samtliga dessa avhandlingar blev till förväxling lika varandra och ledde inte till någon enda förändring eller förbättring i rutinerna vid anginaoperationer. Med andra ord föreföll det för oss betraktare som helt meningslöst. Vid alla dessa operationer var det samma två parhästar, som arbetade ihop ständigt och jämt. Det mest remarkabla resultatet av alla dessa avhandlingar var att det gick bra för patienterna som opererats med prostacyklin trots ett skrämmande lågt blodtryck. Vad det hela skulle vara bra för var svårare att förstå, bortsett från det uppenbara faktum att flera personer blev disputerade och att Rådegran fick meriter för sin kommande professur.

Ahrén hade ett intresse för datorer, något som var alldeles nytt på den tiden. Rådegran var också intresserad, och koreanska datorer av märket Copam introducerades i kliniken. Datorer började lanseras för att bokföra operationer. Regelbundna kvalitetskontroller var dock ännu långt i framtiden. Att enskilda doktorer skulle ha datorer var inte att räkna med på den tiden, men Ahrén och Rådegran var naturligtvis försedda med varsin, betalda av kliniken. När Ahrén hade gjort sin avhandling och därtill meriterat sig lite ytterligare, var det dags att utlysa en överläkartjänst. Rådegran skrev att det skulle vara till en disputerad läkare som var kunnig med datorer och pacemakers. Ahrén beskrevs så precist att alla förstod att det inte var lönt för någon annan att söka tjänsten. Det var väl bara önskat skonummer som utelämnades. Nepotismen fortsatte alltså att vara ett utmärkande drag för thoraxkliniken. Ahrén blev senare vår förste store pacemakerexpert, och det leder mig till att berätta lite om pacemakerverksamheten på 70-talet.

Tidiga erfarenheter med pacemakers

Pacemakern uppfanns i Stockholm 1958 av ingenjören Elmqvist, och sattes först in av kirurgen Senning. Elmqvist trodde att apparaten bara skulle få begränsad betydelse och brydde sig aldrig om att ta patent. Det har varit 50 årsjubileum i oktober 2008 och historien om pacemakerns utveckling har berättats många gånger. Naturligtvis användes pacemakers i Göteborg när jag kom dit. Det stod ibland reportage i tidningar och då kallades pacemakers för "batterihjärtan". Detta uttryck slog mig som ganska ologiskt. Om det åtminstone hade kallats "hjärtbatteri" hade det varit lite närmare sanningen.

Om vi hade en pacemakerexpert så var det nog mest Sture Larsson som framstod som förste pacemakerkirurg. Själv lärde jag mig det mesta av Göran WO. Vi använde i regel en ven på halsen, vena jugularis externa, som ingång för pacemakerkabeln. Om man av någon anledning inte kom igenom den venen med kabeln, gick vi ofta direkt in på en större ven, vena jugularis interna, som ligger djupare ned i halsen och det var ganska avancerad kirurgisk friläggning för att komma åt den. Det var bara vi kirurger som lade pacemakers, och det kan man förstå eftersom det var mer kirurgisk dissektion än det skulle bli med senare tekniker. Det var också normal procedur att kabeln skulle dras under skinnet, tunneleras, ned till buken där man gjorde dosfickan som apparaten skulle ligga i. Det gjordes i lokalbedövning, men det var inte alldeles lätt att få smärtfrihet hela vägen. Man kom ibland att tänka på en gris på spett när man såg patienten med en lång tunnelör (ett hjälpredskap i form av ett tunt metallrör) inkörd under huden någonstans på halsen och uppdykande mitt på buken. Dosorna var lite för stora för att bekvämt kunna ligga under nyckelbenet på den plats som nu är självklar för pacemakerdosor. Funktionen var mycket primitiv om man jämför med dagens apparater. Elema 153 hette en s.k. fixfrekvenspacemaker, den gick stadigt med 70 slag per minut utan att kunna påverkas av något som hände i hjärtat. En sådan dosa kan bara fungera på en person som permanent har mycket låg hjärtfrekvens i sitt eget hjärta. Den ersattes mycket snart av Elema 155 som hade on-demandfunktion, dvs om patientens egen hjärtfrekvens tillfälligtvis översteg 70 så gjorde apparaten en paus. Den enda påverkan utifrån man kunde göra på dessa pacemakers var att lägga en magnet över dosan. Stimuleringsfrekvensen ändrades då från 70 till 100, och detta kunde användas för att kontrollera pacemakerns funktion. Ett EKG på en pacemakerpatient såg annorlunda ut än ett vanligt EKG, och eftersom dessa patienter till 100 procent sköttes på thoraxkliniken, så hände det ofta att kardiologerna skickade över EKG på pacemakerpatienter och bad oss kirurger att hjälpa till att tolka dessa EKG. En kardiolog som skickar ett EKG till en kirurg och ber om tolkningshjälp kan man knappast föreställa sig idag, eller hur?

Bara för att en patient var utrustad med pacemaker skulle han gå på kontroller på thorax resten av sitt liv, så att vi skulle märka när det var dags att byta. Att kontrollera pacemakern var ingen svårighet, men att ha en mottagning med ett dussin människor dagligen med hög medelålder, ledde till att man som läkare blev konsulterad om allt mellan himmel och jord som inte hörde till pacemaker-behandlingen. Det blev krav på recept på de flesta medikamenter som var tillåtna för humanbehandling. Jag föreslog då den första organisatoriska förändring, som jag kan ta åt mig äran av. Patienterna kom och fick EKG taget av sjuksköterskan och fick sedan gå hem. Den ansvarige thoraxkirurgen tolkade sedan på en gång alla EKG:n och ordinerade när patienten skulle komma på nästa kontroll. All övrig konsultation överläts med varm hand till distriktsläkarkåren.

Vi hade i början två fabrikat att välja på. Det ena var Elema och det andra var Medtronic. Till Elemapacemakrarna hörde i början en tunn, sladdrig kabel som skulle läggas in med hjälp av en slags hylsa. När pacemakerspetsen var på plats skulle man försiktigt dra tillbaka hylsan, och då lossnade i regel pacemakerkabeln från sitt fäste. Det var ytterst frustrerande. Medtronic, däremot, hade en styv kabel med en invändig s.k stilett som gick lätt att dra tillbaka utan att kabeln lossnade. Jag minns att Gatzinsky, angående pacemakers, tittade mig allvarligt i ögonen och sa bestämt:

"Du ska ta en Medtronic!"

Kabeln, som lades in via en ven på halsen, var rätt sårbar där den passerade nyckelbenet alldeles under huden. Clas A. kom på att göra en kanal under nyckelbenet till dosfickan för att komma ifrån detta. Jag provade också den tekniken, men det var lite nervöst för under nyckelbenet går både en stor artär till armen och en motsvarande stor ven. Allt blev mycket bättre när vi lärde oss att lägga in kabeln via vena cephalica, en ven från armen som går i en fåra mellan två stora muskler i bröstkorgen. Men det var inte lätt att hitta venen innan vi lärt oss knepet. Det var Donald Roberts som hade snappat upp tekniken, och vi försökte tillsammans. Vissa av de yngre läkarna blev rejält irriterade när de inte hittade venen. De började att lägga en incision 90 grader mot venen för att kunna fånga upp den. Dumt, tyckte Göran Südow, som lärde oss att göra en incision i venens längsriktning och exakt över den. Det finns än idag två skolor när det gäller hur snittet ska läggas.

Det är förvånande hur mycket pacemakeringrepp vi gjorde under jourerna. Till en del förklarades det av att vi hade många dosbyten, eftersom de gamla kvicksilverbatterierna bara höll ett par – tre år. En kväll när jag var jour, var det så mycket pacemakeringrepp att tavlan inte räckte till för alla namn. Ett stort pappersark klistrades nedtill på tavlan och där fortsatte uppräkningen: PATIENTNAMN- PACEMAKER- DERNEVIK. En av medarbetarna dokumenterade detta med ett foto, som tyvärr nu är försvunnet.

De pacemakers som vi använde under de första åren var apparater som bara stimulerade höger kammare. Det fanns ännu inga tvåkammarpacemakers, ett ganska oegentligt begrepp eftersom det avser stimulering av höger kammare och höger förmak, inte stimulering av två kammare.

Sture Larsson började med de första prototyperna för att stimulera även förmaket och dessutom mäta förmakets aktivitet. De första förmakselektroderna lade han in genom mediastinoskopi. Detta utförs genom ett kort snitt på halsen, varpå man öppnar vävnaden ända ner till luftstrupen och följer strupen tills den delar sig i höger och vänster huvudbronk. Vitsen med operationen är vanligen att ta prov på lymfkörtlar som kan undersökas för cancer. Nu använde Sture Larsson denna metod för att skapa en kanal genom vilken han kunde föra in en elektrod till en plats intill höger förmak. Elektroden fick sedan dras ned till dosfickan och kopplas in på pacemakern, som förstås också hade en konventionellt inlagd elektrod i höger kammare. Detta "tvåkammarsystem" fungerade ett tag, men ofta rubbades förmakselektroden ur sitt läge eller också slutade den fungera pga ärrbildning. Hade systemet väl slutat fungera kom patienten in akut med långsam hjärtrytm. Det fanns inget sätt att justera läget på den mediastinala elektroden, så det var bara att konvertera systemet till ett renodlat kammarsystem.

Nästa steg var att tillverka elektroder som skulle läggas in via blodströmmen precis som kammarelektroder, men placeras i förmaket. Det var rätt svårt att få elektroderna att fästa och en speciell svårighet var att mäta styrkan på förmakssignalen, så att man visste att den räckte till. Ahrén experimenterade med detta och satte en förlängningssladd på förmakskabeln och kopplade in den extra sladden direkt på patientens EKG - elektrod som satt på ena handleden. Styrkan på signalen fick han då fram genom att mäta amplituden på EKG-papperet.

Detta var krångligt, och i förening med att det var svårt att få de första förmakselektroderna att fästa ordentligt kom de flesta av oss underläkare att avsky denna typ av pacemaker. Clas A fick nu två nya lärlingar som han satte att öva på det här. Det var Folke Nilsson, fd sjuksköterska och Svenerik Svensson, fd laboratorieassistent. Båda kom att bli stora män inom Göteborgs thoraxkirurgi.

Senare fick vi bättre mätutrustning och programmerings-utrustning, så det blev mer acceptabelt att jobba med DDD-pacemakers, som tvåkammardosorna kallades med internationell terminologi. Om allt nytt krångel skulle vara till nytta för patienten var vi inte alltid så övertygade om. Förmakskontraktionen står normalt bara för 10 % av hjärtats slagvolym, så i vila kan det inte göra så stor skillnad. Däremot kunde pacemakern accelerera som svar på förmaksaktiviteten och det var givetvis betydelsefullt i arbete.

Den förmaksstyrda pacemakerns snara hädanfärd spåddes efter att ett nytt system sett dagens ljus: kammarpacemaker med aktivitetssensor. Det var en liten kristall som satt innanför skalet och var upphängd så att patientens rörelser fick kristallen att gunga och aktivera en strömkrets som ökade pulsfrekvensen. Nu kunde pulsen lätt ökas och anpassas till patientens aktivitetsnivå utan att vi behövde ha besvär, och ökade komplikationsrisker, med två pacemakerkablar. Den första aktivitetspacemakern hette Activitrax och presenterades på en pacemakerkongress i Marbella i Spanien där både Claes och jag deltog.

Men det visade sig att aktivitetssensorn hade sina begränsningar och DDD- pacemakrarna var här för att stanna. Pacemakerteknologin var dynamisk och nya funktioner och finesser kom hela tiden. Pacemakers lades i princip av alla kirurger, så behovet av uppdatering var stort. Claes Ahrén blev etablerad lokalt som pacemakerexpert och skrev en bra sammanfattning av tidens pacemakers i en läkemedelssponsrad tidning. På våra läkarmöten framträdde han ofta med information om de nya pacemaker-modellerna. Då hade han ofta lärt sig det han talade om kvällen innan, av en pacemakerrepresentant, som satt med honom på hans rum och gick igenom det nya. Vi hade rum intill varandra på vinden, så jag hörde allt. Man kan tycka att representanten kunde ha blivit bjuden till vårt gemensamma möte så att alla kunde få information samtidigt, eftersom alla klinikens läkare lade in pacemakers, men

Claes var mån om sin expertposition, så han föredrog att det var han som informerade oss andra.

Pacemakerkunnandet visade sig också bli en bra språngbräda till högre tjänster. När Claes blev rekryterad till Regionssjukhuset i Linköping, för att bli överläkare vid deras nyinrättade thoraxklinik, var det bland annat pacemakertalangerna som fällde avgörandet enligt uppgift från chefen där, Christian Ohlin.

Det blev ett krismöte i Göteborg där vi skulle komma överens om vem som hädanefter skulle ta ansvaret för pacemakrarna. Jag var där, liksom Roberts och Sture Larsson. Ingen av oss kände riktigt för att fördjupa oss i den verksamheten. Budet gick därför till en yngre medarbetare som rätt nyligen börjat hos oss - Charles Kennergren. Det var ett bra val. Han kom att bli en internationellt erkänd pacemakerkirurg.

Jag söker jobb i Danmark men hamnar i Örebro

Trots att jag fått min specialistbehörighet 1979 fick jag inte operera självständigt i den utsträckning jag hade förväntat mig. Detsamma gällde för Claes Ahrén och Håkan Berggren, som var i samma situation som jag. Det var överläkarna som gjorde merparten av alla operationer, och vi fick assistera och assistera. Ett tag var jag mycket trött på situationen och funderade på att söka mig därifrån, och därför började jag intressera mig för platsannonserna i Läkartidningen. Jag sökte en tjänst på Bispebjergs Hospital i Köpenhamnsområdet och fick den. Jag skulle mest få ägna mig åt ren thoraxkirurgi och ingen hjärtkirurgi, men jag var beredd att ta det steget.

Innan jag slutgiltigt accepterade tjänsten hände något oväntat: chefen för thorax och kärlkliniken i Örebro, Sam Nordström, ringde mig och erbjöd mig en överläkartjänst där. Vi kände varandra lite grand sedan jag varit där på en fortbildningskurs i thorax- och akut kärlkirurgi. Nu skulle kliniken ombildas. Kärlkirurgin skulle säljas av till allmänkirurgerna, och man gjorde stora ansträngningar för att starta hjärtkirurgi. Det var i det projektet som man ville ha mig med.

Jag valde detta i stället för Danmark, och jag började i Örebro 1987. Den andre nyrekryterade överläkaren, som var tänkt att bli chef efter Sam och verkligen få igång hjärtkirurgin, hette Vollmer Bomfim och var brasilianare. Han hade arbetat på Karolinska sjukhuset och utbildats av den legendariske professor Viking Olof Björk. Vollmer hade inget dåligt jobb hemma i Rio, men när jag frågade honom varför i all världen han ville åka till lilla Örebro, svarade han att det var för att Örebro låg i Sverige, och att han längtat efter ordningen i vårt land. Han hade med sig ett par yngre duktiga kirurger från Brasilien, dessutom fanns en Chilenare vid namn Carlos Ortega redan på plats. Två yngre svenska kirurger och en islänning fanns också. En annan erfaren överläkare hette Jan Malina, kärlkirurg, med härkomst från något slaviskt land.

Omorganisationen tog sin tid, och första halvåret höll vi på med lungor och kärlkirurgi, som tidigare varit klinikens profil. Carlos var en förnämlig lungkirurg, och nu fick jag se en delvis annan lungkirurgi. Narkosläkarna lade aldrig några dubbellumentuber som i Göteborg, så det gick inte att operera på en ihopfallen lunga. I stället användes suturmaskiner hela tiden. Suturmaskinerna, ursprungligen en rysk uppfinning, tryckte ihop lungan med sina skänklar och med en stor "avtryckare" nitades lungvävnaden ihop med dubbla rader av små klamrar, och en kniv delade vävnaden mellan de mekaniska suturerna. I bästa fall var det snabbt och säkert fast lite oanatomiskt. Maskinerna kunde inte laddas om på den tiden, så vid lite större resektioner gick en hel mängd av dyra suturmaskiner åt. Efter en av Carlos operationer låg mängder med avfyrade suturmaskiner på ett bord. De måsta ha kostat ett avsevärt belopp. I Göteborg hade vi aldrig använt några suturmaskiner, men de introducerades så småningom. Lagom till dess att jag var tillbaka i Göteborg igen började dessa maskiner introduceras. Då hade jag fördelen av att jag var mycket van vid dem.

Av Carlos lärde jag mig en del kärlkirurgi. En gång när vi opererade tillsammans ersatte vi nedre delen av bukaorta och sydde in ett konstgjort kärl som slutade med två skänklar som vi sydde in i vardera ljumskartären. Vi fick varsin sida att arbeta med. Jag fick en vision om att det var som att sy in ett vengraft i ett kranskärl fast betydligt större. Jag använde därför min invanda kranskärlsteknik med lite större tag och blev färdig långt före min läromästare.

Tillsammans med Sam upplevde jag en otrevlig episod, som jag aldrig glömmer. En patient fick stopp i nedre delen av bukaorta så att cirkulationen till benen upphörde. Detta är akut och ska opereras med en gång. Patienten fick dock en infarkt samtidigt, och vi måste låta kardiologerna göra sitt först. Inte förrän nästa förmiddag hade vi patienten på operationsbordet. Benen var svala och lite blåaktiga. Raskt gick vi tillväga med vår rutinoperation, som tekniskt inte var svårare på honom än på någon annan patient. Vi öppnade buken, välte tarmpaketet åt sidan så att vi kom åt bukhinnan baktill. När vi öppnade den delen av bukhinnan kunde vi komma åt nedre delen av aorta och fiska ut en stor blodpropp, som hindrade cirkulationen i båda femoralartärerna (artärerna ned till benen). Vi sprutade in koksalt med heparin, som motverkar nya proppar, och satte försiktigt igång blodflödet igen efter att vi sytt ihop bukaorta.

Vi kunde glädja oss åt att cirkulationen verkade fungera och patientens blodtryck, puls och EKG föreföll normalt. Vi hann åtgärda felet innan något farligt hände. Trodde vi.

Vi sydde ihop operationssåret, och det var bara själva hudsuturen kvar när Sam glatt lämnade salen och överlät det allra sista åt mig.

Det hade gått käpprätt åt skogen när Sam efter en liten stund hörde av sig på snabbtelefonen och frågade hur det stod till med patienten.

"Han dog" var det enda jag kunde säga i bedrövelsen.

Det hade sett bra ut till dess att cirkulationen varit igång en stund. Då uppträdde rytmrubbningar på EKG, blodtrycket sjönk och plötsligt fick patienten ett hjärtstillestånd, som visade sig fullständigt resistent mot all behandling.

Vad hade egentligen hänt? Jo, när benen inte får blod med näring och syrgas, förbränner musklerna vad som finns, bland annat den egna vävnaden och de små näringsförråd som ligger i cellerna. Eftersom syrgas saknas, skapas ämnesomsättningsprodukter som är sura och giftiga. De kan inte transporteras bort. Venerna i benet är visserligen öppna, men när inget nytt blod kommer i kapillärerna och skjutsar iväg det gamla, blir allt stagnerat. De giftiga substanserna tilltog hela natten, och när plötsligt ett bra blodflöde återställdes, sköljdes snart alla gifter ut i cirkulationen. Hjärtat lamslogs helt och musklerna i kärlväggarna förlamades så att kärlen vidgades. Det blev en toxisk chock, (giftpåverkan) som blev helt ohanterlig, speciellt eftersom hjärtat var skadat redan.

Sammanhållningen i läkarkåren på sjukhuset var större än på Sahlgrenska. Såg man en kollega satte man sig hos honom eller henne och pratade oberoende om man kände personen eller ej. Det gjorde att vissa modenycker kunde sprida sig bland kollegorna. Nyss hade det varit högsta modet att spela på börsen, och någon aktieintresserad person hade olyckligtvis fått de flesta att satsa på Fermentaaktier, men de sjönk som stenar när det kom fram att Fermentas ägare, Refaat El- Sayed, hade ljugit om sin doktorskompetens i biokemi, och det fanns också andra oegentligheter som han anklagades för. Nu var dessa papper inte värda någonting, men en annan fluga hade dykt upp. Det blev plötsligt i ropet att spela på hästar, enligt exempel från min kollega på thorax Christer H. Han spelade själv kopiöst och omsatte enorma summor på ATG. Jag var med honom på travet och spelade lite grand för skojs skull, och så småningom blev jag delägare i en travhäst. Det blev ingen succé. Jag såg för första gången min häst springa på Åbytravet i Göteborg. Hon kom fint iväg i starten och jag förlorade ögonkontakten med henne i bortre kurvan. Sedan kom alla hästar travande med god fart ut ur ett dammoln, men inte min stackars lilla Piece of Candy. Hon kom linkande efter en stund, drabbad av en virusinfektion. Veterinärerna tjänade storkovan på henne.

Christer själv fick gå under jorden ett tag pga alla skulder och att vissa skummisar var ute efter honom. Denne kollegas spelande blev allt värre. Han hamnade på flera löpsedlar några år efter att jag lämnat Örebro. Tidningen IDAG berättade om honom den 31/3 1994: för att klara amorteringar på 250 000 i månaden försökte han dra in pengar på Dagens Dubbel. Där spelade han för 400 000 kronor om dagen. År 1991 spelade han för 35 miljoner. Då höjde han ensam spelbolagets omsättning med 100 %. Han vann miljonbelopp, men förlorade mer än han vann. Till slut gick han i personlig konkurs med skulder på 21,5 miljoner och drygt 2000 kronor i tillgångar. Han dömdes också till 18 månaders fängelse, men vari det straffbara låg, framgår inte av artikeln. Hans många miljoner i förluster blev ju till vinster för andra. Han förklarade att han tänkte flytta till Provence i Frankrike och pensionera sig från läkaryrket. Han hade familj som skulle flytta med honom. Hans fru var en tystlåten, blyg och försiktig, frireligiös kvinna. Uppenbarligen ett exempel på att motsatserna kan attrahera varandra.

I matsalen såg jag en dag en ung kvinna som var alldeles vitsminkad i ansiktet och hade påmålade anletsdrag. Ansiktet var alldeles orörligt av allt smink. Jag frågade bordsgrannen om det var någon cirkusartist som var här för att muntra upp barnen, men nej. Hon visade sig vara kollega, en psykiatriker. Man kan undra hur hon klarade av att få god kontakt med sina patienter.

Jag bodde ensam i Örebro i veckorna och familjen var kvar i Göteborg. Min lägenhet var en tjänstelägenhet på Wadköpingsvägen skild från sjukhusområdet av Svartån. På kvällarna gjorde jag mitt bästa för att roa mig med teater och bio. Det var gångavstånd överallt. Jag tog ändå dit min Vespa och gjorde turer i omgivningen, och jag blev medlem i en kanotklubb för att lära mig paddla. Jag gick en privat kurs i grekiska för att förbereda mig på en semesterresa till sommaren. Läraren var en grek, som flyttat till Sverige med sin svenska fru. Det dröjde inte länge förrän jag hade blivit bekant med några musikintresserade läkare, som jag kunde bilda en liten orkester med. Vi övade och hade trevligt, men vi hade nog aldrig några spelningar inför publik. Jag fann mig väl tillrätta. Svårigheten var att åka hemifrån Göteborg varje söndagskväll, men så fort jag satt på tåget kändes det bättre. Timmarna på tåget fördrev jag med att skriva små kåserier som publicerades i Läkartidningen under pseudonym.

Eftersom det dröjde med att få igång hjärtkirurgin tog jag ett litet uppehåll och åkte tillbaka till Göteborg för att inte förlora vanan med hjärtkirurgin. Jag åkte inte tillbaka till Örebro förrän det verkligen var dags att operera de första hjärtana.

Vollmer gjorde ett slags skenoperationer med låtsade hjärtpatienter för att vänja personalen vid vad som skulle komma. Det var egentligen lite fånigt. Så kom vi igång. Vollmer och jag opererade tillsammans i början, och de yngre läkarna turades om att vara assistenter. När huvuddelen av operationen var gjord, insisterade Vollmer på att vi två erfarna skulle lämna salen och låta de yngre sy ihop. I mitt tycke var det inte riktigt OK, men det var kanske bra för de yngre att ta eget ansvar och få ta över operationen. Vollmer var verkligen en envis person, som ville att alla kirurgiska moment skulle göras exakt som han ville. En del saker gjorde jag som jag var lärd i Göteborg, men det var inte alltid till hans belåtenhet. Han påminde lite om N.P Bergh med sin framskjutande haka, som gav honom ett väldigt bestämt utseende.

Vi fick naturligtvis jourfall också. En patient med dissekerande aortaaneurysm[23] opererade han verkligen bra, och jag assisterade. Han tömde patienten på blod, som fick ligga i hjärtlungmaskinens reservoar till dess att det var dags att börja avsluta operationen, då allt transfunderades tillbaka till kroppen. Det var helt annorlunda mot vad jag var van vid, och vi skrev en rapport till Läkartidningen om fallet. Det var förstås jag som skötte skrivandet och han hade skött

---

[23] Aortaväggen har spruckit på längden, och det är bråttom att operera innan det spricker så att en stor blödning uppstår.

opererandet, så det var ett riktigt samarbetsprojekt. Var och en gjorde det han var bäst på.

Vollmer opererade med översköterskan syster Jane, som sin speciella operationssköterska. De hade träffats redan på hans tid i Stockholm och hade en del ihop. Kanske lite för mycket med tanke på att Vollmer hade sin fru kvar hemma i Brasilien.

Mina operationer gjorde jag med syster Gunilla, som varit Sam Nordströms favoritsköterska innan han slutade. Jag trivdes bra med henne.

En speciell höjdpunkt under tiden i Örebro var när vi fick besök av en av Sveriges namnkunnigaste hjärtkirurger, nämligen Viking Olof Björk från Stockholm, en riktig legend och läromästare till Vollmer Bomfim. Han var med oss en hel dag och opererade med oss.

Med tiden blev det dags att välja om jag verkligen skulle vara kvar i Örebro. Problemet var att min familj inte ville flytta med mig, så när jag fick erbjudande om en biträdande överläkaretjänst på thoraxkliniken i Göteborg tackade jag ja och kunde flytta hem igen.

En speciell sak förknippar jag med Örebro: morgonen efter den 28/2 1986 väcks jag av telefonsamtal från min fru, och hon talar om att Olof Palme var skjuten.

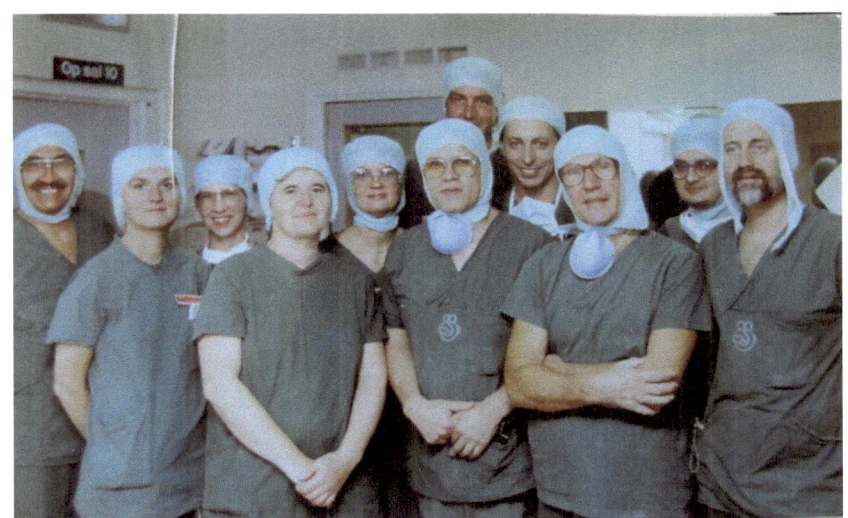

Främre raden från vänster: Carlos Ortega, 2 sköterskor, Vollmer
Bomfim, Viking Olof Björck och Leif Dernevik.
I bakre raden står vår perfusionist och narkosläkare.

Senare års pacemakerbehandling

När jag 1989 kom tillbaka till Sahlgrenska efter att ha arbetat på Regionssjukhuset i Örebro, hade flera moderniseringar inträffat. Inom hjärtkirurgin var de gamla bubbeloxygenatorena ett minne blott. Nu använde man moderna membranoxygenatorer, som kunde syrsätta blodet utan att syrgas skulle bubbla rakt in i blodet. Vätske- och gasfas hölls åtskilda av en semipermeabel membran, som släppte igenom gas men inte vätska. Man slapp problemet med skum och man kunde hålla på längre med hjärtlungmaskinen utan att slita på blodet så att det blir hämolys[24].

När det gäller pacemakerbehandling så var det helt accepterat att alla patienter, som hade fungerande förmak, skulle ha både kammar- och förmakselektrod för att stimuleringen av hjärtat skulle kunna bli optimalt och kamrarna skulle kunna följa den naturliga förmaks-rytmen. Programmeringen av pacemakrarna var mer avancerad och alltså ibland ganska krånglig. Som tidigare måste alla thorax-kirurgerna lägga pacemakrar, speciellt under jourtid. Efter ett par år blev det opposition bland kardiologerna över vårt sätt att lägga pacemakersystem, och vi blev påtvingade en medicinsk revision för att se vad man kunde göra för att höja kvaliteten. Resultatet av den blev att bara tre kirurger blev godkända för att regelmässigt hålla på med pacemakerkirurgi. Det blev jag, Charles Kennergren och Ali Belboul. Några år senare kom också Jacob Gäbel med i den verksamheten. Vi skötte den nu mer avancerade verksamheten med två kablar i de flesta hjärtan, och programmering efter patientens behov. Sedan tillkom inplanterbara defibrillatorer, för att kunna rädda livet på patienter som riskerade att få kammarflimmer. De första rätt stora defibrilleringsdosorna hade Claes Ahrén börjat med på sin tid med mig som medarbetare. Stora lappar med strömförande trådar syddes in runt hjärtkamrarna, och själva dosan opererades in

---

[24] Sönderfall av blodkroppar

på buken. Om den fick ligga ovanpå bukmusklerna under huden buktade den fram rätt så mycket, så ett annat sätt var att lägga den ovanpå bukhinnan och bakom muskulaturen. Tyvärr hände det någon gång att bukhinnan sprack och hela apparaten hamnade bland tarmarna. Vi gjorde bara ett fåtal sådana inplantationer.

På 90 - talet hade dosorna blivit lite mindre, men fortfarande måste vi operera in strömförande lappar, sk "patchar" omkring kamrarna. Kennergren använde en teknik då han lyfte nedre delen av bröstbenet och beredde sig tillträde till hjärtsäcken via ett ganska litet snitt, och han använde en smal hake för att kunna få insyn. Det var en slags tidig "titthålskirurgi". Riktig fart på implantationerna blev det när man hade börjat med tjocka elektroder med elektriskt ledande spiraler, som man kunde skicka elchocken igenom. Det blev då mer som en vanlig pacemakerinläggning, bara att man behövde en rymlig ven för att få in den tjocka kabeln. Dosorna var nu så pass behändiga att de kunde få ligga på bröstkorgen som vanliga pacemakrar. Det råkade bli jag som fick göra den första inläggningen av en sådan kabel eftersom Kennergren vid det tillfället var i USA.

Nästa stora framsteg var tanken på att stimulera både höger och vänster kammare med en pacemakerkabel och därmed återställa en bristande synkronitet, som kunde ha uppstått pga att patienten hade kraftig hjärtsvikt och hjärtförstoring. Förutom de två kablarna till kamrarna skulle patienten också ha en förmakselektrod. Att nå höger förmak och kammare var gammal beprövad teknik, men att nå vänster kammare var betydligt svårare. I det syftet måste en kabel ledas in i den stora hjärtven som mynnar i höger förmak, sinus coronarius, och ledas vidare in i venens mindre förgreningar, varav några ligger på vänster kammarens yta. Från ett fastkilat läge i en sådan ven kan kammaren stimuleras. Nu måste man lära sig en helt ny teknik.

Jag tillbringade flera dagar på ett träningscenter i Schweiz för att träna på detta, och Kennergren var någon annanstans för sin övning. Tyvärr fick jag aldrig testa mina nyförvärvade kunskaper, för knappt hade jag kommit hem förrän nya doktriner skulle gälla. Nu skulle plötsligt hela pacemakerverksamheten flyttas över till kardiologkliniken. Ledare för detta blev kardiologen Christer Gottfridsson, som började med sviktpacemakrarna, alltså det i särklass svåraste. Han hade ingen träning alls på ens de enklaste pacemakers, så denna nya verksamhet tog mycket lång tid, men till slut gick det. Kennergren fortsatte med viss pacemakerverksamhet, bl a sviktpacing, så det var två personer som lärde sig behärska det. En sak är bra med kardiologer. De är vana vid hjärtkateriseringar, att stoppa "katetrar", dvs slangar, in i snart sagt varje tänkbart ställe i hjärtat. Det var inte så dumt tänkt att utnyttja detta för pacemakerinläggning, men de var ovana vid kirurgi, så att frilägga en ven och göra en dosficka hade sina svårigheter för dem i början. Deras pacemakerinläggningar gjorde de på sina egna hjärtlaboratorier, men i början måste de ha hjälp med de kirurgiska momenten av oss thoraxkirurger. Vi gick ned till dem på labben för att hjälpa till, men det var inte så roligt att se hur taffligt det gick till i början. Men det är klart, ingen är skicklig innan de har tränat tillräckligt.

I takt med att pacemakerkirurgin flyttades från oss till kardiologen blev det problem för Kennergren, som vid det laget hade kommit ifrån både hjärt- och lungkirurgi och satsat all sin energi på pacemakerverksamheten. Han fick erbjudande att få sin tjänst flyttad till kardiologen, men avböjde. Lite pacemakerkirurgi behövdes fortfarande för våra egna patienter, och dem tänkte vi sannerligen inte be kardiologerna att hjälpa oss med. Dessutom började Charles K med en ny framgångsrik verksamhet. Han hade varit i USA och sett laserextraktion av pacemakerkablar som blivit infekterade. Det innebär att kablarna, som är rejält fastvuxna i både hjärtat och tillförande kärl lossas genom att man "bränner" loss dem med laserenergi: en särskild hylsa träs över pacemakerkabeln och via en optisk kanal sänds laserstrålning över den fastvuxna kabeln, så att de fibrotiska trådarna bränns av. Det här är långt ifrån riskfritt. Man kan få perforation någonstans i ett kärl eller i själva hjärtat, och då måste patienten ligga på ett operationsbord och ha omedelbar hjälp av en erfaren thoraxkirurg. Denna verksamhet har därför en självklar plats på thoraxkliniken. Kennergren började få remissfall från många sjukhus i Sverige och så småningom även från Europa. Han kunde visa mycket goda resultat av sin verksamhet, praktiskt och vetenskapligt. Han blev ofta anlitad föreläsare på kongresser, fungerade ibland som ordförande, blev med i expertkommittéer och blev riktigt internationellt känd för sina extraktioner.

Efter hjärtoperationer inträffade ibland retledningsrubbningar och pacemakrar behövdes. Vi som kunde pacemakerverksamheten ryckte då in och hjälpte till. Vi hade ett förråd med pacemakers, kablar och programmeringsutrustning.

Jag kommer ihåg ett tillfälle då jag satte min "signatur" på en patient med en pacemakerkabel. Några kollegor hade opererat en patient med ett hjärtfel, och dagen efter hade denne ett hjärtblock med långsam hjärtverksamhet. Nu behövdes pacemaker.

"Visst", sa jag utan att ana oråd, "det fixar jag".

Det visade sig att de glömt att ge mig en väsentlig upplysning. Patienten hade en anatomisk variant i sitt vensystem, en så kallad "vänstersidig vena cava". Från en ven kommer man normalt lätt in i höger förmak, och därifrån lika lätt genom klaffen mellan förmaket och kammaren, och ned i höger kammares spets där man brukar vilja lägga elektrodspetsen. Den här varianten innebär att man kommer in i en vena cava på vänster sida i stället för höger och den mynnar inte i höger förmak, utan i hjärtats egen stora ven - sinus coronarius. Det lade jag snart nog märke till när jag såg hur elektroden förlöpte längs hjärtats vänstra sida i ställer för den högra. Den gick in i sinus coronarius, och sedan måste man därifrån komma in i höger förmak och sedan med en 180-graderssväng styra ned den i höger kammare. Hade jag vetat om denna anatomiska variant hade jag försäkrat mig om en längre kabel, men nu gick det med nöd och näppe med en kabel av standardlängd. Det roliga var när jag såg kabelns förlopp på en röntgenbild. Den såg precis ut som bokstaven L skriven med skrivstil på det sätt som jag ofta skrev (£) Se bild.

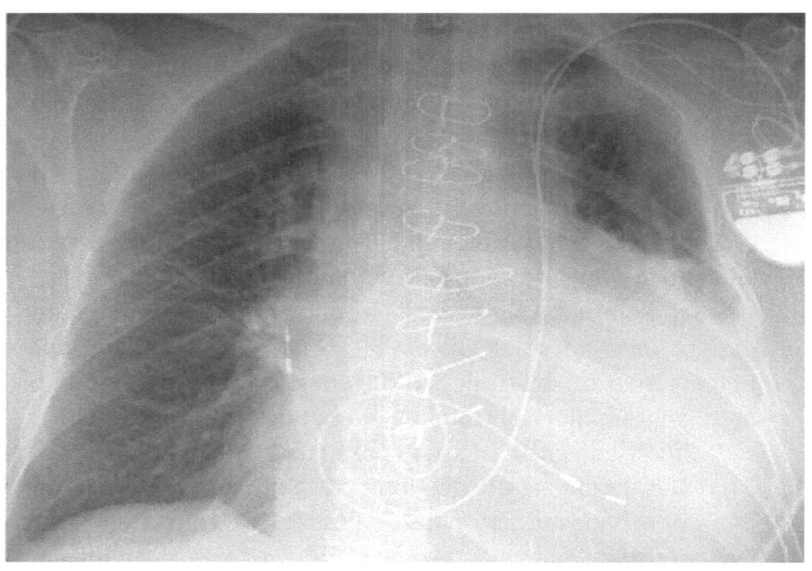

Uppe till höger ses pacemakerdosan. Från den går en
grov kabel ner till höger kammare och bildar en kontur
som bokstaven L i skrivstil. En tunnare kabel går till
höger förmak. Jag har satt min signatur på patienten!

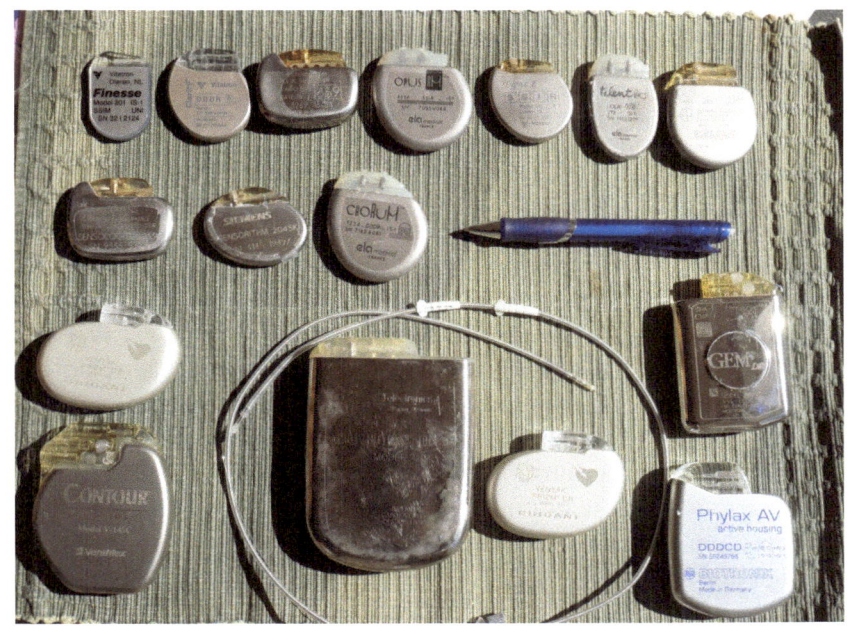

En samling pacemakrar och en pacemakerkabel. De
stora dosorna, som ligger under kulspetspennan, är
defibrillatorer.

Epoken William – Olsson

Göran William – Olsson (WO) kom att styra oss i många år, och man måste nog säga att de första åren var de bästa. Han hade mycket lätt för att lära känna människor och hade många idéer. Under hans mest aktiva tid skapade han mer än de flesta kan berömma sig av. Han blev rikskändis efter att han hade startat Sveriges hjärttransplantations-program, och utöver detta tog han initiativ till arytmikirurgi, som dock länge förde en tynande tillvaro pga att kardiologerna lärde sig göra fina kateterburna s.k. ablationer (mot rytmrubbningar). På senare år har viss arytmikirurgi fått förnyad aktualitet på patienter som ändå måste opereras pga ett samtidigt problem med klaffar eller kranskärl.

Scandinavian Heart Center, Göteborgs privatklinik för hjärtkirurgi, var helt och hållet Göran William-Olssons skapelse.

Han antog också att många människor utöver läkarkretsarna var intresserade av thoraxkirurgi och bildade därför ett "Thoraxsällskap", vars verksamhet bestod i att bjuda in utländska gästföreläsare och sedan ha fina fester. Man kanske skulle kalla sammanslutningen för en "Societet", för fint skulle det vara med ständigt WO på hedersplatsen som ordförande. Många läkare hade segelbåtar, och med detta i åtanke bildades "Västkustens Läkares Segelsällskap", VLSS. Man anordnade en årlig kappsegling med efterföljande stor fest i Marstrand. För att ha störst båt själv, köpte han ett veritabelt segelfartyg från Korea. Det var dock så tungt och långsamt, att om man satt i en roddbåt och höll upp en näsduk så kunde man segla om fartyget. Kostnaderna för båten fick Eva stå för, eller med WOs egna ord, som jag råkade höra: "Om min lön tål ett helt hus ska väl din lön tåla en liten båt".

WO ordnade också årliga båtutflykter med ångbåt till Marstrand och åter. Till dessa turer inbjöds både läkare och all övrig personal.

Han hade med en dragspelare på båten, och lastrummet laddades med förtäring och framför allt med en stor mängd vin. Det blev fina turer om det var bra väder. Flaskorna korkades upp så fort gästerna kom ombord och stämningen blev hög. Mer eller mindre handfasta flirter uppstod enligt vissa berättelser, eller är det bara avundsjuka påståenden? Jag var med många gånger, men märkte sällan något i den vägen. Jag tror knappt att de flesta deltagarna observerade när båten var framme i Marstrand pga för mycken vinförtäring. Det behövdes inte heller. Ångbåten gjorde bara en sväng runt i hamnbassängen och styrde kosan hemåt igen.

I allt var Göran WO en självklar centralgestalt. Det blev honnörsbord omkring honom där hedersgästerna fick sitta. Han var charmig och inbjöd till avslappnat och glatt umgänge. Det skulle vara tal, och den som talade oftast var han själv. Tyvärr blev det lite problematiskt med alla hans tal. Han hade ett slängigt kroppsspråk normalt, och när han stod upp och talade svajade han fram och tillbaka, ofta storflinande. Var det utländska gäster så tyckte jag, och många med mig, att det var lite pinsamt. Han gav intryck av att vara berusad utan att faktiskt vara det i särskilt hög grad. Han var så säker på sin talargåva att han inte förberedde sina tal, så han stod ofta och svamlade otydligt. Jag undrar om någon möjligen diskret hade tipsat honom om att han inte alltid gjorde det bästa intrycket, för när Rådegran hade kommit till kliniken, fick denne ofta hedersuppdraget att hälsa alla välkomna. Det var en lisa att se Rådegran stå där rak och välklädd och tala omsorgsfullt på välvårdad engelska. Han gjorde ett väldigt proffsigt och stringent intryck.

Göran WO:s svaghet för att göra sig till centrum i alla sammankomster   tog sig ett särskilt intryck, när han som hjärtkirurgkändis efter sin första hjärttransplantation blev bjuden på kungamiddag. De flesta klär sig snyggt och diskret i kostym, men WO kom infladdrande med en stor slängkappa på ryggen. Kappan var svart på ena sidan och purpurröd på den andra. Denna kappa skulle ha passat bra i spexsammanhang, bl a har jag sett dirigenten för spexorkestern iförd en sådan. Kanske han lånat kappan från spexet? Ville han väcka uppmärksamhet (ja, det är klart), så lyckades han. Det blev en del syrliga kommentarer i pressen om lämpligheten i att komma till en kungamiddag klädd som kungamördaren Anckarström. Det hindrade honom dock inte att med påtaglig stolthet tala rätt mycket om kungamiddagen efteråt.

"Kungamiddag?" kunde jag då säga. "En sådan har jag också varit på."

Det var min fru som varit inbjuden i egenskap av översättare, och jag var medföljande person. Av någon anledning fick jag för mig att Göran WO inte riktigt uppskattade att jag också varit på kungamiddag flera år tidigare.

Kanske hade Göran också gärna velat vara med i vårt lilla jazzband. Han förde det på tal en gång och kom hem till mig med ett trumset. Han kunde inte spela trummor, men försökte tappert. Jag är säker på att han inte hade kunnat komma på tanken att komma som ren nybörjare och ha med sig t ex en trumpet. Trummor verkar vara annorlunda, folk tror ibland att det bara är att slå lite på dem, men trummor är svårt att lära sig och måste kunna hanteras riktigt, annars blir det bara ett irriterande skrammel. Det blev bara ett försök. Vi gjorde ingenting för att avskräcka honom, men jag tror att han själv märkte att det inte gick bra. Troligen hade han dock musikaliska anlag. Sonen Magnus, som nu är stor poet, hörde vi spela flygel på en fest, och det var helt klart begåvat. Dessutom var det en egen komposition eller improvisation.

Göran WO gjorde en gång ett uttalande om mig personligen som gav mig något att tänka på, och något som jag inte kunde glömma. Han sade att jag var bohem. Bohem, vad menade han egentligen? Först blev jag lite sur, men sedan förstod jag att det inte var illa menat på något sätt. Det jag funderat över många gånger var om han sade en sanning om mig själv, som jag då ännu inte hade förstått. En bohem uppfattas nog på olika sätt, en sorglös person, en som inte tar något på riktigt allvar, en som gör lite som han vill och kanske är lite av en konstnärsnatur. Jag kom så småningom att acceptera benämningen. Det är faktiskt något som skiljer mig från majoriteten av mina läkarkollegor, låt oss gärna kalla det min bohemiska läggning.

Långt senare skulle en annan kollega och god vän, Mogens Bugge, säga att jag var "musisk". Han tänkte inte bara på musik utan på konstens olika musor. Många år senare skulle varje klinik ha ett kulturombud, som tog emot och vidarebefordrade förslag till kulturevenemang till medarbetarna. Då detta diskuterades ansågs det som en självklarhet att det var ett uppdrag som jag borde ta tag i. Kollegan Pia Mykén ansåg det inte vara något att ens diskutera. Jag tog förstås gärna uppdraget och hade ganska trevligt med det under ett par år, innan det försvann i en omorganisation.

Saxen i bröstet

Man får inte glömma kvar något inne i patienten. Det som ligger närmast till hands att glömma är operationsdukar, och därför räknas alla dukar, och uttagna dukar hängs upp på hängare så att de lättare ska kunna räknas. Operationssköterskan har ett särskilt ansvar för detta. Säger hon att inte dukarna stämmer, får man inte sy ihop innan alla dukar återfunnits. Oftast har en duk hamnat på golvet eller i "kastet", som är en slags skräpkorg. Nålar är ett bekymmer ibland, de är små och kan vara svåra att hitta. Det är då och då ett långdraget letande innan det blir klart. Uttrycket "Dukar och instrument stämmer" är en standardfras som vi gärna vill höra innan vi syr ihop. (Att instrumenten skulle stämma gällde även på min fritid.)

Stora instrument glöms sällan bort, men en gång hände detta med en sax av allra största slaget, en sax som WO skämtsamt brukade kalla "häcksaxen". Nu var det dock inte WO, som glömde den, utan en med mig jämnårig kollega. Han hade en vana att ha saxen kvar i handen även när han inte använde den. Det är ett kirurgisk knep att låta ena öglan på saxens skänklar sitta kvar runt ringfingret medan hela saxen fälls bakåt, parallellt med armen. Då kan man göra andra kirurgiska moment med handen och som en "blixt" slänga fram saxen för att klippa. Under en kranskärlsoperation dissekerar kollegan loss en artär från insidan av bröstkorgen för att dra ned den till hjärtats framsida. Den tunna lungsäcken brukar öppnas oavsiktligt då artären friprepareras. När kirurgen hade handen inne i lungsäcken måste saxen ha glidit av hans hand utan att han märkte det. Han saknade den inte heller. Det var hans misstag. Vid inräkningen av instrumenten tycktes instrumentsköterskan helt ha glömt bort den stora saxen. Det var hennes misstag. Troligen kunde det ske genom att den saxen inte hörde till standard-instrumenten för ingreppet utan var inhämtad extra.

Jag var jour den dagen och fick överta ansvaret för patienten. Det blev så pass mycket postoperativ blödning att jag måste besluta om att ta in patienten till operationssalen igen för att stoppa blödningen. Jag öppnade sternotomin, operationssåret, som gick via det itusågade bröstbenet, och letade noga igenom alla platser som operatören normalt kommer åt. Ingen sax såg jag, och ingen sax var heller saknad. Saxen låg då längst bak i vänster bröstkorgshalva helt dold av lungan. Det fanns ingen anledning att känna där, eftersom man då inte misstänkte att ett instrument saknades.

Patienten kom tillbaka till IVA, intensivvårdsavdelningen, och eftersom det inte blödde längre fick han vakna ur narkosen. Postoperativ röntgenundersökning hade inte hunnits med före reoperationen, men nu, när allt var lugnt, blev han röntgad med mobil röntgenutrustning liggande i sängen. Jag kommer ihåg röntgendemonstrationen. Vi tittade noga på många små detaljer i bilden, men den jättestora saxen lade vi inte märke till med en gång. Våra hjärnor sorterade automatiskt bort dess bild som ointressant. Den var helt enkelt för stor för att kunna ligga i patienten. Trodde vi. Till slut var det någon som kommenterade saxen och undrade om den låg under patienten eller hur den hade kunnat komma med på bilden.

Först då började vi titta på noga på den, och vi måste komma fram till att den faktiskt verkade ligga inne i patienten. Det blev jag som måste gå till honom igen och säga att jag måste göra ytterligare en reoperation, eftersom den ursprunglige operatören hade tappat en stor sax i bröstkorgen. Det var ingen rolig information att lämna. Fallet blev givetvis rapporterat till socialstyrelsen. Det är instrumentsjuksköterskan som har till uppgift att kontrollräkna alla instrument och se till att inget blir kvarglömt, så hon fick en prickning medan den slarvige kirurgen gick fri.

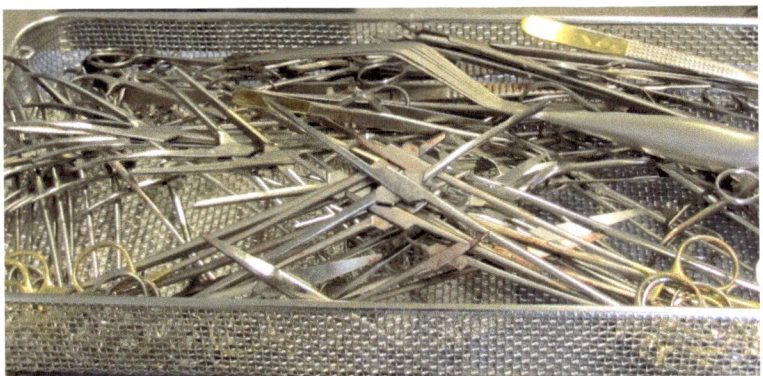

Bricka med instrument som ska in i autoklaven för sterilisering. Nästa sida: upphängda dukar.

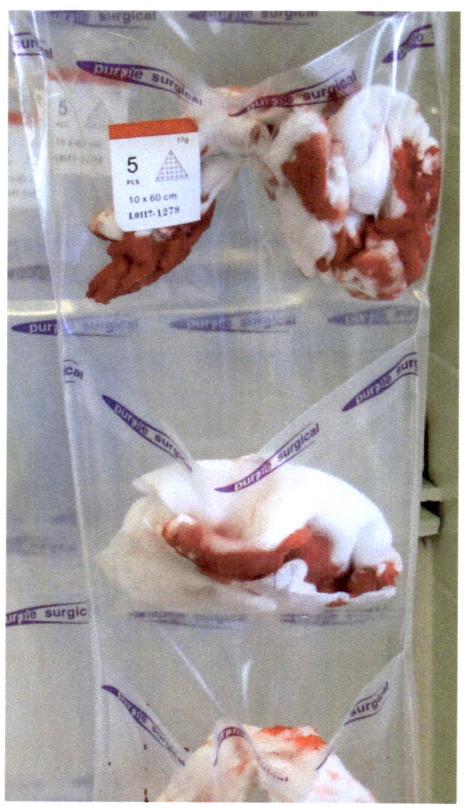

"Dukar och instrument stämmer", är en standardfras vi alltid vill höra vid slutet av en operation.

Cigarettpaket i halsen

En chaufför i trettioårsåldern hade blivit arresterad för narkotikainnehav. I fängelset skar han sig i halsen med en kökskniv i självmordssyfte. Han opererades på ett annat sjukhus. Såret syddes ihop efter att man lagat en skadad artär. Patienten var deprimerad och slet i ett obevakat ögonblick plötsligt upp sitt sår på halsen. Han var oregerlig och förvirrad när han fördes till sjukhus igen, där hans sår reviderades och syddes igen. Han fick penicillinbehandling och såret läkte.

Det gick två och en halv månad efter operation nummer två. Han sökte sedan hjälp igen för heshet och sväljningssvårigheter. Hesheten berodde på stämbandspares, och sväljningssvårigheterna på att matstrupen var perforerad av främmande föremål, som man såg på röntgen. De två myntliknande föremålen hade trängt in i matstrupen. Matstrupen var förträngd av en svullnad. Först nu berättade patienten att han efter att ha slitit upp såret hade stoppat ned två tomma cigarettpaket där. Mellan kartongen och plasten satt ett växelmynt i varje paket. Patienten hade hela tiden trott att paketen hade upptäckts vid operation nummer två, och därför hade han inte sagt någonting.

Nu blev patienten remitterad till oss och opererad med en högersidig incision i bröstkorgen. Man öppnade matstrupen och kunde därefter dra ur både cigarettpaketen och växelmynten. Matstrupen var perforerad både från höger och vänster. När den sytts ihop blev det en liten förträngning av lumen (innerdiametern) pga stygnen. För att förebygga permanent förträngning blev han föremål för en mycket speciell behandling. Han fick gå med en gummitub permanent inlagd i matstrupen, och övre delen av gummituben togs fram till höger på halsen. Han fick näring genom sonden, och fick dricka vatten som tog sig ner till magen utanför sonden. Tuben byttes en eller två gånger i veckan och togs slutligen bort efter 40 dagars behandling. Då var matstrupen välläkt och ingen förträngning hade uppstått. Denna speciella teknik hade införts av dr P. Gatzinsky.

Den som är intresserad av detaljer kan gå till denna referens: *Acta Chir Scand 150: 589 – 592, 1984.*

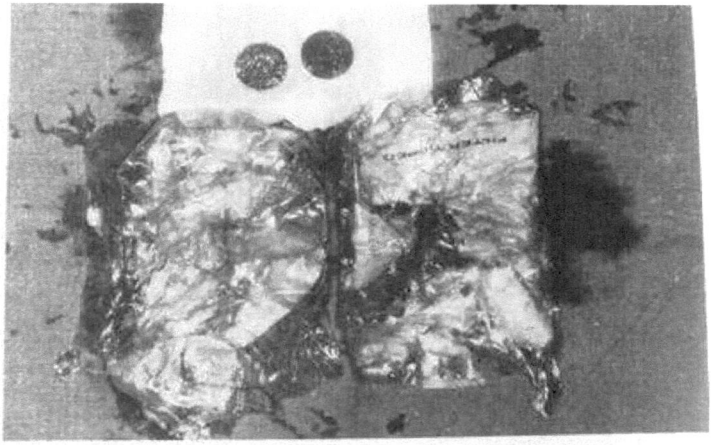

Fig. 2.

Det här var vårt operationsfynd. Vi ser två tomma cigarettpaket med plast. Upptill ses de två växelmynten (tio-öringar) som hade synts på röntgen. Utan mynten hade diagnosen blivit svårare att ställa

Inte riktigt snälla experiment med djur

På en universitetsklinik är det obligatoriskt att forska, och den som drev på underläkarna var WO. "Riktig forskning" hade med försöksdjur att göra, och det var acceptabelt att använda djur om man hanterade dem humant. Det första försöksdjuret för min del var den vita laboratorieråttan. Det är råttor som i generationer varit försöksdjur, och som har en stabil genuppsättning utan några överraskningar. Råttor har ett fantastiskt immunsystem, helt naturligt eftersom de brukar leva bland avfall och i kloaker. De kan opereras med instrument som är rena, men som inte behöver vara sterila. De får aldrig några infektioner. Våra råttor var pigga och aktiva och verkade inte lida särskilt mycket av att vara instängda. De sköttes utmärkt av djurskötarna på djurhuset som förr låg inom sjukhusområdet.

Jag såg de unga flickorna, som var djurskötare, sitta och prata otvunget om "flicksaker" medan de hanterade djuren och lät dem bada. De satte en tyngd i svansen på dem och kastade ned dem i en tunna med vatten. Tyngden drog ned dem så bara nosspetsen stack upp medan djuren frenetiskt simmade med sina små fötter. Det såg lite roligt ut. Efter en stund togs de upp ur vattnet och torkades av. Då ansågs de rentvättade.

Som första experiment opererade jag råttor i buken och åstadkom en tarmskada med en peang (klämmare). Hälften av djuren sprayades med en slags silikonspray i buken och hälften var kontroller. Meningen var att se om sprayen kunde göra att det blev mindre sammanväxningar i buken. Tyvärr måste råttorna avlivas efter en tid så att de kunde undersökas. Det värsta var nog att jag måste ta blodprov på dem varje dag, och det fanns två metoder som inte låter så trevliga. Det ena var med hjärtstick och det andra var att skära av en skiva av svansen, så man kom åt den ganska tjocka svansvenen. Alla andra kärl var för små. De sövdes med eter för att detta skulle kunna göras. Vi fick aldrig något bra resultat av vår studie och det blev inte heller något som kom att publiceras.

Nästa försöksdjur var tyvärr katt. Jag säger tyvärr, för jag har själv haft katter och tycker mycket om dem. Nu måste jag intala mig att det var nödvändigt för forskningens skull att offra några katter, naturligtvis medan man behandlar dem så humant som möjligt. Något som var mycket sorgligt var att föreståndaren för djurhuset var rädd för, eller inte tyckte om en del av djuren. Åtminstone märkte jag på katterna att de var stressade och arga. Vi hämtade dem i plexiglasburar, och de verkade vilda av raseri. Det var omöjligt att ta ut dem ur burarna innan man sövt dem, vilket gjordes genom att lägga in en trasa doppad i eter. Jag lärde mig frukta dessa katter. Kom man för nära buren gjorde de ett anfall rakt mot plexiglaset så att det smällde till. Detta gick så snabbt att man inte hann se deras språng med utspärrade klor och vassa tänder. Jag skulle vara mer rädd för att möta en sådan retad katt i fritt tillstånd än en ganska stor arg hund. Då gick det bättre med hundarna. Det var troligen lättare för dem att acceptera att vara fångna och inspärrade. Kanske hade föreståndaren Holger mycket bättre hand med hundar än med katter. Det var vanligast med beaglehundar, och jag kom att tycka mycket om dessa vänliga och söta djur. De accepterade lätt att låta sig hanteras av människor, och de kunde till och med verka lite tillgivna.

De experiment jag skulle göra på mina katter var akut-experiment, dvs djuren sövdes och fick sova hela tiden medan man experimenterade med dem, och de fick aldrig vakna igen. Min handledare hade en idé om att konstruera en apparat för hjärtmassage, som skulle kunna utföras med en ballong inne i hjärtsäcken. En tidigare forskare, Bencini, hade publicerat experiment där han satte en lufttät kanyl i hjärtsäcken på sina försöksdjur och pumpade tryckluft ut och in i hjärtsäcken. Luften skulle utöva en massage på hjärtat "pneumomassage". Det han inte hade tänkt på, var att luften mest påverkade förmaken, som hade mindre tryck än kamrarna. Om förmaken komprimerades kunde inte så mycket blod som behövdes komma in i kammaren. Denna dumhet skulle vi avhjälpa genom att bara blåsa in luften i en ballong lagd under hjärtat. Jag gjorde formavgjutningar av katthjärtan och beställde ballonger av en särskild form som vi designade. Av en firma som sålde reglerutrustning köpte vi ventiler som drevs av tryckluft och som sedan kunde driva vår enkla apparat för inre hjärtmassage i hjärtsäcken. Våra försöksdjurs hjärtan försatte vi i kammarflimmer, så de inte kunde pumpa något blod, därefter stoppade vi in ballongen och pumpade under varierade tidsrymder och försökte hålla djuren vid liv med massagen. De sov som sagt under hela experimentet och fick aldrig vakna. Resultatet bedömdes efter hur väl vi lyckades hålla uppe blodtrycket, och om i vilken mån hjärtana fick några kontusionsskador. Det var ett ganska ambitiöst arbete, och jag skrev rapport till WO med mina resultat, men det fullföljdes inte till någon riktig vetenskaplig rapport. Det var dålig handledning, som gjorde att vi inte kom längre fram med experimentet. Jag var själv för orutinerad vid den tidpunkten för att kunna skriva det vetenskapliga arbetet ensam.

Förutom mina egna studier var jag med och hjälpte till med andras experiment. Man fick i regel agera narkosläkare själv. Vi gjorde försök med grisar, får och hundar. Om grisarna sades det att köttet fick en fin vitlökssmak av det narkosmedel vi använde vid sövning, men jag vet inte någon som faktiskt provade. Fåren visade sig vara mycket lätthanterliga försöksdjur. Om man höll fast dem bestämt fann de sig i att bli fasthållna och det gick lätt att punktera deras halsven för att ge dem sömnmedel.

Min första riktigt lyckade serie experiment på djur gjordes på hundar i hjärtlungmaskin. Avsikten var att se om det blev bättre cirkulation i hjärnan om blodflödet från hjärtlungmaskinen var pulserande som från normala hjärtslag, jämfört med om det bara var ett jämt flöde av blod, som vatten från en vattenkran. Hjärtlungmaskinen ger ett i stort sett jämt flöde av blod, och det vill till olika knep för att göra det pulserande eller "pulsatilt" som det kallas. Det var en kontrovers på den tiden om det pulsatila flödet medförde fördelar eller inte. Vi opererade alltså hundar och kopplade dem till hjärtlungmaskin och jämförde perioder med olika slags flöden. Kapillärblodflödet i hjärnan kunde vi mäta med radioaktivt Xenon, och vi kunde dessutom mäta syrgasutnyttjandet i hjärnan genom att jämföra syrgashalten i artärblodet med syrgashalten i venblod direkt från hjärnan. Det senare kunde vi mäta genom att en duktig narkosläkare från Östra Sjukhuset genom ett litet snitt på halsen kunde manövrera in en kateter i exakt rätt ven.

Resultaten bekräftade hypotesen, dvs det blev ett högre blodflöde i hjärnan under de pulsatila perioderna, och under dessa perioder minskade kärlresistensen både i hjärnan och i kroppen i övrigt. Statistiskt sett var resultaten som man säger höggradigt signifikanta, dvs sannolikheten att slumpen skulle ge samma resultat var mindre än 1 %. Det blev en fin artikel publicerad 1985 i en ansedd vetenskaplig tidning. Ett ännu roligare resultat var att jag fick ett föredrag om denna forskning accepterad på en vetenskaplig kongress i Rio de Janeiro i Brasilien. Det blev ett stort äventyr att få åka dit. Många timmars oavlönat slit kan belönas in natura med en kongressresa.

Äventyr i Rio

Flygrutten gick via Lissabon, nästan rakt söderut, förbi Portugal och vidare. I Rio bodde jag på ett Sheratonhotell, som låg alldeles på stranden. Det var en ung kollega från Lund, som också var med på samma kongress och bodde på samma hotell, så jag hade lite sällskap. Vi blev varnade för hur farligt det var i Rio, och vi skulle inte bära synliga smycken eller plånböcker. Kreditkort fanns inte på den tiden. Man måste ha kontanter och resecheckar. Jag gick med småpengar i fickorna och några sedlar i skorna. Det var september och underbart sommarväder enligt vårt sätt att se, men i Brasilien ansåg man att det ännu var vinter, och inte många vågade bada. Kompisen och jag badade däremot varje morgon innan vi gick in och åt frukost. Till frukost fanns det, förutom vanlig mat, ett helt bord med exotiska frukter varav många som man aldrig någonsin hade sett tidigare. Man kunde äta nya frukter varje dag.

Vi såg de mytomspunna stränderna, Ipanema, Leblon och Copacabana. På lite avstånd såg vi alltid sockertoppen och den kända Jesusstatyn. De vackra färgade flickorna hade baddräkter, som verkade vara ett par nummer för små, men något topless förekom inte. Det verkade inte finnas några rasproblem. Folk blandades friskt, och nattklubbarna annonserade om sina vackra mulatter, vilket verkade vara en helt neutral benämning. Vi var flera gånger på en nattklubb som hette La Plataforma. Bland annat var det ytterst lättklädda flickor som dansade. I Sverige skulle vi nog haft en känsla av att det var lite porrklubbsbetonat och skämts lite grann, men här satt både kvinnor och barn bland publiken och sjöng med i melodierna. Det verkade som om barn fick vara uppe mycket länge, kanske hade de sovit middag. På det hela var det naturligt och trevlig och här verkade ingen ha kommit på tanken att lättklädda danser kunde uppfattas som kvinnoförnedrande.

En helg råkade jag bli utan pengar, och jag måste våga mig på en svartväxling av mina amerikanska dollarsedlar, som jag hade i reserv. Jag gick till ett strandkafé, som jag blivit rekommenderad, och blev erbjuden växling av en kolsvart brasilianare. Han tog mina dollar och försvann. Jag förbannade mig själv och var övertygad om att jag blivit lurad. Jag satt kvar och väntade ändå, och till slut kom faktiskt mannen tillbaka. Han ursäktade sig med att det tagit lite tid, och jag fick mycket ordentligt mina brasilianska crusieros till den överenskomna kursen.

En annan kväll gjorde jag verkligen en oförlåtlig dumhet. Jag var på en kvällssession på kongressen och beslutade mig för att gå hem därifrån. Inte långt från kongresslokalen kom jag in i rena slumkvarteren, och där gick jag i mörkret med min systemkamera över axeln. Inget hände utan jag kom hem oantastad.

När jag stod på stranden en dag såg jag mig om och blicken fastnade på de stora slumområden, favelas, som låg högt uppe på de omgivande bergen. Där bodde flera miljoner människor. Jag började tänka på urin och andra avfallsprodukter som producerades där, och föreställde mig att de enligt tyngdlagens krav sakta men säkert rann ned mot de fina stränderna. Man får verkligen hoppas att det fanns avloppsrör som tog hand om det.

Vi for ofta förbi slumbostäder med buss eller bil. Ibland verkade det som om hela familjer bodde under en bro, där man ställt upp lite brädor som en provisorisk vägg. Jag såg en sådan enkel bostad där en man och en kvinna satt utanför i solen, med ryggarna mot plankorna och avnjöt varsin kopp te. De verkade trivas på något sätt i alla fall.

Jag hyrde en taxi för en hel dag så att jag kunde åka runt och se de sevärdheter som man måste se, Jesusstatyn på Corcovado, Sockertoppen och annat.

Det fanns mycket musik. Brasilianare satt på trottoarer och stränder och slog på trummor och sjöng. I banden användes många små rytminstrument som jag knappt hade sett tidigare. På hotellet fanns det en liten sambagrupp som uppträdde, och en kväll fick jag vara med dem och traktera något litet rytminstrument, maraccas kanske.

Eftersom det inte var riktig badsäsong fanns det inga badvakter, och på flaggstängerna fanns det inga varningsflaggor. Det hade nog behövts märkte jag en dag. Jag hade simmat ut förbi den plats där vågorna bröt, och jag märkte att det var omöjligt att ta sig in till stranden igen. Jag försökte simma in med vågorna, men mötte varje gång en så kraftig motström att jag sköljdes ut på djupt vatten igen. Där låg jag och plaskade och kunde inte komma in.

Min kompis fanns på stranden, så jag blev aldrig riktigt oroad. Jag kunde kanske hojta till honom att skaffa ett rep. Till slut klarade jag mig själv i alla fall. Jag hade lärt mig hur långt in jag maximalt kunde simma. Jag tog sats och simmade in dit så fort jag kunde och dök sedan ned mot botten. Där högg jag in både fingrar och tår i sanden på botten och höll mig kvar där när utåtströmmen spolade över min rygg. Sedan var problemet löst, och jag kunde gå upp till frukost.

Javisst ja, jag var ju där på kongress, så jag kanske också ska säga att mitt föredrag gick bra. Föredraget handlade om mitt arbete på hundar där pulsatilt flöde jämförs med jämt blodflöde utan puls.

Avhandlingsarbete

Göran WO hade säkert tänkt att jag skulle fortsätta med mina studier av pulsatilt flöde tills det blev en avhandling av det. Själv fick jag lite andra idéer. Göran hade mycket kompetent ordnat med allt jag behövde för experimenten med hundarna, men själva skrivandet blev för mödosamt. Jag skrev och han rättade. Så måste sekreteraren skriva en ny version på maskin, eftersom vi inte hade datorer med ordbehandling. Så kunde det ibland hända att WO rättade någon formulering så det blev som i en tidigare, förkastad version. Det kändes lite hopplöst, för så mycket bättre stilist än jag själv tyckte jag inte att WO var. Jag lade manuskript på manuskript i min bokhylla tills det blev en hög större än en skokartong. Till slut blev det verkligen en sista version, och en vetenskaplig publikation *(Cerebral perfusion in dogs during pulsatile and non pulsatile extracorporeal circulation, Journal of Cardiovascular surgery vol 26, no 1, 1985)*, men jag tänkte att jag inte skulle stå ut med detta arbetssätt i ytterligare flera delarbeten. Inte heller var det så kul att operera ihjäl katter eller hundar. Jag gjorde därför något som ingen annan gjort före mig, och inte senare heller så vitt jag vet. Jag gav min chef sparken som handledare, skrotade hans projekt och startade ett eget.

Jag bad lungkirurgen Pantalei Gatzinsky att bli min handledare på det lungprojekt, som jag själv hade kommit på. Jag hade lagt märke till en underlig sjukdom, eller kanske reaktion hos lungan, som bestod i en skrumpning och volymsminskning. En del av lungan blev ihopkramad som en boll av ett skrumpnande lager av bindväv. Det där hade vi sett hos tillräckligt många patienter för att vi skulle kunna skrapa ihop ett forskningsmaterial. Vi kallade det "inrullning" i ett försök att beskriva processen, men det fanns inget vedertaget vetenskapligt namn så vitt vi visste då.

Det första vi kunde göra var att beskriva karakteristiska förändringar på röntgen, som skulle göra det möjligt att känna igen reaktionen, och inte tro att det rörde sig om en tumör. Jag fick mitt första arbete klart och presenterade det på Nordisk Thoraxkirurgisk förenings möte i Trondheim. Efter mitt föredrag kom en ung norsk röntgenläkare fram till mig och sa flinande att mitt föredrag var "tull". Jag fattade först inte vad han menade, men sedan förstod jag att tull betydde lögn. Han trodde inte på att man skulle kunna känna igen förändringen på röntgen genom att titta på hur bronkerna var insvängda mot förändringen. Han hade nog inte hört på ordentligt.

Sture Larsson hade varit där, och han blev intresserad av projektet. Hemma satt jag och omarbetade föredraget till en publicerbar artikel när han kom in till mitt rum och förklarade att han kände att han måste vara med på mitt arbete. Jag skulle komma med mitt manuskript och lämna det på hans skrivbord, förklarade han myndigt och gick ut igen utan att höra efter mina synpunkter. På thoraxkliniken tyckte Sture att han hade patent på allt, som skulle skrivas om lungkirurgi, så det var i rollen som den store lungexperten han talade. Jag blev arg och klagade för WO, som sa till Sture på skarpen, så jag slapp besvär med honom. Däremot var jag tvungen att ha med WO själv som medförfattare, fast han inte gjorde ett dugg åt artikeln eller de närmast följande. Han var ju regeringen, och han utkrävde medförfattarskap som en slags skatt. Det var bara i avhandlingens femte och sista artikel som jag slapp ha honom med. Det verkliga arbetet gjorde jag och Gatzinsky, och naturligtvis olika medförfattare, som varierade alltefter vinklingen på artikeln. Jag var glad att kunna göra en originell avhandling på en företeelse som jag hittat själv. Det var också en ovanlig ynnest att kunna välja handledare. Det vanliga är ju annars att handledaren hittar på projektet. Det allra vanligaste är att den unge forskaren sätts på att fullfölja ett projekt som redan är igång. Nackdelen är att det tillvägagångssättet ofta resulterar i en rad helt likartade avhandlingar. Min blev däremot unik och liknade varken någon tidigare avhandling på vår klinik, och inte heller någon som kom senare.

Sjukdomen, eller reaktionen, kallade vi *Shrinking Pleuritis with Atelectasis*, förkortat SPA. Det innebär att det är en inflammation i lungsäcken, *pleuritis*, som åstadkommer en skrumpning, *shrinking*, som knycklar ihop en del av lungan till en lufttom boll, *atelectasis*. Orsaken till denna fann vi vara måttlig asbestexponering. Kraftig exponering gav en allvarligare sjukdom, en riktigt svårbehandlad tumörsjukdom i lungsäcken. Det var första gången som denna lindrigare manifestation av asbestposition påvisades.

Många idéer fick jag när jag satt på cykeln på väg till jobbet. Bland annat fick jag idén till ett modellförsök för att kartlägga hur skrumpningen och ihoprullningen av lungan gick till. Jag fick låna mänskliga lungor från obduktionsavdelningen. På dem sprutade jag röntgenkontrast i bronkerna, och sedan satte jag koncentriska suturer på underloben på en del lungor, medan jag på andra ordnade suturerna på annat sätt. När jag knutit åt suturerna röntgade jag lungorna och kunde konstatera att de lungor där jag hade satt koncentriska suturer hade fått exakt likadan vridning av bronkerna som patienterna med SPA hade. Då hade jag demonstrerat hur lager efter lager av fibrin deponerades på lungan och skrumpnade i olika omgångar tills man fått en typisk bild av SPA. Efter mina försök återbördade jag lungorna till sina respektive lik. Några etiska betänkligheter hade jag inte, och inte någon annan heller. Några etiska kommittéer behövde vi på den tiden inte anlita rutinmässigt.

Disputationen blev en rolig tillställning. Jag hade tänkt mest på själva avhandlingen och inte så mycket på utanverket. I auditoriet satt min far och bror och en barndomsvän och hans fru. Det var min fru, som hade bjudit dit dem, och min överraskning över att se dem blev stor och glad. Opponenten var en trevlig finsk lungläkare, som jag förstås aldrig hade träffat förr. Det blev en underhållande genomgång av arbetena. Han hade många frågor, men var i grunden mycket positiv. Festen efteråt hade jag på gamla Villa Medici, dvs medicinska föreningens hus, där jag varit på fest hundratals gånger. Feststämningen sitter i väggarna, så fester blir alltid lyckade där. Min bror fick stå i den fria baren, och ett gäng spelkompisar till mig hade satt ihop ett band, som stod för jazzig dansmusik hela kvällen.

Det blev en ovanlig epilog till min avhandling. En amerikansk professor i yrkesmedicin hörde av sig och var intresserad. Jag blev bjuden till USA till en yrkesmedicinsk kongress där han var chairman. Denne professor var rådgivare åt en asiatisk yrkesmedicinsk förening, som också var intresserad av min avhandling. Förmodligen var asbest fortfarande ett större problem i Asien än vad fallet var hos oss. Jag blev erbjuden att åka på en föreläsningsturné, som skulle ta mig både till Sovjet och till Kina. De hade ont om västvaluta, så erbjudandet blev så: Jag skulle ta mig till östblocket själv. Sedan skulle organisationen ta hand om mig och ordna transporter, hotell och allt annat som behövdes. Någon betalning var det nog inte frågan om, men det lät ju som ett stort äventyr, så jag både accepterade och såg fram mot arrangemanget. Tyvärr inträffade något tråkigt följande sommar: massakern på Himmelska Fridens Torg i Peking. Hela västvärlden bojkottade Kina, och min turné blev naturligtvis inställd. Det blev ingen resa till Sovjet heller eftersom det rörde sig om ett odelbart paket.

Bildtext till följande sida:

Mitt gamla exemplar av avhandlingen som spikades upp på universitetets anslagstavla. En av spikarna från 1984 är kvar. Meningen med spikning var att vem som helst skulle kunna bläddra i avhandlingen för att kontrollera att disputanden inte smädat gud eller konungen.

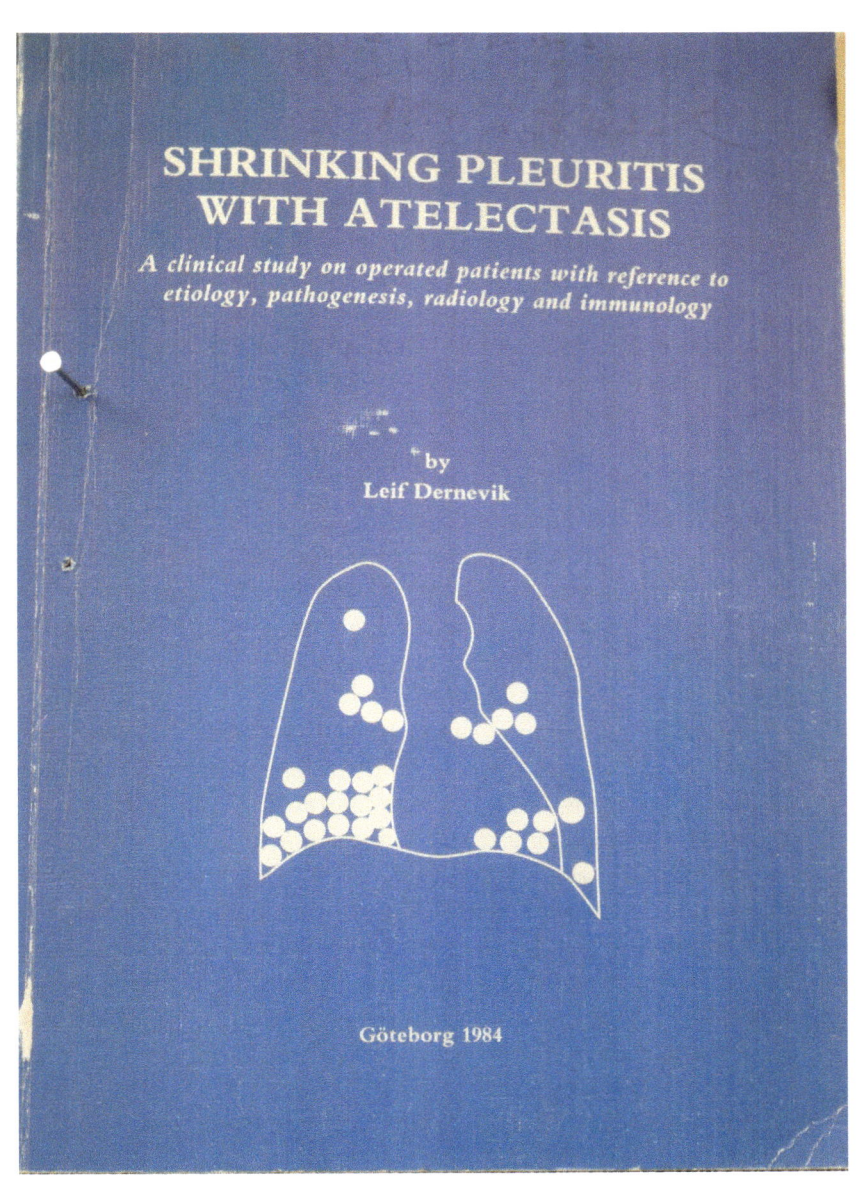

SHRINKING PLEURITIS WITH ATELECTASIS

A clinical study on operated patients with reference to
etiology, pathogenesis, radiology and immunology

by
Leif Dernevik

Göteborg 1984

Hjärttransplantationer i Göteborg

Christian Barnard gjorde världens första hjärttransplantation i Sydafrika 1967. Det gjorde honom till en världsstjärna och möjliggjorde ett jet-set liv i den högsta societeten. Var då Sydafrika så långt framme i forskningen att denna bedrift kunde utföras där? Nej, idén och tekniken knyckte han från Stanford Clinic i San Fransisco. Professor Norman Shumway och hans medhjälpare hade arbetat med försöksdjur i flera år för att få fram den bästa tekniken och bemästra avstötningsproblemen. Barnard kom dit som gästforskare och insöp girigt alla lärdomar han kunde få. Därefter åkte han hem och tillämpade helt sonika den experimentella tekniken på den första människan. Det var i det närmaste ett kliniskt experiment på en människa, snarare än seriös sjukvård, och patienten överlevde bara några månader. Transplantationer började sedan göras lite varstans, men man hade ännu inte någon effektiv medicin mot avstötning, så vågen av transplantationer avtog igen fram till dess att medicinen cyklosporin mot avstötning hade skapats av en substans från svampar.

Tekniken etablerades sedan både i USA och i Europa. Sverige kunde inte följa efter, för vi hade ett dödsbegrepp, som byggde på hjärtdöd. Man var levande så länge hjärtat slog. För att ett hjärta ska vara friskt nog att kunna transplanteras måste det tas ut ur en varm människokropp medan det ännu slår. För att ta emot ett hjärta måste det levande, men sjuka hjärtat tas ut ur en patient, som ligger med hjärtlungmaskin, och det nya sättas in innan maskinen kopplas bort. I Sverige skulle uttagandet av ett levande hjärta ha klassificerats som mord. Vi fick ett hjärndödsbegrepp 1988 och därmed kunde hjärttransplantationer utföras med svenska hjärtan.

Göran William-Osson hade tidigt den idén att en hjärttransplantation skulle kunna utföras med ett hjärta som importerades från utlandet.

I början av 80 –talet kunde våra kardiologer utreda patienter med så svår hjärtsvikt att transplantation skulle vara nödvändigt. Det gick t. o.m. att få patienter transplanterade genom att skicka dem till England, till Harefield Hospital i London. Man kunde också avtala med organisationen Eurotransplant att få ett enstaka hjärta till Sverige, och på det sättet skulle man kunna göra en transplantation utan att göra någon uttagning av ett hjärta här hemma.

År 1984 var WO färdig med sina förberedelser, som han gjort i största hemlighet utan att avslöja något för sina kollegor, utom förstås för dem som han tänkt ha som medarbetare. Detta var, inte förvånande, hans hustru Eva, men lite mer förvånande Pantalei Gatzinsky, som huvudsakligen hade sin kompetens inom matstrups- och lungkirurgi. Han hade tvingats utöka sin kompetens med den vanligaste hjärtkirurgin för att kunna ingå i bakjouren, men som hjärtkirurg hade han inte samma status som en del andra. Det var ett försiktigt och taktiskt val. Gatzinsky var en lojal och duktig kirurg, som skulle vara ett gott stöd för WO, men som inte skulle kunna utgöra ett hot av något slag. Hade han i stället valt Sture Larsson hade han kunnat få en alltför svår konkurrent om transplantationer i framtiden.

När dagen för transplantationen var inne kom Gatzinsky och viskade diskret i örat på chefsperfusionisten Christer Eriksson:

"Idag blir det av".

Han sa inget till mig, trots att jag i vanliga fall var hans förtrogne. Det vittnar om vilket tystnadslöfte som WO hade avkrävt. Hemlighetsmakeriet verkade ganska fånigt, men en välvillig tolkning är att det kunde ha avsikten att minimera risken för läckage till pressen.

Inte ens den jourhavande läkaren på thoraxkliniken hade på transplantationsdagen blivit underrättad om vad som var i görningen. På kvällen upptäckte han att det lyste på operationsavdelningen och gick dit för att se vad som stod på. Mot vanligheten var dörren låst, och han blev inte insläppt. Dagen efter kunde han läsa i tidningen om vad som hänt.

Patienten var en femtioårig man *med ischemisk cardio-myopathi, mitralisinsufficiens, tricupidalisinsufficiens och pulmonalisinsufficiens* och starkt nedsatt "ejection fraction", ett mått som visar nedsatt hjärtfunktion. Detta betyder kort sagt att hjärtat var så ansträngt att det knappt orkade pumpa, och det var läckage i tre hjärtklaffar. Han var svårt andfådd, och hans tillstånd hade försämrats raskt de senaste månaderna. Transplantation ansågs vara den enda rimliga behandlingsformen. Man hade blivit lovad ett hjärta från Hamburg från en 17- årig donator. Medan hjärtat flögs hit påbörjades operationen i Göteborg. Det sjuka hjärtat klipptes ut, och det unga friska syddes in i dess ställe på anatomiskt riktig plats. Annars tillämpades ibland en annan metod där det nya hjärtat kopplades in parallellt med det gamla.   Nu hängde livet helt och hållet på att det nya hjärtat kunde fungera från början.

När hjärtat kunde fyllas med varmt blod startade det i flimmer, men efter flera elchocker kom det igång med en bra rytm, och hjärtlungmaskinen kunde kopplas bort efter en stund. Det nya hjärtat hade då klarat av att vara utan blod under transporten i 160 minuter. Man klippte bort det gamla hjärtat och sydde in det nya på 54 minuter, och hjärtlungmaskinen var igång under 110 minuter. Det var mycket bra tider, och allt verkade vara en succé i början. Man fick dock göra en reoperation efter 9 dagar pga komplikationer och patienten avled 16 dagar efter transplantationen.

Det blev oerhört stor pressbevakning efter detta ingrepp. Alla dörrar bevakades, journalister smög omkring och försökte fotografera in genom fönster, och WO blev rikskändis över natten. Enstaka ytterligare transplantationer kunde göras med importerade hjärtan innan vi 1988 fick ett hjärndödsbegrepp.

Som hjälp vid den första transplantationen hade WO tillkallat en professor från Hamburg, professor Nils Bleese. Naturligtvis är det berömvärt att ta hjälp av någon som gjort ingreppet tidigare. Inte bara patientens liv hängde på en lyckad operation, utan kanske också hela transplantationsverksamhetens framtid. I alla tidningarna presenterades kirurgteamet dagen därpå, förutom professor Bleese, som inte nämndes med ett enda ord. WO har offentligt hållit tyst om Bleeses medverkan i alla år och aldrig funnit för gott att låtsas om att han haft en utländsk kirurg till hjälp. I operationsberättelsen framgår dock klart Bleeses medverkan, annars hade det varit skandal. Göran WO borde ha uttryckt tacksamhet mot denne kirurg i stället för att ta all äran själv, men WO hade sitt speciella sinne för PR.

En riktig skröna publicerades i Göteborgs Posten. Här beskrevs Eva Berglin som den första kvinnan i världen som utfört en hjärttransplantation. Det är ganska magstark propaganda av "williamolssonskt" snitt, om man betänker att hon i verkligheten måste ha varit tredje assistent vid transplantationen. Med all sannolikhet stod WO på patientens högra sida och hade operationssköterskan bredvid sig. Sköterskan hade sitt assistensbord till höger om sig, så där fick ingen kirurg plats. På andra sidan stod förstås Bleese i brösthöjd mitt emot William-Olsson. Vid sidan av honom, ungefär i patientens midjehöjd, stod Gatzinsky. Sedan måste man lämna någon decimeters utrymme för slangarna från hjärtlungmaskinen, och på andra sidan slangarna stod i så fall Eva Berglin i höjd med patientens lår, inklämd mellan operationsbordet och hjärtlungmaskinen, som stod på golvet bakom. Från den positionen kommer man inte åt att göra något moment alls i operationen, men om man står på en pall kan man se ganska bra. Den verkligheten ger knappast täckning för uttrycket "utföra en hjärttransplantation".

Här kommer jag osökt att tänka på den första arytmioperationen[25] i Göteborg 1980. Initiativet hade tagits av Göran WO, och den som skulle lära ut operationen var den amerikanske kirurgen James Cox, som senare blev mycket känd för sina Cox-maze[26]- operationer. Förutom de två nämnda kirurgerna var Eva Berglin med och hon kom att anamma arytmioperationer som sitt specialområde och blev mycket duktig på dessa operationer. Som tredje assistent fick jag nöjet att medverka. Skulle någon idiot kommit på idén att påstå att jag utfört Göteborgs första arytmioperation?

---

[25] operation för en rytmrubbning i hjärtat
[26] maze = labyrint - syftar på att man med sututering av förmaksväggen skapar en slags labyrint som leder ned de elektriska impulserna till kammaren.

Naturligtvis inte, men dagen efter hjärttransplantationen skrev GP under rubriken *"Första kvinnan"* - *Hjärtkirurgen Eva Berglin är den första kvinnan i världen som utfört en hjärttransplantation.* Dessutom påstods i GP att det var tre kirurger med på hjärttransplantationen i stället för fyra. Bleese förtegs. Det var naturligtvis inte tidningens fel, de hade fått lögnaktiga upplysningar helt enkelt.

Tre år efter den första transplantationen flög jag till Stockholm och kunde på planet i SAS Scanorama[27] läsa en stor artikel om Eva Berglin, som unik kvinnlig hjärtkirurg i Göteborg. Det beskrevs ingående vilka fantastiska saker hon gjorde. Det var precis samma saker som jag, Ahrén och Håkan Berggren gjorde dagligen, men vi räknades förstås inte, eftersom vi inte var kvinnor.

Flera decennier efter första hjärttransplantationen, i samband med att thoraxklinikens lokaler renoverades, satte man upp inramade tidningsurklipp från klinikens historia. Där fanns förstås bilden på Eva Berglin och skrönan att hon som första kvinnan "utfört" en hjärttransplantation. Jag funderade många gånger hur hon kunde med att dagligen gå förbi denna lögnaktiga notis och inte låtsas om något. Inbillade hon sig att någon trodde på den? Hon gjorde hjärttransplantationer senare, så det kan faktiskt tänkas att hon som kvinna var först med det, men det var definitivt inte sant om vår första transplantation.

År 2010 utgavs från Sahlgrenska akademin och sjukhuset ett magasin med titeln SAHLGRENSKA. Nr 1 var ägnat hjärtsjukvård. I detta magasin finns en helsidesbild föreställande Eva Berglin som öppnar hjärtsäcken på en patient. Bildtexten säger: *"Kirurgen Eva Berglin utför en hjärttransplantation 1984."* Den texten är återigen en uppenbar osanning. Trots operationsklädseln kan jag känna igen kirurgen som står framför henne, och det är ingen som var med på den första transplantationen, så bilden är från ett helt annat tillfälle.

Som jämförelse kommer jag att tänka på när WO bad mig skriva upp mina artiklar i en meritlista. Jag skrev upp dem i kronologisk ordning, men tog med både publicerade hela artiklar och tryckta

---

[27] Maj 1987

sammanfattningar av föredrag, s.k abstracts. Jag visste då inte att abstracten borde stå på en egen lista. Genom att ta med abstracten på publikationslistan kom denna att se längre ut. WO kallade det att det var som en "groda som blåser upp sig". Eva lyftes upp så högt det gick och andra, som jag, kunde gärna hånas och tryckas ned. Han kunde ha sagt från början att abstracts ska stå i en egen lista så hade det ju blivit så.

Jag förstod att om jag ville se en hjärttransplantation så skulle det inte bli på vår klinik, utan jag åkte på eget initiativ till San Fransisco till den berömda transplantationskliniken jag redan nämnt. Det var bara att skriva och fråga så blev jag generöst inbjuden på studiebesök. Medel till resan jobbade jag ihop på Scandinavian Heart Center. Jag fick se flera transplantationer och såg att det var en väl inarbetad rutinoperation, som utfördes av ganska unga medarbetare. Öppenheten på Stanfordkliniken kontrasterade positivt mot hemlighetsmakerierna hemma. Det var också fantastiskt att för första gången få se San Fransisco, Golden Gate - bron och de speciella spårvagnarna.

När vi fick hjärndödsbegreppet 1988 arbetade jag i Örebro och kunde bara höra om transplantationerna på avstånd. När jag kom tillbaka 1989 hade jag vissa förhoppningar om att jag kanske kunde få vara med på ett hörn i denna intressanta verksamhet. Jag tog upp den frågan lite nonchalant vid ett tillfälle då både Göran WO och Eva Berglin var med, men ingen av dem låtsades att över huvud taget ha hört frågan, så då förstod jag att den var indirekt besvarad. Inget svar är också ett svar.

En del yngre kollegor var däremot välkomna att komma med i transplantationsgänget. I det sammanhanget träffade jag för första gången Gunnar Svensson som hade rekryterats från allmänkirurgens transplantationsverksamhet för att börja hos oss. En annan var Sveneric Svensson, som så småningom skulle spela en större roll på Thorax och hans kompis Folke Nilsson.

Gösta Pettersson kan förtjäna en närmare beskrivning. Han var en allmänkirurg, som länge hade närt en dröm om att få börja på Thorax. Jag träffade honom för första gången när vi båda gick en kurs i allmän thoraxkirurgi och kärlkirurgi som hölls på Regionssjukhuset i Örebro. Denna klinik, under ledning av Sam Nordström, hade ingen hjärtkirurgi, men i stället kärlkirurgi. Gösta var vid det tillfället allmänkirurg på Mölndals lasarett. Han hade tagit amerikansk läkarexamen efter den svenska och kunnat arbeta i USA. Han hade under tiden där gjort sin doktorsavhandling och då tänkt på att avhandlingen inte skulle ha intresse bara för allmänkirurgi utan även för thoraxkirurgi. Ämnet blev därför sur reflux[28] från magsäcken upp i matstrupen, vilket inträffar vid s.k. hiatusbråck, då en del av magsäcken åker upp i bröstkorgen. Matstrupskirurgi var då en del av thoraxkirurgin.

Jag lärde känna Pettersson som en omsorgsfull och noggrann kirurg. Vi arbetade en del tillsammans på experimentallaboratoriet. Om vi skulle göra något tillsammans, så blev det alltid Pettersson som tog kommandot. Han var en dominant typ.

Det var till honom Eva Berglin vände sig för att rekrytera honom till hjärttransplantationer, när det stod klart att det inte skulle vara tillräckligt med bara Göran WO och henne själv i den gruppen. Han lärde sig snabbt att transplantera och gjorde det bra. Så småningom visade han en lust att ta över hela verksamheten. Han fick stöd av detta av Sveneric Svensson, som gick runt med en lista, som han ville att kollegorna skulle skriva på. Jag vet inte hur många som skrev på eller om några mer än han själv gjorde det. Jag bad honom ta med listan in i ett litet stängt rum och använda den till något mer praktiskt.

Naturligtvis fick vi ett spänt förhållande mellan Göran och Eva å ena sidan och Gösta och Sveneric på den andra. Vi började få en turbulent period, och detta var ett av de första bråken. Gösta kunde dock förstås inte avskedas, för han hade inte gjort något fel. Jag minns inte riktigt om det var under denna period som Gösta bodde permanent på sjukhuset. Han hade blivit osams med sin fru och flyttade av den anledningen in på sitt ganska stora tjänsterum. Med inget privatliv alls satsade han allt på thoraxkirurgin. Han kunde alltid

---

[28] uppstötning av magsyra

ställa upp på sena operationer. När någon av kollegornas patienter fick någon komplikation och Gösta var jour, brukade han göra om hela operationen. Han bytte ut de insatta venerna om det var frågan om kranskärlsoperation. Han tog nya vener och satte in istället. Det var radikala åtgärder hela tiden.

Han kunde också medverka med att skriva om thoraxkirurgi i en svensk lärobok, och han skrev själv en hel bok med titeln "Att hjärtopereras", där han beskrev alla operationer och vad som hände i samband med operationen. Detta på ett språk som var avsett för patienter. Boken var utmärkt och användes under många år, främst på Scandinavian Heart Center.

När Gösta hade blivit duktig på transplantationer blev han eftertraktad av danska sjukhus och rekryterades till Rikshospitalet i Köpenhamn mot att han fick professors namn. Han hade egentligen inte forskningsmeriter för en riktig professur. Han informerade oss om sina planer på ett morgonmöte, och då fick också Sveneric Svensson frågan av WO hur han skulle göra.

"Jag följer med" sa Svenerik.

" Bra", tyckte WO och dolde inte sin tillfredsställelse. Nu hade han blivit av med hela utbrytarfalangen.

Men Göran och Eva kunde inte i längden göra alla transplantationer själva. Den tidigare nämnde Gunnar Svensson fanns tillgänglig. Snart kom också Lars Wiklund, som senare skulle göra stor karriär på Sahlgrenska, Mölndal och i NU-sjukvården, och en annan mycket duktig kirurg, Ulf Kjellman. Under 1989 fick Lars Wiklund tillfälle att visa att han som primärjour klarade av att sätta in hjärtan också. Eva som hade bakjoursstatus, var med Lars kanske en gång, men i fortsättningen bryde hon sig inte ens om att komma in för transplantationer. Det nya gänget unga vassa kirurger gjorde alla. Men när det gällde vetenskapliga rapporter och deltagande i internationella transplantationskongresser så var det alltid Eva som var aktiv. Hon åkte runt och talade om transplantationerna och alla trodde att det var hon som gjorde allt sådant i Göteborg, enligt vad Wiklund har berättat.

Jag vill nu göra ett långt hopp framåt för att ge ytterligare perspektiv på vår start av hjärttransplantationer. Jag har varit pensionerad i fyra år, men blir glatt överraskad av att bli bjuden på en thoraxkirurgisk kongress, som hålls på svenska Mässan i augusti 2014. Det är intressant att på nytt på höra om medicinska framsteg och problem. En session ägnas åt starten av hjärttransplantationer, och speciell uppmärksamhet ägnas åt minnet av Eva Berglin, som avlidit i en tumörsjukdom. Hennes tidiga insatser i arytmikirurgi och transplantation uppmärksammas också. Dr James Cox är med, och jag får tillfälle att prata med honom om den första arytmioperationen i Göteborg, där jag varit med på ett litet hörn. Doktor Henrik Scherstén talar om den första transplantationen. Jag lägger särskilt märke till att professor Nils Bleese från Hamburg fortfarande inte omnämns. Varken Göran William-Olsson eller Eva Berglin är med oss längre. Varför då fortsätta att förfalska historien?

Operationscircusen och skandalen i Härnösand

Medan jag var i Örebro startade WO den s.k "Circusen". Han använde intensivvårdskapacitet, som kunde finnas på olika småsjukhus genom att åka dit som hjärtkirurg och ha med sig perfusionist (hjärtlungmaskinskötare), samt operations- och intensivvårdssköterska. "Cirkusföljet" stannade på ifrågavarande sjukhus några dagar och gjorde flera hjärtoperationer. Patienterna färdigvårdades av hemsjukhusets egen personal. Det var nog ett vågspel på sätt och vis. Varken narkospersonal eller avdelningspersonal på sjukhuset hade någon erfarenhet av så nyopererade hjärtpatienter. Min chef i Örebro, Vollmer Bomfim från Brasilien, skakade på huvudet åt detta och ansåg för sin del att varken de som deltog i circusen eller de som anlitade dem på sitt sjukhus "var riktigt kloka".

Cirkusen var fortfarande i funktion när jag kom tillbaka till Göteborg 1989 och började på thorax igen. En eftermiddag stod jag och avslutade en operation, när Eva kom och talade med mig. Det var tydligen så att WO var i Härnösand på ett circusuppdrag, och nu drog det ihop sig till transplantation i Göteborg, så WO måste komma hit snarast. Det som var på gång var den första hjärtlungtransplantationen, så det var ju lite speciellt. Annars kunde det ju hända att Gösta Pettersson gjorde transplantationen och tog all äran, rena katastrofen för den äregirige WO. Kunde jag åka upp till Härnösand och avlösa honom där?

Ja, ett sådant äventyr ställde jag gärna upp på. Allt hade förberetts. Det blev taxi till Säve flygfält där jag fick åka ett litet jetplan, som skulle lämna mig i Härnösand, samt hämta WO och ta honom tillbaka till Göteborg. Så fort vi landat tog jag en taxi till sjukhuset. WO´s patient låg kvar på operationsbordet, men WO själv syntes inte till. Jag hade naturligtvis förväntat mig en rapport av honom, men han hade redan stuckit iväg. Patienten hade alltför svag hjärtfunktion och var inte stabil nog för att sys ihop, och hade tagits från hjärtlungmaskinen utan att riktigt vara mogen för det. Jag gjorde sammanfattningsvis vad jag kunde med den utrustning vi hade, men patienten avled.

Det här var inte snyggt gjort av WO, snarare rent ansvarslöst och skandalöst, och ärendet blev givetvis anmält till socialstyrelsen. Några dagar senare fick jag brev från myndigheten med en anmodan om att beskriva vad som hade hänt. Det gjorde jag omgående och skickade tillbaka min redogörelse med vändande post. Jag höll mig strikt till fakta och nämnde inte vad jag hade tyckt när jag fann WO borta, och jag inte fick någon rapport. Dagen efter kom WO och ville diskutera fallet med mig. Jag förstod att det gällde att vi skulle samordna våra redogörelser, så att han kom i gynnsammast möjliga dager.

"För sent", kunde jag bara säga, "min redogörelse är redan inskickad". Därigenom undgick jag de påtryckningar som jag förutsett.

Patienten hade inte riktigt uppnått stabilt skede efter att hjärtlungmaskinen avvecklats. När WO hade lämnat operations-avdelningen försämrades patienten, och de kvarvarande kirurgerna, av vilka ingen var specialistkompetent, hade satt in maskinslangarna igen och understödde cirkulationen genom att låta hjärtlung-maskinen gå. Patienten kunde till nöds stabiliseras, och när jag kom kunde hjärtlungmaskinen äntligen avvecklas och slutligen bröstkorgen slutas. Han försämrades dock igen, och vi satte in en aortaballongpump, en anordning som gör det lättare för hjärtat att pumpa ut blodet, samtidigt som cirkulationen i hjärtats kranskärl förbättras. Tyvärr fick vi luftläckage från ballongen, så den måste bytas ut mot en ny. När även denna började läcka hade vi inte någon mer ballong att ta till, och det skulle tagit för lång tid att få en ny skickad till oss från Göteborg. Detta visar svagheten i att utlokalisera hjärtoperationer på det viset som circusen gjorde. Hade vi varit hemma i Göteborg hade vi haft all utrustning som kan tänkas behövas. Övriga understödjande åtgärder var fruktlösa, och patienten avled på operationsbordet senare samma kväll.

Detta fall anmäldes till ansvarsnämnden, och man ansåg att Göran William-Olsson brutit mot god läkarsed, då han övergivit sin patient. Detta var precis vad jag också ansåg. En förvärrande faktor för WO var att Sveneric Svensson hade tillfrågats i en intervju om WO hade gjort rätt, och Sveneric hade då sanningsenligt svarat nekande. WO tilldelades en varning, men överklagade till kammarrätten i Stockholm. Han ansåg att ansvarsnämndens bedömning var "djupt orättvis och skadade hans yrkesheder".

I sitt överklagande framhöll han att det kommit en fullt kompetent ersättare, dvs jag. I skrivelserna kallas jag också mycket riktig för docent och erfaren thoraxkirurg. Den tid det hade tagit innan jag kom på plats efter att han gett sig av hade bedömts olika, 30 - 40 minuter enligt vissa bedömningar, men Göran WO ville hävde att det var mycket kortare tid. Kanske sköt han sig lite i foten när han hävdade ett det bara var en kort tid. Det skulle ju i så fall inte ha gjort så stor skillnad för den andra operationen, som han hade så bråttom till, om han hade inväntat mig. Givetvis borde han ha informerat mig om allt som rörde operationen och de farhågor han kunde ha för förloppet. Det var helt enkelt ofantligt nonchalant att bara sticka iväg, speciellt då patienten var i ett instabilt tillstånd. Men WO gjorde stor sak av att han behövdes mycket väl på den andra operationen, och att han därför upplevde en pliktkollision. Den operation han ville utföra var den första hjärtlungtransplantationen.

Naturligtvis ville den publicitetshungrige WO inte riskera att den operationen, som skulle komma att bli uppmärksammad i pressen, skulle utföras av gökungen Gösta Pettersson. Jag liknar honom vid en gökunge eftersom han utvaldes av Eva Berglin och Göran WO själv för att hjälpa dem med transplantationer. Hjälpen blev nog lite för effektiv. Han var duktig på att transplantera, han tog gärna för sig, och började vilja styra och ställa för att få ta över ansvaret för transplantationerna. På så vis var han en gökunge som växte sig större och hotade att tränga fosterföräldrarna ur boet. Naturligtvis nämndes inte med ett ord för kammarrätten att det fanns en annan kirurg på plats i Göteborg, som skulle ha kunnat göra ingreppet, som WO så pliktmedvetet hänvisade till. Dessutom var hjärtlungtransplantationen praktiskt taget klar när han kom fram (enligt tidningen IDAG), så han var bara med på avslutningen. Detta visar att han egentligen inte behövdes alls, men han kunde inte låta äran gå sig förbi.

Både HSAN och kammarrätten fördes i dessa avseende bakom ljuset. Ett egendomligt förhållande är att Göran WO visste om att en hjärtlungtransplantation var på gång, men att han ändå åtog sig rutinoperationen i Härnösand, naturligtvis för att tjäna en slant. Till stöd för Göran WO:s påstående att det var så bråttom att just han kom iväg till Göteborg uttalade sig en viss Eva Berglin, transplantationskoordinator, och bekräftade detta. Yrkesgruppen transplantationskoordinatorer var inte uppfunnen ännu, så än så länge var det kirurgerna, som skulle utföra operationen, som fick göra alla sådana förberedelser själva. Domstolen tycks inte ha haft några tankar på jäv, trots att det var den kritiserade kirurgens hustru, som tog till orda. Om domstolen kände till detta förhållande är oklart. De båda kirurgernas efternamn var ju olika, även om Eva ibland kallade sig Berglin-William Olsson. I detta fall använde hon slugt nog inte efternamnet William Olsson. Av inlägget av dr Berglin framgår att det var till donatorsoperationen som WO hade haft så bråttom, men det hade varit mer bråttom om man redan hade ett urtaget hjärtlungpaket, som väntade på insättning. Detta stämmer inte med referatet i IDAG. Jag vet inte vilket som är sant, men i båda fallen var hans brådska överdriven.

Kammarrätten föll för brösttonerna och mildrade disciplinstraffet till en erinran efter att händelsen skönmålats både av WO själv och den så kallade transplantationskoordinatorn, som rätten kanske lurades tro var objektiv.

Hemma på thoraxkliniken omnämndes naturligtvis inte med ett enda ord att chefen fått kritik av socialstyrelsen. Styrelsen kommunicerar bara med chefen, och den här chefen avslöjade ingenting för oss andra. Största möjliga tystnad rådde. Jag har fått fram alla fakta efter direkt förfrågan till socialstyrelsen, och dessutom hade jag mina egna erfarenheter, men jag hade inte avslöjat något om vad jag fått fram till någon annan. Förrän nu.

Sveriges farligaste djur

Det verkligen farligaste djuret av alla kategorier måste vara människan, vilket fint visas på naturhistoriska museet i Göteborg. Under skylten världens farligaste djur finns en spegel. Som farligaste tamdjur kommer i alla fall hästen, som är farlig åt alla håll. Står man framför kan man bli biten eller omkullknuffad, befinner man sig bakom så kan man bli sparkad, sitter man på den, så kan man bli avkastad och hamnar man under den kan man hälsa hem. Den är också farlig på avstånd, om man t ex satsar pengar på den, eller rent av köper en för att ha som travhäst, vilket jag gjorde en gång. Dessa stora kraftpaket på minst ett halvt ton hanteras egendomligt nog ofta av små tonårstjejer på 40 kg, och det är ett av världens stora mysterier att det i de flesta fall går bra.

En av de första patienterna jag tog hand om som bakjour när jag kommit tillbaka från Örebro, var ett hästoffer, men det visste jag inte om från början. Hon kom in till akuten med svåra bröstsmärtor. Hon hade varit på kräftskiva och druckit lite för mycket. När hon började kräkas blev hon riktigt dålig. Röntgen visade att halva magsäcken låg uppe i bröstkorgen, så diagnosen diafragmaruptur var klar. Vi trodde först att diafragman hade spruckit av hennes häftiga kräkningar.

Operation förbereddes omgående. Hon sövdes som brukligt är med en dubbellumentub, så att vi skulle kunna ventilera varje lunga för sig. Hon lades sedan med vänster sida upp, och vi gjorde ett långt thoracotomisnitt i nedre delen av bröstkorgen. Det gjordes på vänster sida. Ventilationen av vänster lunga avbröts, så att vi lättare skulle kunna inspektera vänster bröstkorgshalva. Där låg halva magsäcken mycket riktigt högt uppe i thorax. Men diafragmarupturen var tydligen av gammalt datum, för magsäcken var fastläkt i diafragmaöppningens kanter nästan runt om hela defekten. Det fanns en liten del där det var kvar ett hål mellan bröstkorg och bukhåla, och där hade lite tunntarm trängt upp. Det var från den inklämda tunntarmen som symptomen hade kommit. Som brukligt öppnade vi diafragman nära bröstkorgsväggen så att övre delen av buken kunde inspekteras. Vi kunde då se att tunntarmen hämtade sig bra när den blivit återställd till sitt rätta läge. Vi lagade diafragmarupturen, efter det att vi lossat magsäcken och återbördat den till buken. Det gick inte att dra ihop och direktsuturera diafragma, så förstärkning med ett syntetiskt nät gjordes.

Patienten berättade senare att hon några år tidigare suttit på en skenande häst, som for iväg över stock och sten ute i skogen. Det var sannolikt då som diafragman skakade sönder. Hon hade mycket ont flera dagar efteråt, men låg till sängs hemma och sökte inte vård. Diafragmarupturen kunde ju inte laga sig själv, så magsäcken blev liggande i perforationsöppningen och läkte så småningom fast där. Det blev kräkningarna pga bakfylla som åstadkom en inklämning av tunntarmen så att allt kunde uppdagas.

Scandinavian Heart Center

Göran WO hade hört talas om långa köer till hjärtoperationer i Tyskland, och han hade tankar på att starta en privat hjärtklinik. Alla vi medarbetare fick frågan om vi kunde tänka oss att gå dit och operera på veckor då vi var jourkomplediga. Han måste ju förvissa sig om att kunna få kirurger dit. Han talade med en försäljare av konstgjorda klaffar om att denne skulle kunna få platsen som VD för den nya privatkliniken, som han storvulet döpte till Scandinavian Heart Center, precis som om det inte redan fanns flera platser i Skandinavien där hjärtkirurgi bedrevs. Namnet tyder inte på någon större blygsamhet. En klinikadministratör från vår klinik blev rekryterad till det nya sjukhuset, liksom vissa av de mest erfarna sjuksköterskorna. Göran WO lyckades få till stånd ett konsistorium av sex storföretag i Göteborg, som gick samman för att bekosta bildandet av det nya företaget.

I det fina gamla Carlanderska Sjukhuset centralt i Göteborg fanns lokaler som kunde disponeras. Vi unga kirurger, som var tilltänkta som assistenter, uppmanades att inte ha för höga lönekrav "i början". Vi gick med på det, men det var dumt, för lönepåslag tenderar att vara i procent av tidigare lön, så en låg utgångslön blir ett bestående handikapp. Personal kom så småningom på plats, och operationssal, intensivvård mm blev utrustad. Röntgen fanns redan. Patienter skulle lockas med en fin miljö i det gamla sjukhusets ekinredda samlingsrum, utsikt över en vacker park, och varje patient skulle ha eget rum med TV. En speciell organisatorisk finess var att man inte skulle ha några undersköterskor eller vårdbiträden, bara sjuksköterskor. Det kallades "primary nursing". Patienten hade varje arbetspass en alldeles egen sjuksköterska. Det ansågs höja vårdkvaliteten, även då sköterskan höll på med undersköterskeuppgifter.

Det dröjde innan patienterna kom, och under tiden gick personalen bl a på tyskkurs för att kunna prata med sina framtida patienter. Man anställde en särskilt kompetent läkarsekreterare, som behärskade tyska riktigt bra. Det gjorde att vi kunde diktera operationsberättelser på svenska, och hon skrev ut dem på tyska. Kanske skulle patienterna, som till övervägande delen var män, också lockas med särskilt vackra yngre sköterskor. Det gick i alla fall rykten om det. Vi kunde bara gissa när vi såg dem som anställdes, men det gick inte att få ryktet vare sig dementerat eller bekräftat. Skönhet är subjektivt, och allt hängde på vad den personalansvariga tyckte.

Så småningom kom smärre grupper med tyska patienter och man kunde börja med operationerna. Språket haltade väl lite i början. Sköterskan kunde fråga sin patient:

"Sind Sie heiss?"[29] och det kanske inte alltid tolkades som avsett, eftersom frasen kan ha en erotisk innebörd. Det blev aldrig någon stor succé med tyska patienter i längden, så man började i stället operera lätta patienter från Sahlgrenskas egen väntelista. Scandinavian Heart Center, SHC, förvandlades till en filial till Sahlgrenska. Patienterna kom från vanliga väntelistan, och kostnaderna för vården betalades av försäkringskassan. Det skulle under åren bara komma enstaka riktiga privatpatienter. Det var t ex svenskar som arbetade utomlands. De hade försäkringar, som betalade privat vård. Opererade gjorde de etablerade hjärtkirurgerna på Sahlgrenska, och vi yngre läkare fungerade som assistenter. Det behövdes också en läkare, som skötte vårdavdelningen, och sedan behövdes förstås läkare som kunde gå jour. I början var det inte så noga med jourhavande läkares kompetens. Man räknade med att det var "lätta" patienter med låg risk för komplikationer. WO rekryterade jourhavande, inte bara oss som arbetade på thorax, utan även kirurger från allmänkirurgin eller urologen. En dag när jag var där som avdelningsläkare, kom han och presenterade två stycken medicine kandidater, som skulle få vara jour där. De hade aldrig sett en hjärtoperation och kanske inte någon annan större operation heller.

" Men hur vågar ni ta ett sådant ansvar" frågade jag förbluffad.

"Vad gör ni om det blir en blödning och patienten måste öppnas innan operatören hinner hit?"

Det var så att operatören hade bakjoursansvar för sina patienter hela veckan. Ibland hade operatören långt till Carlanderska, och ibland fungerade sökarna dåligt. Mobiltelefoner fanns inte i början.

Kandidaterna kom på andra tankar och tackade nej till jobbet. Det medförde att WO blev ordentligt sur på mig, men det kunde han gärna få vara.

Patienterna var mycket belåtna med den fina miljön och tyckte de var privilegierade, som fick komma dit. Personligen var jag lite tveksam till om det var så bra egentligen. De låg instängda i sina rum utan kontinuerlig tillsyn. Denna nackdel avlägsnades långt senare då

---

[29] Är ni het?

telemetri (fjärrövervakning) infördes på alla rum. Läkarna måste ju också klara allt utan att ha andra specialister nära till hands om hjälp behövdes. Det fanns t ex inte röntgenläkare, utan man måste vara sin egen röntgenläkare och tolka alla bilder korrekt. Det fanns inte en kardiolog att tillfråga om det var ett krångligt EKG, och om man tyckte att ultraljud på hjärtat behövdes fick patienten skickas med ambulans till Sahlgrenska. Veckans narkosläkare var lika utelämnad han. Han var ensam om all anestesiologisk bedömning både på operation och postoperativt på IVA.

Nå, detta var mest farhågor. Allt gick ju i regel bra. I början var det verkligen ett lätt urval av kärlkrampspatienter, som inte hade alltför svåra kärlförändringar, ingen hjärtsvikt och inte många andra sjukdomar. Göran WO opererade varje tisdag, medan övriga dagar disponerades av en erfaren hjärtkirurg en vecka i taget. Operatörerna hade dubbelt så högt arvode som assistenterna, och WO´s arvode var hemligt. Kanske det var ytterligare ett snäpp högre.

I början hade vi inte den traditionella gröna eller blå operationsklädseln, som är kutym världen över. De tongivande sköterskorna, som hade anställts först, hade önskat sig röda operationskläder. Så där gick vi runt ett antal rödklädda personer och kände irritationen stiga undan för undan. Vi såg bokstavligen rött. Vi vadade i ett hav av ilsket rött. Stressnivån var märkbart högre än normalt. Slutligen gick det upp för ansvariga att det inte var bra med en så påträngande färg, så vi fick traditionella blå kläder igen. Först när vi fått det förstod jag varför jag gått och känt mig ständigt "förbannad" av helt oklara orsaker.

Allteftersom åren gick blev det svårare och svårare att hitta de lätta patienter, som man hade att arbeta med i början. Ballongsprängning, PCI, hade börjat och ökade kontinuerligt i omfattning. De patienter som tidigare var lätta kirurgpatienter gick nu till PCI, och vi fick allt tyngre patienter. Man måste även ta klaffpatienter. Med den växande arbetsbelastningen behövdes det en annan organisation. Det var inte längre en operatör och en assistent, som kunde vara oerfaren. Det var nu två erfarna operatörer, som arbetade tillsammans. Båda fick samma betalning, men det var inte två operatörsarvoden, utan det var operatörsarvode plus assistentarvode som lades ihop och delades lika. Man tog huvudansvaret för varannan patient. Arbetsbelastningen ökade från att ha varit två operationer per dag till att vara tre, utom på fredag, då det fortfarande var två. Platsen som avdelningsläkare avskaffades av ekonomiska skäl, så nu måste operatörerna göra allt avdelningsarbete före, mellan och efter operationerna.

Det blev långa dagar. Man hann aldrig med att äta riktig lunch utan dagens huvudmål blev en rejäl frukost efter första fallet. Man var dessutom bunden som bakjour åt alla sina egna patienter fram till söndag kväll, när nästa veckas operatörer kom in för att skriva in måndagens patienter och då tog över bakjoursansvaret. Arvodet för en heldags hjärtoperationer, avdelningsarbete och en veckas ansvar för patienternas liv och välbefinnande var obetydligt mer än vad en underläkare på kirurgen får för att överleva en natt som jour på akutintaget. Dagslönen var också ungefär lika hög som den lön allmänkirurger från Borås fick för att göra tre tjugominuters handsvettsiblandoperationer på Carlanderska, på en sal nära oss. Detta för att vi lovade WO att vara måttfulla i våra lönekrav i början. Höjningar blev blygsamma, och lönen förblev efter omständigheterna låg. WO:s egen lön var fortfarande hemlig, men gissningsvis högre.

Allmänkirurgerna från Borås höll till i en operationssal intill med sina handsvettsoperationer. Dessa gick i korthet till så att man stack in ett endoskopiskt instrument i bröstkorgen och brände av *den sympatiska gränssträngen*[30] , som förlöper längs med kotpelaren. Därmed försvann den s.k sympatiska innervationen till handen, och därför blev händerna torra. Tyvärr kunde det Ibland bli en kompensatorisk reflex så att patienten svettades kopiöst på övriga delar av kroppen i stället. Instrumentet var ett s.k "resektoskop", ett instrument som egentligen var avsett att användas vid avhyvlingar av prostatakörteln.

Kirurgen gjorde sina tre fall och stack sedan hem till Borås. Patienten sköttes helt av avdelningssköterskan, och någon som var

---

[30] en lång nerv

194

jour på platsen fanns inte. Det visade sig att de i hemlighet utnyttjade vår närvaro på Carlanderska, som någon slags inofficiell bakjour utan att något avtal om detta hade träffats. Jag kom på det eftersom en sköterska, som hade hand om en handsvettspatient, en kväll ringde mig och bad om råd. Patienten hade kanske fått en pneumothorax[31] och vad skulle hon göra? I alla fall mådde patienten inte riktigt bra.

"Nå, det är väl inte mitt problem. Ring du kirurgen som opererade", rådde jag henne.

" Men han är hemma i Borås, så han vill nog inte komma hit!", tyckte hon.

Jag surnade till ordentligt, när jag kom på att de systematiskt utnyttjat vår närvaro för sin egen bekvämlighet.

"Det minsta man kan begära är väl att vederbörande kirurg själv bekvämar sig att ringa upp mig om han vill be om hjälp", framhöll jag med skärpa för sköterskan.

En något skamsen kirurg ringde mig lite senare och bad om hjälp. Jag ställde mig lite ovillig och inledde en slags löneförhandling med honom. Han tjänade ju lika mycket som jag med tre snabba och enkla ingrepp och slapp det mesta ansvaret efteråt. Han blev tvungen att gå med på att jag skickade räkning på konsultations-arvode innan jag gick upp och tittade på hans patient.

SHC var verkligen WO:s skötebarn, och han förutsatte att alla läkare skulle arbeta där så fort de var lediga från Thoraxkliniken. Men andra tider skulle komma. WO blev avsatt som chef för Thorax, och Sture Larsson tog över chefsskapet där. Sture tyckte själv om extraknäck, men kanske ny personalchef på sjukhuset hade ett finger med i spelet också. Från att det hade varit i det närmaste obligatoriskt att gå till SHC, blev det med ens totalförbjudet. Det räknades plötsligt som illojal konkurrens mot Thorax. Man trodde kanske att privatkliniken skulle gå under av detta, men det visade sig att det gick att arbeta vidare med inhyrda norska läkare. Det var inte ens *comme il faut* att ta jour på kvällen på privatkliniken. Det gjorde att jourlistorna blev hemligstämplade, på grund av att det fanns

---

[31] luftläckage med delvis sammanfall av lungan

läkare från thorax som gick dit, och då skulle de inte bli avslöjade om någon ringde och frågade vem som var jour. Jag var en av dem som struntade i förbudet och fortsatte att gå till SHC. Ett gott skäl till att Sture nog också ville skjuta SHC i sank var att han startade en egen liten sidoverksamhet inne på Sahlgrenska i våra gamla lokaler, som stått tomma en tid, sedan thoraxoperation hade flyttat till en ny byggnad. En operationssal rustades upp för att kunna användas till operationer, och en annan sal byggdes om till postoperativ vårdenhet. Sture behövde nu själv arbetskraft på sin lilla enhet som fick namnet " Stures Kafe´".

Särskilt märkbart att denna verksamhet var något viktigt för Sture personligen blev det när vi i Göteborg fick en stor beställning från Stockholm, där man behövde avlasta sin väntelista. Ett hundra stycken kranskärlspatienter skulle överflyttas till Göteborg. Sture, som nu basade för köttgrytorna, beslöt att han personligen skulle ta sig an alla patienterna och operera dem själv, för att det "skulle bli ordentligt gjort" som han kallade det.

Stures Kafé blev inte någon långlivad verksamhet. Den måste snart upphöra, och vi stod med större patienttillströmning än vi kunde hantera på Thorax. SHC kom åter till heders, nu mera som en filial till Thorax än som självständig enhet. Vi fick inte längre lön från Carlanderska utan arbetet på SHC ersattes på samma lönebesked som vårt arbete på thorax. Därmed var det inte heller någon lojalitetskonflikt. Det gick inte längre att betala ut lön till någon enskild firma, så alla firmor likviderades. Tidigare hade läkarna organiserat sig i privata bolag för att kunna hantera pengarna mer lättvindigt, och inte bara låta 80 % gå till skatt.

Själv opererade jag där i flera år utan något dödsfall, men till slut blev det ändå min tur. Patienten var ett Jehovas vittne, och det innebar att han vägrade ta emot blodtransfusion. Det blir då en ökad press på kirurgen att operera med minimal blodförlust. Narkosläkaren frågade mig om jag ville att man skulle ge patienten Trasylol. Det är en drog som verkar på många sätt i kroppen, men den effekt vi eftersträvar är att kroppens koagulationsmekanism får en viss hjälp. Det fanns rapporter om att man kunde få oönskad koagulation i blodkärlen i sällsynta fall, men medicinen hade vi använt i många år utan att se något sådant. Till yttermera visso hade en forskningsgrupp hos oss, under ledning av Donald Roberts, experimenterat med en mindre dos Trasylol, varvid ändå en stor del av effekten hade varit kvar. Inga biverkningar hade dittills rapporterats efter den mindre dosen. Jag bad därför att få en sådan mindre dos.

Sedan utförde jag en konventionell kärlkrampsoperation utan några problem och utan några större blödningar. Tyvärr försämrades patienten efter ett par timmar, hjärtat pumpade dåligt, och EKG visade förändringar som talade för att det blivit stopp i ett nyinsatt kärl. Jag tog in patienten på operation igen och fann ett kärl fullkomligt utfyllt av koagler. Jag avlägsnade koaglen och satte igång kärlet igen. Nu såg allt fint ut - för några timmar. Det blev ny koagulation och ny operation. Till slut kom vi in i en ond cirkel- kärlen kunde absolut inte hålla sig öppna, och hjärtat pumpade allt sämre. Kanske hade koaglen gått in också i de egna kärlen. Vi förlorade patienten.

Det är tungt att behöva ringa anhöriga om ett dödsfall. Men den här gången blev jag förvånad.

"Doktorn behöver inte vara så ledsen", sa sonen.

"Doktorn gjorde nog allt som gick att göra, jag har full förståelse för att sådant här kan hända ibland". Det var första gången en anhörig fick trösta mig i stället för omvänt.

Efter ett tag anmälde jag händelsen till nämnden för läkemedelsbiverkningar. Långt om länge fick jag besked att händelsen betraktades som "ett möjligt samband" mellan läkemedlet och utfallet. Jag kom i fortsättningen att vara med på flera informationsträffar, där en läkemedelrepresentant gjorde reklam för Trasylol. Jag motarbetade alltid den personen så mycket jag kunde. Idag är Trasylol förbjudet.

Jag kan berätta om vådan att ha brandvarnare, som larmar när den inte ska. En gång satt jag med min kollega Ulf Kjellman och åt frukost i vårt kafferum på SHC. Vi rostade bröd, och ett par skivor blev liggande för länge innan de hoppade upp. De blev brända i kanten, det luktade rök och en brandvarnare utlöstes. Ja, vad gör man nu? Svaret visade sig vara: ingenting. Det går inte att ringa och avboka besök från brandkåren, det är en säkerhetsbestämmelse. Vi kunde bara sitta där, skämmas lite grann och invänta utryckningen. Dörren slogs upp, två stora brandsoldater stormade in. De hade hjälmar, yxor och allt möjligt hängande i ett verktygsbälte runt midjorna. De såg sig om i frukostrummet, sniffade i luften och såg lite bistra ut.

"Hej grabbar", sa vi i så avspänd ton som vi kunde. "Slå er ner så får ni gott kaffe. Vi har nyrostat bröd också."

De svarade inte, och jag tyckte att de slog lite onödigt hårt i dörren när de gick ut.

Vi hade arbetat flera år på SHC, då det framkom en uppgift att kliniken hela tiden hade fonderat en liten summa till forskning för varje patient som opererades. Nu skulle vi få möjlighet att få ut lite pengar, som var öronmärkta till forskning. Varje kirurg hade sina projekt där ett litet anslag säkert skulle komma väl till pass. Det skulle förstås inte bli så stor summa om alla skulle få ut sin lilla del, så det började diskuteras om inte alla pengar istället skulle slås ihop i en större pott. Då skulle någon eller några få personer kunna få ut mera efter att ha ansökt om medel. Men vem skulle fatta beslutet? Eftersom vi hade en professor på thorax så fick det bli professor Rolf Ekroth. Han arbetade själv på SHC och hade intjänade medel, så han var jävig, men det var det ingen som brydde sig om egendomligt nog. Hans bedömning blev att han själv skulle få alla pengarna, kanske tillsammans med någon som forskade med honom. Som professor var han den som redan hade mycket forskningspengar att röra sig med, men han fick tillgodogöra sig hela forskningspotten. Det var naturligtvis helt skandalöst att det fick gå till så.

Rolf Ekroth var mycket forskningsinriktad när han kom till vår klinik. "Han blir professor en vacker dag" tänkte jag på ett tidigt stadium. Han blev det tyvärr på ett lättvindigt sätt. Ett lektorat utlystes, och till detta var han ende sökanden. Efter en liten tid konverterades lektoratet till professur. Vi fick senare ytterligare ett par "professorer" genom utnämning för bra prestationer, utan att de utnämnda behövde söka sin tjänst i stor konkurrens med andra. Ekroth efterträddes av Anders Jeppsson, som jag anser vara vår första "riktiga professor", som fått söka sin tjänst i öppen konkurrens. Han var också en mycket produktiv som professor och aktiv handledare.

Tragikomisk kirurgi

Detta är egentligen en lång historia som jag komprimerar rätt rejält. Jag arbetade med en kollega på Scandinavian Heart Center. Vi var två jämbördiga kirurger, och därför tog vi konsekvent varannan patient var att operera och ta huvudansvaret för. Då vi inte var huvudoperatörer var vi erfarna assistenter.

Den patient som det gäller hade en huvudstamsstenos, vilket innebär en kraftig förträngning alldeles i början av vänster kranskärl, ett kärl som efter ett kort förlopp delar upp sig i en stor gren till hjärtats framsida och en annan till hjärtats vänstersida. Detta tillstånd avhjälpes vanligen genom att man syr in ett nytt kärl (ett bypassgraft) till vardera av de stora grenarna. Min kollega, som var operatören i detta fall, valde en lösning, som jag inte sett tidigare. Han dissekerade fram själva huvudstammen mycket högt upp på hjärtat, alldeles under hjärtörat, på en plats där det ligger ett tjockt skikt av fett. Skickligt hittade han kärlet, som såg stort och bra ut. Sedan sydde han in ett kort vengraft i huvudstammen och sydde in andra ändan i aorta. Snart nog uppdagades hans misstag. Denna del av kärlet, som skyddades av så mycket fettvävnad, hade mindre seg och stark yttervägg än kärlets nedre delar. Det blödde av nålsticken, och det gick inte att få tätt. Nya suturer ledde bara till fler blödningar. Försök att täta med "klister" misslyckades. Nu stod vi i en hopplös situation.

Blödningarna gjorde det omöjligt att avsluta operationen, samtidigt som blödningarna tedde sig omöjliga att stoppa.

Någon fick ringa thoraxkliniken och förklara dilemmat för chefen. Han skickade ned ett avbytarlag till oss, ett "rescue team" under ledning av en kirurg, som inte var ett dugg mer senior än vi var, men som var med i transplantationsgänget och därmed hade en särskild status. Dessa kollegor bildade en inre krets på thorax, och man kan inbilla sig att de ansågs som lite förmer. Transplantionskollegorna hade med tiden också fått ansvar för hjälppumpar och diverse livsuppehållande apparater. Nu skulle det bli grejor av. Ett par riktiga hejare till kirurger hade tagit över. Vi lämnade scenen en stund för att vila ryggarna och få en kopp kaffe medan våra mer fenomenala kollegor tog över.

Toppkollegan och hans assistent kunde inte heller stoppa blödningarna, naturligtvis, och han valde en lösning som inte var en lösning utan gjorde problemet än större. Han ligerade (knöt) av hela vänster huvudstam och fick därmed blödningen att upphöra, men till priset av att en stor del av hjärtat lämnades utan blodförsörjning. Att ligera av huvudstammen hade nog varit helt OK om han dessförinnan hade satt perifera kärlgraft till huvudstammens delar, men detta skedde inte. Jag kommer inte nu långt efteråt ihåg varför, kanske venmaterialet var slut.

Patientens hjärta kunde inte pumpa (förstås!), och patienten med hjärtlungmaskinen gående transporterades över till Sahlgrenskas hjärtintensivavdelning. Ingen förbättring skönjdes under de närmaste dagarna, och man tvingades gå ut med ett sk. "urgent call", ett nödrop om att man hade behov av ett nytt hjärta. Det stod nu helt klart att en hjärttransplantation var enda möjligheten att rädda patientens liv. Fantastiskt nog fick man tag på ett hjärta i tid och kunde genomföra en fin hjärttransplantation. Hjärtat fungerade i sin nya kropp, och man kunde gradvis avveckla hjärtlungmaskinen.

Nu var det snart dags att väcka upp patienten - det var ju mycket man hade att delge honom. Han vaknade utan problem och det var inga tecken på hjärnskada, så hjärttransplantationen och intensivvården hade varit mycket bra. Det var nu dags att informera honom. Vårdpersonalen hade inte avslöjat något om äventyret, det var helt klart en läkaruppgift att berätta om allt det komplicerade.

Allt är klart för läkarsamtal. Man skapar lugn och ro för ett samtal i avskildhet. Den duktige transplantationskirurgen kommer till patientens säng. Hur ska man börja detta samtal? Han tar ett djupt andetag och inleder med att rent ut säga till patienten:

" Du har fått ett nytt hjärta".

Den nu klare och redige patienten vet att han bara kom in för en kranskärlsoperation. Han har ingen uppfattning om hur många dagar som förflutit. Han har sitt sår på bröstkorgen som väntat och han mår rätt bra. Han tittar klentroget på läkaren som han snoppar av med repliken: "Du har hybris!"

Den repliken blev ihågkommen under åren som följde.

De ursprungliga ägarna till SHC hade sålt sina andelar till Capio, som drev stället under de sista åren. Verksamheten fortsatte att vara en filial till Sahlgrenska, och de enkla patientfallen hade i stort sett tagit slut. Det var ändå rätt attraktivt att gå dit och ägna sig helhjärtat åt operationer och sina patienter en hel vecka med ingen forskning och ett minimum av administration. Lönsamheten började dock gå ner och det var tal om att lägga ner verksamheten. Vi hade då som chef på thorax Gunnar Brandrup-Wognsen, och han kämpade emot nedläggning med all kraft. Kanske det var en anledning till att han avpolletterades, och vi fick Lars Wiklund som chef i stället. Han insåg vad klockan var slagen och kämpade inte emot. Scandinavian heart Center lades slutligen ned 2007.

Namnförfalskning

Nu är vi tillbaka på Thorax på Sahlgrenska igen.

En dag fick jag ett samtal från en förvånad patient, som hänvisade till ett brev från mig, som han inte riktigt förstod. Det han refererade lät så märkligt så jag bad honom läsa upp brevet ordagrant. Det var ett riktigt sammelsurium av egendomliga uppgifter: det var bakterier här och var och konstiga provtagningar som skulle komma att göras. Jag kunde direkt säga att detta hade inte jag skrivit, och det kan inte ens ha skrivits av en läkare. Ändå stod mitt namn under brevet, så jag bad honom skicka in det.

Dagen efter uppehöll sig en sekreterare från intensivvården på ett oväntat sätt i närheten av vårt sekretariat. Hon hade av patienten fått höra att han skickat in brevet till mig. Det är klart att hon hade haft för avsikt att snappa upp det brev som kom från patienten, och jag fick senare besked av patienten själv att sekreteraren erkänt att hon ville skoja med honom eftersom han fyllde 50 år. Tillsammans med en massa kompisar till patienten hade de kokat ihop detta lustiga brev, och sekreteraren hade skrivit ut det på ett professionellt sätt och använt anestesiklinikens brevpapper. Det hela såg helt autentiskt ut ända till man läste vad som faktiskt stod i brevet. Underst hade hon skrivit mitt namn och titel och med kulspets skrivit några krumelurer, som skulle gälla för min namnteckning. Hon försvarade sig senare med att hon inte visste hur min namnteckning såg ut, och att hon därför inte hade haft någon avsikt att förfalska den.

Det var ett plumt skämt, men sekreteraren bar sig mer än lovligt korkat åt då hon skrev ut det på sin arbetsplats med arbetsplatsens logotyp och skrev mitt namn under.

Jag tog det inte som ett skämt, jag var rasande. Först gick jag till polisen och anmälde henne för urkundsförfalskning, och sedan kom jag på att vi har en personalchef på sjukhuset, så jag anmälde det inträffade till denna chef. Jag blev inkallad till henne, chefen, och lade fram hela historien. Till min förvåning frågade mig personalchefen vad jag ville att hon skulle göra åt saken. Skulle sekreteraren avskedas? Men det var väl inte min sak att avgöra.

"Nu har vi en personalchef. Det är du, och det här är ditt bord. Var så god och bestäm själv vad som ska göras åt det!"

Jag fick aldrig någon feed-back. Kanske blev det bara ett allvarligt samtal med sekreteraren, vad vet jag. Hon var i alla fall kvar på samma position på sjukhuset i många år efteråt. Vi sågs då och då och blängde argt på varandra. Jag blev irriterad varje gång jag såg henne och ångrade att jag inte begärt att hon borde omplaceras. Personalchefen borde ha gett mig ett svar på vad hon kommit fram till, och vilka åtgärder hon bestämt sig för, men det kom aldrig något enda ord från henne till mig. Som polisärende rann det nog också bara ut i sanden. Jag fick i alla fall aldrig besked om att någon utredning gjorts. Jag hade fram till dess trott att urkundsförfalskning var strängt förbjudet, men nu vet jag ju att det är helt ok bara man skojar lite.

Och nu: kniven i ryggen

Eller:

Offentlig smutskastning,
fälla hellre än fria.

Att skriva det här är som att sätta kniven i ett sår som knappt har läkt. Men ibland är det bra att göra det och låta varet komma ut.

Semestern skulle börja. Jag anade inte vad som skulle komma när jag gjorde min sista arbetsdag före semestern på fredagen den 14/6 1991. Allt var helt normalt, och ingen hade något särskilt att säga mig. Det skulle bli lite segling om vädret tillät, men jag hade inte bråttom att komma iväg. Helgen tänkte jag tillbringa hemma. Utan att ana något stod jag inför min värsta professionella kris någonsin.

Det blev lördag och tidningen Göteborgs-Posten var svart av stora rubriker. Det var ett reportage om problem på min arbetsplats, signerat Christer Lövkvist. Problem, som jag var helt ovetande om. Det handlade om misstankar mot någon eller några kirurger, som var belastade med en komplikationsfrekvens som kanske var större än acceptabelt. I avvaktan på vidare utredning var dessa kirurger avstängda från sin tjänst.

Hur kunde detta ha dykt upp så plötsligt, när ingenting antyddes om det fredagen innan?

Jag gav mig inte iväg med min båt på måndagen. I stället kände jag att jag måste gå till morgonmötet på min arbetsplats och få någon information om vad som var i görningen.

Där fick jag en ännu större chock, för en av de avstängda kirurgerna skulle vara jag! En liknande överraskning fick min fru när jag kom hem och berättade det. Det var vid lunchdags, och hon höll på att tappa stekpannan.

Det var svårt att fatta. Hur kunde man göra så mot medarbetare, som inte fick en möjlighet ens att försvara sig? De första uppgifterna jag fick, var att en reporter hade smugit omkring på sjukhuset och pratat med personal på intensivvårdsavdelningen. Det skulle då ha ryktats om att några av kirurgerna hade sämre resultat än vad de borde ha haft. På den tiden fanns lättillgänglig mortalitetsstatistik på data enbart på anestesiavdelningens datorer, eftersom datoriseringen kommit längre där än på hjärtkirurgiska kliniken. Den smygande journalisten hade fått tillgång till dessa data genom en läcka, som förstås var helt avsiktlig. Naturligtvis var egentligen dessa data helt oanvändbara för kvalitetskontroll av enskilda kirurger, eftersom det saknades sådana uppgifter, som beskrev patientmaterialets svårighetsgrad. Om man har data på mortalitet för olika kirurger för en bred kategori som "hjärtkirurgi", är det bara en sak man kan vara helt säker på från början, och det är att siffrorna inte är direkt jämförbara.

En del kirurger är nya och opererar lätta fall, andra opererar svåra. Läkare specialiserar sig också på olika typer av fall, med olika risker. Antingen insåg inte reportern detta, eller också brydde han sig helt enkelt inte om det, för då hade han ju inte fått sitt scoop. "Kontrollera aldrig en bra historia", lär vara något slags journalistiskt valspråk.

I den första artikeln påstår skribenten att ansvariga narkosläkare på eget initiativ hade börjat en undersökning av kirurgernas resultat. Denna "undersökning" måste i så fall ha gjorts i smyg, eftersom ingen kirurg visste om den. Doktor Sven Erik Ricksten från anestesin beskriver långt senare hur han fått i uppdrag att konstruera en datauppföljning av verksamheten, som skulle ligga till grund för planering. Han förnekar helt att dessa data skulle kunna användas för att kontrollera kirurgerna. Doktor Rickstens uppgifter har han lämnat till ledningen och till William-Olsson, men säkerligen inte till pressen.

Men det skulle visa sig att en av hans narkoskollegor passat på att missbruka registret. En allmänkirurg från Karlstad, Mauritz W. hade varit en tid hos oss för s. k. randutbildning. Efteråt skrev han ett trevligt brev där han tackade för sin tid här. Han skrev också att vi arbetade hårdare än vad han var van vid hemifrån, och han trodde att han själv inte skulle orka med en liknande arbetsbelastning. Denne Mauritz hade vid ett tillfälle passerat genom IVA III då han var jour. Han såg att det lyste i ett av läkarrummen och gick dit. Där satt en av de äldre överläkarna i anestesi och lekte med sin dator. Med viss stolthet visade han Mauritz att han kunde relatera komplikationer till enstaka kirurger och således få fram diagram över var och en. Mauritz reagerade genast mot orimligheten i detta, och påpekade att så där gick det inte att göra. De olika kirurgernas patientmaterial är inte lika, och därför kan inte sådana jämförelser göras. Nej, narkosläkaren ville inte riktigt höra på det örat. Det är inte svårt att gissa att just denne person hade läckt missvisande uppgifter till GP. Det enda ovissa är om det var av oförstånd eller illvilja.

Den smygande journalisten hade tydligen under helgen förvarnat sjukhusledningen om vad han var på väg att publicera, och av skrämsel för negativ publicitet hade man då tagit ett akut avstängningsbeslutet, men inte ansett sig behöva informera de två berörda kirurgerna. Sjukhuschefen, Rein Rooseniit, ansåg att detta var att visa handlingskraft. Kraften räckte för att hellre fälla än fria, men inte för att ställa frågan om det var någon substans i uppgifterna. Kraften räckte inte heller till att informera de berörda läkarna. Min personliga förmodan är att min chef, William-Olsson, tvingades att gå med på en omedelbar aktion, och att han kastade mig och en kollega åt vargarna för att själv undgå kritik för sin mångdubbelt högre mortalitet bland sina fall (jämfört med mina siffror). En annan aspekt föresvävade mig också. Hade man försökt bluffa om avstängning och bara litat på att jag och min kollega skulle hålla oss borta under semestern? Min kollega, som också tydligen kunde offras, var bortrest och kunde inte nås. Skulle man ha hört av sig till mig i efterhand, om inte jag hade dykt upp självmant för att utröna vad som stod på? Kanske skulle jag inte ha fått något personligt besked förrän jag inställde mig efter semesterperioden. Då uppstår frågan om man verkligen kan vara avstängd utan att ha fått besked om det? Vid det här laget hade jag tappat förtroendet för mina överordnade och kunde tro dem om vad som helst. Att Göran WO hade ett ryggradslöst drag visste jag, men också sjukhuschefen?

Det var helt enkelt korkat av ledningen att låta sig manipuleras av en reporter, som just inte hade mycket annat att komma med än råa siffror och kanske lite skvaller. Genom att överreagera och ta till avstängningar direkt, verifierade sjukhusledningen därmed reporterns påståenden, och gav honom dessutom den godbiten, som avstängningarna faktiskt utgjorde. Avstängningarna gav artikeln den tyngd som behövdes, och krisen var ett faktum. Till stor del berodde den således på en alltför lättlurad sjukhusledning. Händelsen visade också att pressen inte bara rapporterar, utan ibland förändrar den verklighet som den skall rapportera om, och dessutom i en riktning som passar de publicistiska intressena.

Den hårda kritiken mot ett par av storsjukhusets hjärtkirurger togs omgående upp av alla Sveriges massmedia. Tidningarnas löpsedlar var alldeles svarta av trycksvärta, och avstängningarna förekom i varje nyhetsutsändning. Vinklingarna varierades lite dag för dag för att ge upphov till nya skriverier. Artiklarna kom så småningom också att handla mycket om förtroendekris mellan sjukhusledningen och klinikchefen, både för bristande kvalitetskontroll och för andra ledarskapsproblem.

Det är egendomligt, att ingen enda mediarepresentant försökte sig på en kritisk granskning av det ursprungliga scoopet, och ingen försökte sig på att själv kontakta mig, min kollega eller min chef. Hur stod det till med förmågan (eller viljan) att gräva fram fakta? Om en reporter riktar mycket allvarlig kritik mot någon, borde han låta den kritiserade få en chans till bemötande. Jag tycker att detta borde vara det allra första man gör, men den principen verkade inte alls gälla på tidningen Göteborgs Posten, vars reporter satte igång det hela. Olika tidningar har kanske olika kvalitetskrav på sin verksamhet, och GP verkade då ha lägsta möjliga. Inte heller frågade man någon kirurg om hur siffrorna kunde tolkas. Så vitt jag känner till, talade inte GPreportern med någon kirurg överhuvudtaget. För mig var han bara en skugga, som smög omkring någonstans på sjukhuset. Han verkade föredra informationskällor, som var på betryggande avstånd från kirurgisk sakkunskap. Jag frågade mina kollegor, men ingen hade sett eller hört något från reportern i fråga.

Mitt namn hade hållits utanför mediastormen, vilket jag var tacksam för, men det band mig också, så att jag hade svårt att ge uttryck för mina synpunkter. Siewert Öholm skulle ta upp det hela i sitt Nattkafé, och där såg jag till att få med ett inlägg med min version, men fortfarande under bibehållen anonymitet. En kirurgkollega från barnkliniken på Östra skrev ett par inlägg till försvar för thoraxkliniken, men sablades ner rejält av den smygande reportern, som ju hade sin egen tidning som garant för att alltid själv få sista ordet. Nattkafé och kirurgkollegans inlägg var de enda undantagen, annars gick all publicitet på den ursprungliga linjen, ända tills en utredning friat oss kirurger och fokus kom att hamna på maktspelet mellan thoraxchefen och sjukhuschefen. Det är möjligt att jag kunde ha fått in någon form av replik i den tidning, som startat hela karusellen, men jag betraktade den som "fienden" och ville inte ha med den att göra. Jag såg också hur stingsligt den smygande reportern hade sablat ned den kollega som uttalat sig till de avstängdas fördel. Mitt förtroende för tidningen i fråga var därför noll. Ett annat skäl till att jag låg lågt i förhållande till pressen var att jag var rädd om den anonymitet jag fortfarande hade kvar. Anonymiteten gällde bara gentemot allmänheten, inom sjukhuset visste nog de flesta vilka som blivit avstängda.

Under tiden försökte jag göra något åt problemet på egen hand. Jag pratade med mitt fack, med en jurist från läkarförbundet och skrev till datainspektionen, till JO och Pressombudsmannen. Ingen av dessa åtgärder ledde till något påtagligt resultat. Många av kollegorna uttryckte dock sitt starka stöd, liksom även personal på operationsavdelningen.

Vid ett möte mellan sjukhusledningen och kliniken krävde jag alla papper på bordet. Jag ville se exakt vad man hade att anklaga mig för, och vad som alltså avstängningsbeslutet grundades på. På mötet infann sig sjukhuschef Rein Rooseniit, biträdande chef Dan Wiklund, områdeschef Göran Holm och klinikchef Göran William-Olsson. Det visade sig att allt tal i pressen om komplikationer inte var annat än obekräftat skvaller. Det fanns ingen dokumentation alls om detta. Det enda som fanns att visa var stapeldiagram på råa mortalitetsdata utan bakgrund. En kopia på det diagrammet sparade jag under många år, men efter flera flyttningar så har det tyvärr förkommit. Jag kan däremot beskriva det ur minnet. Diagrammet uppvisar nämligen distinkta grupper. Till vänster på x-axeln fanns initialer på flera kollegor vars patientmortalitet var noll %. Nästa grupp kollegor hade ett material där mortaliteten var runt 2,5 %. Längst till höger fanns två helt avvikande staplar, först en med 12 % och sedan en med 16 % mortalitet. Nu kan man kanske tro att de avstängda kollegorna skulle representeras av de två höga staplarna. Men så var det inte. Den högsta stapeln tillhörde faktiskt min kollega, som också stängdes av, men stapeln på 12 % hörde till klinikchefen, William-Olsson. Min stapel var bland dem som markerades mellan 2,5 % och 3 %, ungefär samma siffra som innehades av Sture Larsson och Göran Südow, två äldre kirurger med stjärnstatus på kliniken. Om en reporter ser två höga staplar som kraftigt avviker från de övriga är det troligt att han skulle anse att de två kirurgerna som representeras av dessa staplar skulle vara klandervärda. Jag antar att det är klinikchefen själv som medvetet styrt bort uppmärksamheten från sin stapel, och hängt ut mig istället. Naturligtvis valde han mig, för stjärnkirurgerna Göran Südow eller Sture Larsson, med samma höjd på staplarna, kunde han för skams skull inte peka ut.

Hur kan nu siffrorna tolkas? Noll procents mortalitet har de yngsta kirurgerna på kliniken som är under utbildning och därför får lätta patienter med liten risk att dö postoperativt. Mer komplicerade fall opereras av erfarna överläkare till vilka jag nu räknades efter min återkomst till kliniken från tjänstgöringen i Örebro. På åttiotalet var det normalt med runt 5 % mortalitet vid klaffkirurgi, lite lägre om det var aortaklaffen, och lite högre om det var mitralisklaffen. Rena kranskärlsfall hade avsevärt lägre mortalitet. Mitt patientmaterial var både kranskärlsfall och klaffar, ofta klaff plus kärl eller dubbelklaff.

Inte sällan var patienterna gamla och hade komplicerande sjukdomar. Mortaliteten var med den bakgrunden helt godkänd, jag kunde t.om. vara stolt över den. Man kan också jämföra siffrorna med motsvarande från Karolinska Sjukhuset, som publicerats efter den strid som stått där mellan narkosläkare och den norske kirurgen Semb. Klinikens samlade mortalitetssiffra 1985 var 3,9 %, något som sjukhusledningen ansåg var goda siffror. Då ska man komma ihåg att den siffran även inkluderar alla lätta fall, medan i mitt fall de lätta fallen var bortsorterade. Det var ju nämligen dem som de yngre opererade med noll procents mortalitet. Många av de yngre kirurgernas fall hade opererats med mig som handledare och ansvarig. Om man skulle lägga till dessa fall hade mina siffror reducerats ytterligare. Jag hade också kunnat föreslå att alla mina fall på SHC, där jag opererat utan mortalitet, skulle läggas till. Men det var ju aldrig aktuellt att överhuvud taget konsultera mig. Senare kom genomsnittssiffror för mortalitet fram för både Sahlgrenska och thorax i Uppsala och visade sig vara 3,1 respektive 4,5%.

Många av mina kollegor blev upprörda över att jag hade stängts av, och det mumlades om att det skulle varit de med de två höga staplarna istället, dvs Göran William-Olsson skulle ha hört dit. Jag kommer särskilt ihåg kollegan Göran Rådberg, som föreslog att man borde sätta en yxa i narkosläkarens dator, kollegan Mogens Bugge, som tyckte att detta skitsnack behövde jag inte tåla, och kollegan Charles Kennergren, som varit extremt upprörd å mina vägnar. Dessa omnämnda kollegors stöd i den situationen är något som jag aldrig någonsin glömmer. Chefssjuksköterskan på thorax, Margareta Fischer, var förvånad, eftersom jag aldrig gjort något misstag, medan en hel del misstag hade begåtts av andra på senaste tiden. Bland de mest slående misstagen var att sy in fel klaff i aorta så att den inte kunde öppna sig, och en av överläkarna hade sytt ihop patienten med klämmor fortfarande sittande på de nyinsatta kranskärlen. En annan överläkare hade glömt en tygremsa inne i vänster kammare efter att han sytt ihop allting. Vid en blixtsnabb omoperation hittades remsan halvvägs iväg genom aortaklaffen. Inget av detta anmäldes så vitt jag vet.

Det var som en Kafkaprocess, där man hade bestämt utgången på förhand av hemliga skäl. Kanske kände de fyra cheferna stor press att stå fast vid sitt förhastade avstängningsbeslut, fastän de fakta som förevisades för hela kliniken uppenbarligen inte höll för att motivera avstängningen. Reportern, som av allt att döma bara talade med personal på intensivvårdsavdelningen och några narkosläkare, vågade eller ville inte komma till mig eller oss och fråga hur resultaten kunde tolkas. Var det modet eller ärligheten som tröt? Han brydde sig alltså inte om etiska regler som Pressens samarbetsnämnd har utarbetat för journalister. *"Döm ingen ohörd. Var särskilt vaksam i fråga om anmälningar. Var uppmärksam på att anmälningar och stämningsansökningar kan ha till enda syfta att skada den anmälde"* (*Citerat från Kerstin Hellbom, Hjärtslaget på Karolinska sjukhuset 1988)*

Det gick inte att få någon hållbar motivering till att jag drabbades, när nu inte mortalitetssiffrorna motiverade det. Vid ett senare samtal med Rein Rooseniit i enrum uppgav han att det var WO som fattat det beslutet, som jag misstänkte direkt. Det verkade då som en trolig förklaring. På det viset blev två personer avstängda, och han kunde själv slinka av kroken.

En annan omständighet kunde klart avläsas på statistiken: jag var den kirurg som hade opererat flera patienter än någon annan. Skillnaden var mycket stor jämfört med vissa kollegor. Man kan tycka att jag åtminstone borde ha fått något erkännande för min produktivitet, men det fästes inte något som helst avseende vid den. Hårt kliniskt arbete är inte en väg till framgång, det är alltför tydligt. Här kan jag också infoga att flera mätningar, både förr och senare, visat att jag varit den mest produktive kirurgen.

Inför hela ledningsgarnityret (Rein Rooseniit, Dan Wiklund och Göran Holm) från sjukhusledning till klinikchefen fick jag tillfälle att ställa frågan hur man kunde fatta ett avstängningsbeslut och samtidigt underlåta att omgående informera dem som berördes. Samtliga chefer över klinikchefen ansåg att det var klinikchefen, som skulle ha informerat, men han hade inget att säga om varför han inte gjort det. Det var nog hans konflikträdsla som spelade in. Jag kom att träffa sjukhuschefen flera gånger och hade öppenhjärtiga samtal med honom, men min närmaste chef var jag allra mest besviken på och hade svårt att komma till tals med. Han var alltid på defensiven och kände själv av en mycket stor press under hela denna tid. För honom gällde det hans framtid som chef. Han pressades både uppifrån och nedifrån (mina kollegor), och var uthängd med namn och bild i pressen. För den tid han var kvar som chef och kollega var våra relationer djupfrysta.

Jag förstod snart att eftersom avstängningen inte kunde försvaras med de fakta som man var beredd att visa upp, fanns det något underliggande och ljusskyggt. Så småningom fick jag höra uppgifter på omvägar att det fanns "annat också", som kunde läggas mig till last. Detta verkade ha varit någon sorts skvaller bakom min rygg med okänd upprinnelse. Det är enbart av Göran WO, som jag har hört talas om detta skvaller, samtidigt som han karakteriserade det som innehållslöst och dumt. Kanske var det ett försvar för honom att framkasta idén om skvaller? Jag försökte utan resultat ställa mina chefer mot väggen för att fråga vad det var. Med hjälp av en facklig förtroendeman fortsatte jag till långt in på nästa år att försöka nysta upp vad "annat också" kunde ha rört sig om. Kanske var det bara så enkelt att man måste hitta på något att rättfärdiga en avstängning med när det väl gått upp för alla att objektiva fakta inte räckte?

Slutligen skrevs ett dokument undertecknat av sjukhuschefen och min fackliga företrädare. Det gick ut på att något "annat också" inte existerade. Det erkändes också att avstängningen inte gått rätt till, men sjukhuschefen hävdade sin rätt att även i fortsättningen ta till avstängning för utredning vid "minsta misstanke". Att fortsätta fälla hellre än fria således. Det var att sätta ett skarpt vapen i händerna på varje tänkbar belackare av verksamheten. Det blev också tydligt att WO hade valt, eller pressats, att stänga av mig på grundval av något skvaller, som han själv karakteriserat som grundlöst. Men nu har jag gått händelserna i förväg. Åter till situationen under den sommar då jag var avstängd från hjärtkirurgi.

Tidningarna skrev mycket om en förtroendekris mellan narkosläkare och kirurger. Mitt eget förtroende för mina narkosläkarkollegor skakades ordentligt. Vi hade ett ögonvittne, som sett en av de mer seniora narkosläkarna sitta och fabricera missvisande staplar. Denne doktor, som inte förstod att olika läkares resultat inte utan vidare var jämförbara ska få förbli anonym, jag vill bara kalla honom "Doctor Knowlittle". Hur kunde han läcka ut råa mortalitetsdata, för att missbrukas av oinitierade skribenter?

Det riktiga hade varit att låta chefen på thoraxkirurgen stå för tolkningarna, eller var det chefens egen höga siffra, som förhindrade detta? När skallet mot kirurgerna verkade avta, var det plötsligt en narkosläkare i överordnad ställning, Chefläkare Wikström, som gick ut i radion och sade sig vidhålla kritiken mot kirurgerna. Det var något högst egendomligt, eftersom denne kollega aldrig deltog vare sig i narkoserna på thoraxoperation eller i den postoperativa vården på intensivvårdsavdelningen. Han kunde inte veta ett dyft om hur våra hjärtoperationer gått till. Det var också egendomligt att han inte hade något angivet skäl för att vidhålla kritiken annat än att han inte riktigt ville tro på de experter som gått igenom patientmaterialen.

Det talades i pressen om "narkosläkarna" som ett kollektiv, och de kom att framstå som den smygande reporterns allierade. Men jag har svårt att tro att ett flertal av narkosläkarkollegorna skulle sprida omotiverade uttalanden till pressen. "Narkosläkarna" behövde kanske inte vara fler än ett par stycken. Deras synpunkter kunde ha blåsts upp så att man fick läsarna att tro att det var hela kollektivet. Det var ganska dumt av "narkosläkarna" att sätta sig till doms över andra kollegor, speciellt som det visade sig att de inte var kapabla till det.

Om man skall gå efter hur komplikationer och mortalitet registreras, så beror resultaten efter operation till 100 % på kirurgin och till noll % på narkosläkarnas insatser. Ändå tror jag inte någon narkosläkare skulle hålla med om detta påstående. Men alla komplikationer registreras efter vem som opererat och inte på något annat sätt, även om narkosläkares namn också förekom i registren. Narkosläkare har aldrig gjort några statistiska kvalitetsbedömningar av sina egna insatser. Under den tid som jag berättar om, kommer jag ihåg en incident där en hjärtstärkande medicin helt och hållet rann ut i patientens säng i stället för in i patientens ådror. Ponera att patienten avlidit till följd av detta narkosläkarmisstag. Dödsfallet hade då i den slutliga statistiken kommit att belasta operatören och ingen annan.

Det hade också påståtts att det var personal på thoraxiva[32] som hade kritik mot vissa kirurger. Jag vet av erfarenhet att sköterskepersonal har fört hemliga listor över vad de ansett vara komplikationer. En av dem berättade faktiskt för mig att de brukade skriva upp vilken operatör som råkade ut för flest reoperationer pga blödning. Att sedan patienterna är olika och har olika mediciner som ger blödningsbenägenhet är nog inte med i deras listor. Det blir därför bara amatörmässiga komplikationsregister.

Jag fick ingen vidare trevlig sommar. Det kändes tungt att direkt anklagas för att ta livet av människor genom oskicklighet. Det kändes som en skam att ha råkat ut för det, även om jag kunde säga mig att det var total felaktigt från början till slut. Jag hade ett privatliv att leva, och jag ville naturligtvis inte avslöja min situation för flera än nödvändigt. Ändå måste jag räkna med att ryktet hade spridit sig i hela min specialitet, och att jag var nedsvärtad med namn och allt

Jag saknade den rättsordning som gäller när man blir anmäld till Sjukvårdens Ansvarsnämnd. Någon riktar ett klagomål mot en, och som första åtgärd blir man, som den anklagade, anmodad att ge sin syn på saken. Först när de inblandade parterna fått tillfälle att ge sin syn på det inträffade och även fått reagera på varandras inlägg går saken till avgörande. Några åtgärder kommer inte ifråga förrän allt har övervägts rättvist under domstolsliknande former.

Vid många senare tillfällen har jag funderat över pressens uppenbara förtjusning i att slå till med stora rubriker så fort man får tillfälle att bringa läkare i vanrykte. Samma press bidrar ibland till att sätta läkare på piedestaler i sin rapportering om spektakulära transplantationer eller nya fantastiska behandlingsmetoder. Pressen älskar dock ännu mera att rycka ned läkarna från pedestalerna. Expressens famösa uppräkning av läkare som fått någon fällning i

---

[32] thoraxkirurgens intensivvårdsavdelning

214

ansvarsnämnden är ett exempel. Där var det dessutom flera stycken som utpekades helt felaktigt. Förmodligen kan vem som helst under extraordinära omständigheter råka begå något felaktigt, så samhällsnyttan med den sortens rapportering betvivlar jag starkt. Alla är glada att läkare finns när de behövs.

En annan berättelse om hur hela pressen fullständigt körde i diket är "Patientbranden på Sahlgrenska" publicerad i kåserisamlingen "Läkarväskans hemligheter", BoD, 2018.

Alla slutligen rentvådda

Saken måste utredas ordentligt av experter utifrån under ledning av socialstyrelsen i en så kallad medicinsk revision. Den utredningen gjordes grundligt. Flera oberoende experter deltog. Det var stadsrevisorer, klinkcheferna Hans Erik Hansson från Uppsala och Jan Kugelberg från Lund och Socialstyrelsen. Alla journaler togs fram, alla riskfaktorer beaktades. Det hela tog tre månader, men resultatet blev att det inte fanns anledning att rikta kritik mot någon kirurg. Nu måste pressen förstås i rättvisans namn ge stor publicitet även åt detta. Sjukhuschefen fotograferades lördagen den 14/9 utanför sjukhuset och citerades när han förklarade att han åter hade fullt förtroende för alla kirurgerna. Alla tidningar, som tidigare skildrat avstängningarna, var nu fulla av rapporter om att allt var bra, och avstängningarna var tecken på att problemen hanterats felaktigt.

Nu tror kanske någon att jag redan hade blivit informerad om det positiva utslaget genom att någon av mina chefer ringde mig och sa något i stil med: "Jag har glädjen att informera dig om att utredningen nu är färdig, och att ingen kritik ansågs befogad mot någon på din klinik. Vi beklagar allt obehag du råkat ut för, och är glada att hälsa dig välkommen i tjänst igen."

Naiva tankar. Naturligtvis hade ingen chef hört av sig. Så civiliserade var de inte. Informationen fick jag återigen enbart genom att läsa tidningen, som vilken läsare som helst. Från sjukhuschefen till klinikchefen var det fyra inblandade chefspersoner i rakt nedåtstigande led, av vilka ingen uppvisade normalt folkvett. Vi hade en splitter ny personalchef den sommaren, som tidigare varit personalchef på Volvo. Det ironiska är att personalchefens programförklaring vid tillsättningen hade varit att alla medarbetare skulle visas hänsyn och respekt. Det var synd att hon inte talat om det för de fyras gäng som mina närmaste chefer utgjorde.

Man skulle nu kunna tro att allt var frid och fröjd, men jag märkte snart att det inte var så enkelt. Jag hade fått en fläck, som inte skulle vara lätt att tvätta bort. "Ingen rök utan eld" var det säkert många som tänkte. Det var svårt att komma tillbaka till full verksamhet. Det fick inte bli några komplikationer överhuvudtaget, för då kunde det anses att det var för att just jag opererade. Andra kollegor kunde däremot få ha komplikationer, som då tillskrevs komplexiteten i uppgiften. Vissa uppgifter har jag aldrig fått tillbaka. Men mycket har också ändrats och organiserats om av andra skäl.

Ryktet hade spritt sig till alla andra sjukhus. Jag skulle inte kunna få ens ett vikariat någon annanstans om jag ville. Jag ringde och hörde mig för en gång, men förstod att man inte skulle vilja ha mig för allt i världen. Det innebar att jag för lång tid var fånge på min arbetsplats, där jag skulle känna stor vantrivsel. Karriären fick ett tydligt motlut. Med olustkänslor kände jag ibland igen den smygande reporterns namn i tidningen ute på nya mediaäventyr. Undrar om han någon gång reflekterar över vad han kan ställa till för skada genom sina artiklar om de, som i mitt fall, skrivs med en till lögnen gränsande ensidighet? Det kändes som om han fegt skjutit på mig genom ett bakhåll utan att visa sig. Förmodligen hade han hört någon negativ kommentar om mig av någon, som inte ville stå för det så att det blev offentligt. Av en fjäder tillverkade han sedan en höna. Men om en fjäder kan bli en höna, så kan ett scoop bli en anka, en tidningsanka. Det blev en synnerligen obehaglig anka.

Åren gick och jag erövrade åter en tillfredsställelse i mitt arbete och med mina arbetskamrater. Jag har en omväxlande blandning av arbetsuppgifter och tycker att jag på nytt röner uppskattning. Ingen av de fyras chefsgäng var då kvar i några ledande befattningar. Rooseniit avgick när hans mandatperiod var över. Göran William-Olsson dog olyckligtvis i en malign sjukdom. Göran Holm blev själv avsatt när han satte sig upp mot Rooseniit. Den narkosläkare som blivit tagen på bar gärning med att rita missvisande staplar gick till en annan klinik.

Om man hoppar många år framåt, så får man dock se att denne Doctor Knowlittle återkommer och blir chef för thoraxanestesin. Detta kan han bli när den gamle hedersmannen Claus Kirnö avgår efter att ha varit chef i eget tycke tillräckligt länge. Hans önskan att övergå till vanlig narkosläkarverksamhet får man respektera, men de flesta hade nog gärna velat ha honom kvar. Nu återkommer plötsligt den misslyckade stapelkonstruktören och blir chef över narkosläkarna. Det är inget jag personligen är speciellt glad över, men många år har gått, och om man inte kan glömma, så får man åtminstone försöka att inte låtsas om något gammalt groll. Hans chefsskap blir dock kort. Flera av kirurgerna har svårt att acceptera honom. En av de verkligt duktiga kirurgerna skräder inte orden när han klargör att Doctor Knowlittle inte kan tillräckligt om vår verksamhet, och åtminstone en av narkosläkarna vill inte ha en chef som "man får skämmas för". Själv uttalar jag mig över huvud taget inte om honom. I samband med en omorganisering får han inte förnyat förtroende att leda narkosläkarna trots att han gärna skulle vilja, och i hemlighet gläds jag över detta, framför allt för att jag slipper se honom varje dag.

Reflektioner om skuld

Tiden efter den här historien var jag mest arg på min närmaste chef Göran William-Olsson. Det var ryggradslöst av honom att inte kunna tala med mig innan jag fick läsa i pressen om avstängningarna. Allteftersom tiden gått har min syn förändrats. Göran var kanske själv det största offret för sjukhusledningens agerande. Han hängdes ut med namn, och hans lämplighet som chef blev ifrågasatt offentligt. Han gav ett påfallande olyckligt intryck under våra diskussioner om affären. Jag är helt övertygad om att några aktioner inte alls skulle kommit till stånd om han fått råda. Han gjorde motvilligt vad han blev beordrad att göra. Det måste vara sjukhusledningen som vridit om hans arm tills han slutligen gjorde dem till viljes. Aktören måste ha varit Rein Roosenit med sin skräck för att tidningen skulle ge sjukhuset negativ publicitet, vilket styrks av hans uttalade åsikt att agera på samma sätt vid "minsta misstanke". Som den advokat han var kan han inte ha varit omedveten om att en person som anklagas bör få möjlighet att försvara sig. Kanske en maktberusning som högste befallningshavande på det magnifika Sahlgrenska Sjukhuset fick honom att glömma alla normala hänsyn.

WO ger bort chefsskapet för andra och sista gången

Efter tråkigheterna med den förhastade avstängningen av två kirurger fortsatte problemen för thoraxkirurgiska kliniken. Det blev mer och mer WO själv som blev föremål för kritik. I tidningarna stod det nu om en tredje kirurg som opererade fort, kanske för fort. Det var en direkt beskrivning av WO. Han fick också problem med sjukhusledningen, som var missnöjd med honom. Till en del kunde det förklaras av de häftiga angrepp som Göran WO gjort på sjukhuschefen Rooseniit i pressen. Vanligtvis var han konflikträdd, men nu agerade han som en ilsken hund, som var inträngd i ett hörn och måste gå till angrepp. Varje morgonmöte började med att WO redogjorde för nya påhopp på honom själv. Vi hade föredragit att slippa höra det. Det lade en blytung hand över hela kliniken. Eva, som brukade var en öppen och pratsam person och satt mycket ihop med personalen, var hårt drabbad. Hon kom och gjorde sitt jobb och försvann sedan snarast möjligt utan att vilja prata med någon. Till slut hade vi fått nog, och vi beslutade att vi skulle kalla chefen till ett möte där vi skulle ställa honom till svars för allt som vi kunde lägga honom till last. Han accepterade tidpunkten. Själv var jag helt inställd på att ge honom vad han tålde för att han stängt av mig utan egentligt skäl och för att ha försökt smyga med det. Jag hade ett litet manuskript med mig för att inte glömma något. Men det blev pannkaka av alltihop. När WO kom hade han med sig sin sexårige lille pojke. Han beklagade att han var tvungen att vara barnvakt, men vi kunde kanske prata ändå? Nej, det gick ju inte. Hur skulle vi kunna ge oss på honom med hårda ord när hans lille oskyldige pojke satt där? Allt ställdes in och tillfället kom aldrig tillbaka. Han lyckades den gången slingra sig ifrån kritik genom att gömma sig bakom en liten pojke.

Det hade alltid varit ett mål för Göran WO att operera så fort som möjligt. Han kunde komma in och säga så här :

"Nu ska jag skruva in den här klaffen i rasande fart för om en och en halv timme måste jag vara på ett möte".

Ambitionen att framför allt arbeta fort hade möjligen varit adekvat i början av hans karriär då det bara fanns bubbeloxy-genatorer, som slet på blodet, och patientens möjligheter att komma oskadd från operationsbordet ökade om tiden med hjärtlungmaskin blev så kort som möjligt. Men nu var det andra tider.

Efter att jag kommit tillbaka från Örebro fann jag att de mer skonsamma membranoxygenatorerna var allenarådande, och det var inte alls någon anledning att arbeta i forcerat tempo. Alla på salen blev stressade av WO´s hets vid operationsbordet. Som väl var stack han alltid iväg så fort blodflödet var påsläppt till hjärtat, så första assistenten kunde göra färdigt operationen i lugn och ro. Det var nog tur för patienten det.

Jag kommer ihåg en särskild vecka då två av hans patienter fick onödiga komplikationer pga hans jäkt. En patient hade en förtjockning av muskulaturen i vänster kammares utflödesdel och Göran WO skulle enligt en metod som kallades Morrow skära ut en kanal ur muskulaturen för blodet att flyta genom. Han skar lite för djupt, och resultatet blev en öppning mellan höger och vänster kammare, en allvarlig komplikation som belastar hjärtat. Detta måste opereras om, och den som fick uppdrag att göra det var Sture Larsson och jag var hans assistent. Eftersom Göran WO utsåg Sture Larsson till att reparera defekten, så var det ett erkännande att WO själv inte var lika kapabel att göra det. Jag skulle ha varit lite nervös och funderat på hur jag skulle kunna laga defekten, men Sture var i sådana situationer helt lugn och fullständigt på det klara med att han skulle klara av det.

Nästa komplikation var en patient som behövde ha två hjärtklaffar insatta. Det kunde inte WO tänka sig att göra med den säkra teknik som vi använde dagligen, utan han skulle hitta på en genväg för att det skulle gå fortare. Han hittade på att båda klaffarna skulle sys in med en slags fortlöpande sutureringteknik. I stället för enstaka suturer förstärkta med tygbitar, pledgets, sydde han en enkel fortlöpande sutur för varje tredjedel av klaffcircumferensen. Tråden var en styv och glatt prolensutur, och knutarna gled isär efteråt, så att båda klaffarna lossnade. Vi var vana vid prolén när det gällde finare suturer, men med de grova suturer, som behövdes här, missade han att se till att suturerna grep om varandra tillräckligt. Det ledde till en nödvändig reoperation i all hast för att kunna rädda patientens liv. Det gick någotsånär, men patienten blev liggande på intensivvården flera dagar efteråt.

Ett par dagar efter operationen träffade jag patientens hustru i sjukhuskaféet. Hon kände igen mig och frågade om vad som hade hänt, så jag förklarade i neutrala ordalag utan att lägga någon skuld på operatören. Det var ett moraliskt problem. Dels ville jag inte förtala min chef, men samtidigt önskade jag att hon skulle komma på att anmäla honom för HSAN[33]. Det var ju en allvarlig komplikation till följd av antingen slarv eller oskicklighet. Någon anmälan kom inte till stånd, men Göran WO var ändå rätt skakad av sina två allvarliga missar under samma vecka. Under ett morgonmöte medgav han att "tuppkammen" inte var så hög längre.

En ordentlig kontrast var det när jag en gång assisterade Rådegran som hade tre klaffar att byta på en patient: aorta-, mitralis- och tricuspidalisklaffarna. Han var inte en snabb kirurg, men arbetade lugnt och målmedvetet och gjorde med varje klaff precis som om det vore en enda klaff som han skulle byta. Det tog sin tid, men resultatet blev perfekt och hjärtlungmaskinen kunde kopplas bort utan problem.

Till slut fann WO att det inte kunde fortsätta som det gjorde. En morgon förvånade han oss genom att tillkännage att han skulle avsäga sig chefsskapet.

"Du Sture får bli chef, sa han. Du är den ende som har tillräcklig auktoritet för det". Sture såg bara förvånad ut och sa just ingenting. Han var helt oförberedd och försvann ut ur rummet, och allt fortsatte i sina normala hjulspår. Men det verkade faktiskt som om Sture skulle

---

[33] hälso- och sjukvårdens ansvarsnämnd

vara den nye chefen. Han gjorde först inte så stort väsen av chefsskapet, och det var fortfarande WO som varje morgon presiderade vid bordets kortända. Stämningen var lite lugnare och det förekom inte så mycket rapporter om attacker mot WO längre. En dag förklarade WO myndigt "Nu återtar jag chefsskapet".

Det väckte förstås allmän förvåning, och Sture bara försvann snopet ut ur rummet utan att säga någonting. Nästa morgon var en hel liten delegation från sjukhusledningen på plats. Det var både sjukhuschefen och områdeschefen. De förklarade myndigt för oss och naturligtvis framför allt för WO, att det var Sture Larsson som var Thoraxkirurgiska klinikens chef och ingen annan. Sture hade alla rättigheter och skyldigheter som en chef skulle ha, och han kunde inte avsättas av någon annan än sjukhusledningen. Nu var det WO:s tur att se snopen ut och Sture var belåten.

Bråket som inte ville ta slut

Efter det att Göran WO blivit definitivt avpolletterad började Sture basa över oss med större självförtroende. Han var en katastrof som chef, och borde hellre ha fått fortsätta som den lysande kirurg han var. Han hade ju trivts så bra med det, och han hade en gång sagt till mig att han fick göra precis vad han ville. Chefsskapet var diktatoriskt och nyckfullt. Ingenting skulle delegeras till någon annan. Han bestämde hela operationsprogrammet och skrev detaljerade PM över allting. Nu skulle alla verkligen dansa efter hans pipa, och allt som inte följde hans PM skulle betraktas som fel. Han skaffade en pärm för kirurger, som var hos oss för randutbildning, och däri skulle de samla alla Stures PM så att de lärde sig hur thoraxkirurgi skulle bedrivas. För att det skulle vara lugnt nog förbjöd han alla klagomål på instrument och på personal.

Trots att han tog över en klinik i djup kris, körd i botten av hans föregångare, så var bland det första han gjorde att åka till Norge fjorton dagar för att extraknäcka på något sjukhus där. Det var förstås bestämt sedan tidigare, och det faktum att han nu hade en egen klinik att ta hand om tyckte han inte var skäl nog att ställa in extraknäcket. Han var svag för extraknäck, vilket tidigare rapporterats om på tal om "Stures café", då han personligen tagit hand om 100 stockholmpatienter för att tjäna lite extra. Kirurgarvodet för dessa patienter var 50 % högre än vad kirurgen fick på SHC.

Oss kirurger delade han in i grupper som fick namn efter olika färger på ett sätt som påminde om grupperingen av barn i lekskolan. Nu skulle vissa kirurger bara syssla med vissa saker för att bli riktigt bra på det. Mig satte han nästan uteslutande på att göra kärlkrampsoperationer. Lungkirurgi hade jag dock hela tiden i samma utsträckning som förut. Jag saknade mer och mer att få operera någon klaff, men jag fick aldrig något sådant fall uppsatt på mig fastän jag bad honom. Varje vecka hoppades jag på lite variation inom hjärtkirurgin men blev besviken när det blev enbart anginafall. Han hade sagt att han tyckte jag sydde bra kärlanastomoser, och därför tyckte han väl att jag borde hålla på med det.

En morgon förlorade jag tålamodet fullständigt och skällde ut honom efter noter för att han, som jag tyckte, bestal mig på surt förvärvad kompetens. Jag skrädde inte orden, och det var dödstyst runt sammanträdesbordet förutom mina arga kommentarer. Sture satt rätt lugnt och lyssnade utan att avbryta. Till slut lugnade jag mig också, och kände mig lite lättad för att jag i alla fall hade sjungit ut. Det bar sig inte bättre än att jag skulle assistera honom samma eftermiddag, och vi skulle tillsammans byta en klaff. Nu undrade jag om jag möjligen skulle få vara huvudoperatör och han assistera, men han sa nej till det under förevändning att jag nog inte var i riktigt god balans. Jag fann mig i det och kunde tänka att han nog hade rätt i det efter den våldsamma urladdningen. Vi opererade ihop i god sämja, och egendomligt nog märkte jag att jag nu tyckte bättre om honom när han tagit emot allt skällande på sitt lugna sätt. Jag tror inte att det skulle ha gått så bra varken med Rådegran eller William-Olsson. Samarbetet mellan mig och Sture förbättrades för en tid framåt.

Sture gjorde alltid precis som han ville. Hans självsvåldighet förvånade oss. En morgon stod det med stora rubriker i GP att en chef på SU blivit påkommen med oegentligheter. Jag misstänkte med en gång att nu hade Sture gått för långt. Men icke. Det visade sig handla om den nye kardiologchefen. Den gamle chefen hade ersatts av en yngre. Denne var en gammal kurskamrat till mig, och jag kände honom som en snäll och duktig kille. Jag kunde inte alls tro att han skulle ha gjort något fuffens. Han blev i alla fall anklagad för att på något sätt ha misskött anslag till klinikens forskning.

Kardiologchefen var en initiativkraftig person. Det var han som inledde eran med ballongsprängning av kranskärl. Han var själv i början den ende som kunde utföra ballongsprängningarna. Under hans tid började man också behandla nästan alla patienter med fettsänkande mediciner, och en stor läkemedelsstudie visade att fettsänkning ledde till färre hjärtinfarkter. Dessa stora meriter hjälpte föga. Det blev avsked direkt.

Kriget som fördes i pressen

Det dröjde ända till 31/5 1993 innan kirurgkollektivet manifesterade sin olust med situationen på thoraxkliniken i ett öppet brev som publicerades i GP under rubriken: *Du ljuger, Göran.* Här beskrevs de goda åren med William-Olsson, då så mycket byggdes upp. Därefter kom en tid, då ledarskapet uppvisade allt större brister. Intresset för thorax tycktes minska, medan Göran WO blev mer intresserad av att engagera sig i privatkliniken, SHC. Personal var missnöjda och slutade. Köerna till operation växte. En del patienter dog under väntetiden och andra försämrades, så att resultaten blev sämre. Stämningen var i botten då Göran WO slutade, missnöjet med honom var fortfarande starkt. Han tillförde nu inte längre kliniken något, utan förstörde bara stämningen med sitt ständiga kverulerande på sjukhusledningen. Göran William-Olsson förde en rasande kampanj mot sjukhuschefen Rein Rooseniit, t ex i GP 22/1 1992: *Hejda Rein Rooseniits brutalitet.* Han liknar regimen med ett brutalt centralistiskt kommandosystem. Man har misstänkliggjort läkare utan saklig grund för att komma åt en kritiker (WO själv). Den journalist som skrivit negativt om thorax och enskilda läkare är *okunnig, naiv och lättlurad.* (Här kan jag kanske hålla med!) Liknande synpunkter hade Göran WO redan framfört i TV-programmet Nattcafé och i tidningen IDAG. Rooseniit skulle i sitt ledarskap följa en öststats-modell enligt artikeln i GP: *Ledningen kräver lydnad.*[34] Göran WO hade tidigare visat tecken till konflikträdsla och inte velat konfrontera kritiska personer ansikte mot ansikte. Nu var han istället som en ilsken hund bitande åt alla håll. Tidningen GP hade inte bett honom om någon kommentar, han hade själv bett att få publicera sina synpunkter. GP hade aldrig kontrollerat "narkosläkarnas" synpunkter med någon kirurg

Thoraxkollegornas protestbrev undertecknades av alla kollegor utom naturligtvis Eva Berglin och nye chefen Sture Larsson. Pia Mykén undertecknade inte heller av solidaritet med sin goda vän Eva. Det undertecknades inte heller av Charles Kennergren, som tyckte att hela aktionen, på initiativ av Folke Nilsson, kom osmakligt sent. Den borde ha kommit snart efter avstängningarna - 91. Som det nu var, kom attacken mot WO medan han låg dödssjuk på sjukhuset med blodkancer. Jag undertecknade brevet eftersom WO samvetslöst

---

[34] 13/10 1992

huggit kniven i ryggen på mig. Dessutom kunde jag instämma med allt som stod där.

Den nye chefen, Sture Larsson, tycktes stå vid sidan om denna brevaktion. Det skulle inte sett snyggt ut om han också skrivit på. Det skulle ha verkat som ett försök att trygga sin egen chefsposition. I själva verket var det en hjärtesak för Sture att protesten mot WO blev så kraftfull som möjligt. Av dem som inte skrev på, visade han tydligt sin vrede mot Kennergren, som han för all framtid förhindrade att ägna sig åt hjärtkirurgi. Kennergren fick stanna i sin specialnisch, som var pacemakerkirurgi. Som pacemakerkirurg var han dock enastående och han gjorde en internationell karriär inom området.

Malignitet

Eva Berglin hade vid ett morgonmöte haft något allvarligt att säga: Göran WO har en malign sjukdom. Det skulle ha varit en rätt grav form av leukemi, och tydligen hade han kämpat mot sjukdomen en längre tid. Det väckte förstämning och kanske också en del spekulationer. Han var ju så personlighetsförändrad om man jämför med de tidigare goda åren. Man kanske kunde förstå det så att sjukdomen hade påverkat honom. Omvänt kan man också undra över hur den extrema press som han varit utsatt för under ett par år hade påverkat hans motståndskraft. Man fick ett annat perspektiv och kanske lite mer förståelse för honom. Han slutade nu helt att komma till jobbet. Med all rätt eftersom han var allvarligt sjuk. Eva Berglin fick bekymmer med att ta hand om honom och dessutom försöka sköta sitt jobb. Det hände att han tog bilen och körde iväg och blev borta utan att någon visste var han var. Bilen var hans gamla "polisbil", en stor amerikanare som faktiskt varit polisbil en gång i tiden, men där polisutrustning var borta och bilen ommålad.

Jag hade inte sett honom på länge då jag en dag stötte ihop med honom alldeles utanför uppgången till thoraxsekretariatet. Han var sig ganska lik, kanske lite magrare och svagare. Många gamla känslor av agg väcktes upp, men också medkänsla. Det gamla fick vila, jag frågade hur det stod till och försökte visa honom sympati. Jag är glad att jag gjorde det, för kort tid därefter var han död. Det blev ingen begravning med uppslutning av gamla kollegor, stämningen var inte sådan att det skulle ha varit lyckat. Så vitt jag vet spreds hans aska ut över havet.

Försök att slå tillbaka.

Jag anmälde personligen till datainspektionen det ansvarslösa hanterandet av vårt sjukvårdsregister. Kanske någon annan också gjorde samma sak. Det blev en utredning av detta, och datainspektionen kom fram till att ett missbruk av registret faktiskt skett. Man vände sig sedan till åklagarmyndigheten för att utreda om Sahlgrenska brutit med datalagen. Jag har inte kvar någon dokumentation av slutresultatet, men jag tror att det mesta rann ut i sanden. Jag anmälde också GP till pressens ombudsman, med tanke på att man åsidosatt att ge de utpekade möjlighet att försvara sig. Detta är nu över 20 år sedan, men jag har inget minne av att det heller ledde till någon prickning. PO var inte objektiv, eftersom GP:s gamle chefsredaktör, Jigenius, nu satt som PO.

Personalvård

Vad en personalchef har för uppgifter är jag inte helt klar över. Kanske förekommer någon sorts personalvård på ett storsjukhus. Någon personalchef har aldrig spontant visat sig för oss, och några upplysningar om att man eventuellt kan vända sig till vederbörande har vi aldrig fått. Möjligen borde denna person verka för att mobbning av personal inte får förekomma. Det har förekommit mycket mobbning på Sahlgrenska universitetssjukhuset. Några år senare skulle professor Lars Hamberger mobbas bort från sin tjänst, och på vår klinik mobbades kirurgerna Kennergren och Ali Belboul av sin chef Sture Larsson. Doktor Belboul försökte Larsson utan särskilda skäl mobba bort, så han mådde dåligt under hela Larssons chefsperiod. Om mobbningen sker på chefsnivå verkar det tyvärr inte finnas stora möjligheter att komma åt den.

Ingen enda person i ansvarig ställning har efterfrågat hur jag mådde efter historien 1991 eller hur jag kunde arbeta vidare. Det är klinikchefen, som ska fånga upp problem på arbetsplatsen, och han har plikt att en gång varje år ha ett personligt, protokollfört samtal med varje arbetstagare. När det gäller sköterskepersonalen har jag hört om hur de "gråter ut" under sina samtal med sin förstående chef. För läkarpersonalen har motsvarande samtal mest lett mina tankar till en boxningsmatch, där var och en positionerar sig i sin ringhörna. Det personliga samtalet genomförs också enligt regelboken, men till föga praktisk nytta.

Jag satt en gång i vår dikteringshytt på operation när det plötsligt rasslade till i skrivaren. Ut kom två A4 papper med namn. Det visade sig vara saker som jag inte hade att göra med, men innan jag fattade det, hade jag tagit papperen och tittat över dem. Jag trodde först det var mina utskrifter. Utskrifterna innehöll två dussin namn på personal på thoraxoperation som var långtidssjukskrivna, sköterskor och undersköterskor. En del hade jag inte sett på flera år och hade trott att de slutat. Men det var folk som "gått in i väggen". Vilka svåra påfrestningar hade knäckt dem?

Familj, vänner på jobbet och andra vänner är mycket viktiga för att själen ska läka. Sedan hade jag också en familjeterapeut. Denne var mycket välutrustad, både fyra ben och svans, en mycket förstående katt.

När jag till slut ska avgå med pension, så går jag till den personalchef, som då fungerar för vårt område, och relaterar kort hela historien. När jag nämner namnet på den GP-journalist som startade allt, hajar han till och säger

" Jaså, han var i farten redan på den tiden?"

Tydligen var skribenten lite ökänd för sina ansvarslösa skriverier. Personalchefen undrar sedan vad han kan göra för mig. Jag vill helt enkelt veta om det får gå till så som det gick till den gången. Han bekräftar att så får det absolut inte gå till. Det var vad jag behövde höra. Tack för mig!

Frihandsklaffar och dubbelmoral

Göran William-Olsson hade faktiskt givit mig ett exklusivt specialområde inom hjärtkirurgin. Det gällde att operera in riktiga aortaklaffar, tagna från nyligen avlidna, och använda dessa i stället för klaffar från kommersiella firmor. Meningen var att dessa naturliga klaffar skulle vara bättre än fabriksmonterade klaffar, bl a skulle flödesmotståndet genom dem vara lägre. Gruppen, som skulle ta emot dessa klaffar, skulle vara yngre personer, som skulle kunna ha klaffarna många år framåt. Det gällde först att klippa ut klaffarna och ha kvar en liten del av aortakärlet innehållande klaffarnas naturliga upphängningsmekanism. Klaffmaterialet lades först i antibiotikalösning och kunde sedan frysas in om man inte omedelbart hade en operationskandidat. Han hade också en plan om att vi skulle kunna få denna sorts material från de baltiska staterna, lite oklart var det om han menade att vi själva skulle åka dit och försäkra oss om materialet. Hur det var med etiskt tillstånd och sådant skulle inte jag behöva bekymra mig om. Det skulle han ha tagit hand om, men jag fick aldrig se några klara papper på att det var OK.

När det var dags för första operationen opererade Göran själv och jag var hans assistent. Vid operation nummer två var det jag som var operatör och han var assistenten. Nu menade han att jag kunde det där och skulle i fortsättningen operera själv med hjälp av en yngre assistent.   Det var spännande, men jag var inte helt övertygad om metodens förträfflighet. En nackdel var att jag bara hade en enda tillgänglig klaff, och om passformen till patientens aorta inte var perfekt, så skulle jag behöva göra vissa manipulationer för att få ihop det så att det blev OK. Jag gjorde en liten rad med dessa operationer och det gick bra till en början. Så blev det en komplikation hos en patient. Han hade hämtat sig bra och fått åka hem, men senare försämrats och blivit tvungen att läggas in igen. Ultraljudsundersökning visade att det uppstått ett läckage mellan klaffen och aortaväggen. Problemet blev akut, och en akutoperation måste göras en kväll. Det var en annan kirurg, som var bakjour, och han skulle reoperera och täta den läcka som hade uppstått. Något gick helt fel under den operationen och patienten klarade sig inte. Det var klantig kirurgi, tyckte Göran WO, och med det menade han den kirurgi som min kollega stått för. Ingen skugga skulle falla på mig. Men så kändes det inte för mig, jag tyckte att en djup slagskugga lade sig över oss alla inblandade och hela konceptet. Frågan var om vi skulle fortsätta med metoden.

Det blev sedan ett naturligt uppehåll pga av de bråk som uppstod på thoraxkliniken. Metoden lades på is så länge, och när Sture Larsson hade blivit chef, avgjorde han att den här operationsmetoden inte skulle användas längre med den motiveringen att kommersiellt tillgängliga klaffar var bra nog. Jag kunde faktiskt hålla med honom om det, och jag behövde inte längre bekymra mig om denna nya operationsmetod.

Men som ofta med Sture Larsson: han var ibland mycket inkonsekvent. När det kom en ännu onödigare och farligare operationsmetod kastade han sig över den, och nu var tillgängliga klaffar plötsligt inte längre bra nog. Plötsligt ville de erfarnaste hjärtkirurgerna, Larsson och Südow, prova en metod som gick ut på att man tog ut pulmonalisklaffen (mellan höger kammare och lungartären) och satte in den i aortaposition (mellan vänster kammare och aorta), medan man ersatte den borttagna klaffen med just ett liknande homograft [35] som det jag använt, fastän tagen från lungartären i stället för från aorta. Hela operationen kallades "Ross procedure" efter den brittiske kirurg, som hittat på metoden och använt den framgångsrikt. Den största kirurgiska stjärnan var Göran Südow, och han började experimentera med det här, och då ville inte Sture vara sämre, så han satte igång också. Längre fram blev den duktige yngre kirurgen Gunnar Svensson involverad.

Nu skulle man också koncentrera sig på yngre patienter, framför allt för att de var tåligare och tålde mycket längre operationer. Tyvärr fick vi se att många yngre patienter, som skulle

---

[35] vävnad som transplanteras från människa till människa

gått igenom en vanlig klaffoperation med flygande fanor och komma hem efter 5 dagar, nu hamnade på intensiven under långa perioder, och sedan låg ännu längre perioder i kritiskt skick på avdelningen. En del fick otrevliga skador pga alltför lång tid med hjärtlungmaskinen.

En del kritiker av metoden påpekade helt riktigt att patienter med en en-klaffssjukdom förvandlades till patienter med två-klaffssjukdom.

Åratal senare hade vi en opererad grupp överlevare att efterundersöka. Det gjordes i form av en doktorsavhandling där Gunnar Svensson var handledare och Obaid Al-Khaja från Dubai författaren. Slutsatsen blev att man borde vara mycket återhållsam med den här operationsmetoden. Klart var att man inte kunde uppnå de goda resultat som Ross själv hade rapporterat.

Aortahomograft

Vid en del avancerade rekonstruktioner av aortans första del så kan man behöva ett *homograft*, som består av första delen av stora kroppspulsådern med innehållande klaff. Dessa homograft kan tas tillvara från nyligen avlidna personer, och Göran Südow hade haft som vana att åka ner till rättsmedicinska avdelningen, som låg vid gamla Vasa Sjukhus och ta ut preparatet där, och behandla dem så att de blev användbara för kirurgi. Ett annat sätt var att köpa dem färdiga från England, dyrt förstås.

Vi hade fått fart på transplantationsverksamheten, och jag fick den lysande idén att ta till vara själva första delen av den transplanterade patientens aorta och behandla den så att den senare kunde användas som homograft. Den här delen togs rutinmässigt ut från patienten och gick med preparatet till patologen. Det var inget fel på denna del av aorta, det var ju i regel bara hjärtmuskeln som var sjuk. Vid hjärttransplantationen följde alltid första delen av kroppspulsådern från det friska hjärtat med. Det blev omedelbar acceptens för detta koncept, och som dess upphovsman ställde jag upp som den som alltid åkte in vid hjärttransplantationerna och tog hand om materialet oavsett tiden på dygnet. Man visste alltid om en planerad transplantation många timmar i förväg, så jag kunde göra mig beredd.

Arbetet bestod i att dissekera ut själva aortaroten, fria den från fett och annat som måste bort, trimma kanterna och sy över kranskärlsmynningarna. Sedan lades preparatet i en stark antibiotikalösning enligt ett recept som användes internationellt, och efter att preparatet legat så ett dygn, kunde jag ta och lägga det i en preparatpåse av plast, smälta ihop plastkanterna och sedan lägga påsen i en behållare med flytande kväve. Jag hade syster Gerd, som hjälpte mig med preparationen och framför allt med bokföringen av vad vi hade för preparat liggande i kvävet. Jag tror att vi höll på så i flera år. Åtminstone för min del var jobbet fullständigt ideellt, helt utan betalning för den tid som jag lade ner. Det var mer som ett intresse. Som stöd hade jag vetenskapliga artiklar och en bok där proceduren beskrevs. Jag hade aldrig sett någon annan göra det.

Så blev det så lyckligt att tekniken att preparera homograft skulle diskuteras vid ett experimentalkirurgiskt möte i skidorten Geilo i Norge. Det hade varit flera liknande möten i Geilo, och föredragen var förlagda till förmiddag och kväll, medan större delen av dagen var fri för skidåkning. Jag hade aldrig varit med i Geilo, men här var ju en chans att lära sig mera om homograft, och därför ville jag åka dit, och helst ville jag att syster Gerd skulle få följa med också. Man måste ansöka internt om att få åka. Det är inget man rår över själv, så jag ansökte genast till Sture, som nu var chef, om att få åka till mötet i Geilo och lära mig allt jag behövde om homograft.

Till min förvåning blev det blankt avslag från Sture och jag tror ingen fick åka dit.

" Det är bara en maskerad nöjesresa", påstod han och ingen från Göteborg skulle få åka dit.

Jag blev sur för det och sa till Sture att han i fortsättningen kunde "ta ut sina jäkla homograft själv". Jag slutade helt åka in och ta hand om preparaten, så transplantationsteamet fick göra det själva, fast de hade fullt jobb med att åka ut och hämta hjärta vid något annat sjukhus och sätta in det i en patient hos oss.

Sture upphörde aldrig att förvåna. Han glömde tydligen bort att han förbjudit deltagandet i Geilomötet, för vid ett läkarmöte ett tag senare undrade han varför ingen åkt till Geilo.

"De hade många fina föredrag" påstod han, så troligen hade han varit där själv på "nöjesresa". Hans kommentar möttes bara av isande tystnad.

Till Indien trots utbrott av pest

Att få resa till ett exotiskt resmål är oftast enda belöningen för ett träget och oavlönat forskningsarbete, som inkräktar på fritiden. Jag hade en gång ett projekt som handlade om att injicera en mindre mängd koksaltlösning in i lungsäcken på tumörpatienter. Vätskan fick vara kvar några minuter, medan jag skakade på patienten, och sedan gjorde ett litet hål i bröstkorgsväggen och sög ut vätskan igen. Om tumören hade släppt ifrån sig några tumörceller inne i lungsäcken skulle det kunna avslöjas med denna sk "pleurasköljning". Jag gjorde ett föredrag på grundval av mina resultat och senare en artikel tillsammans med docenten i lungmedicin, Gunnar Hillerdahl, Uppsala, som hade gjort liknande försök.

Föredraget blev accepterat till en kancerkongress i New Dehli, Indien, i oktober 1994. Kongressen anordnades av UICC, *Union International Contre Cancer.* Jag hade tänkt bekosta min resa själv med pengar från mitt arbete på SHC, men det blev förbjudet att ta ut pengar till privata bolag, så Sahlgrenska Sjukhuset fick bekosta min kongressresa istället.

Innan jag kom iväg hände detta oroande att det blev utbrott av pest i en delstat i Indien. Efter rikliga monsunregn hade både råttor och loppor tilltagit i antal, och flera hundra människor hade infekterats av pest varav många dog. Man hade fram till pestutbrottet trott att pesten skulle var utrotad.

Under min studietid hade jag råkat ut för pestskräck vid ett tillfälle. Det hade varit något pestutbrott i världen på sjuttiotalet, och på infektionskliniken i Göteborg fanns några flygresenärer, som befann sig i sträng karantän eftersom de hade varit i riskzonen för att bli smittade. Jag var medicine kandidat på infektionskliniken och hade undersökt de isolerade personerna under iakttagande av rigorösa säkerhetsbestämmelser. De fanns i en särskild byggnad, och området omkring var avspärrat med plastband och skyltar som talade om att det var tillträde förbjudet och smittorisk. Det hindrade inte ett par ynglingar anställda av televerket eller elverket att lyfta på banden och trotsa alla regler för att gå in i byggnaden och avläsa en mätare eller vad de nu skulle göra. De höll på att få bli isolerade själva, men blev avhysta vänligt och bestämt. När inkubationstiden hade gått utan att de isolerade hade insjuknat kunde allt avblåsas.

Nu var det alltså allvar igen. Vad göra? Jag pratade med infektionsspecialister och blev ordinerad ett bredspektrum-antibiotikum som profylax, och med detta i bakfickan beslöt jag mig att åka till Indien. För arrangörerna var pestincidenten ett stort bakslag, många av de tilltänkta kongressdeltagarna avbokade sig. Jag hade min fru med mig och vi stack glatt iväg.

Jag hade bokat ett måttligt dyrt hotell, och det visade sig att hotellens stjärnor inte betydde så mycket i Indien som här. Det första hotellet var ganska torftigt, och det sprang råttor över gården, vilket inte var så trevligt, eftersom råttorna, och deras loppor, ansågs vara reservoarer för pestbakterierna. Vi flyttade till ett bättre hotell.

Kongressen var som vilken kongress som helst. Jag hade en posterutställning och höll små föredrag intill min poster. Det väckte en del intresse. Någon indisk läkare frågade mig om möjligheten att få komma till Göteborg. Kongresshotellet var som ett sagoslott av lyx. Överallt stod indiska värdar: damer i färggranna saris och med en röd prick i pannan, och stiliga unga män i uniformsliknande kläder och höga turbaner. Deras perfekta vita tänder lyste och glimmande. Det var oerhört vackra människor.

Gick man ut på gatan började problemen. Vi som såg västerländska ut blev genast omringade av tiggare. Kollegorna av indisk eller pakistansk härkomst förblev däremot oantastade. Om man satt i en taxi, som stannade för rött ljus, sträcktes armar in genom alla öppna fönster. Det var inte så trevligt om armarna hade variga sår, vilket inte sällan var fallet. Tiggare med amputerade lemmar och dammiga sår satt i rännstenarna. Det var nästan så att man inte kunde gå ut. En dag hyrde jag en tiggare, som fick pengar mot att han höll alla andra borta. Vi åkte bil och buss på våra utflykter, och gick bara kortare sträckor, pga tiggarproblemet.

I New Dehlis utkanter hände det att man kunde se en elefant med förare. Heliga kor såg man överallt på gatorna. De hindrade trafiken, men det gick tydligen inte att göra något åt det. Vi fick också se en riktig ormtjusare. Han spelade på en indisk flöjt och en kobra reste sig ur korgen och vaggade med kroppen. Man såg tydligt glasögonteckningen på den utspända halsen. Mannen hade också andra ormar. Jag fick en rätt stor pytonorm lagd om min hals för att posera för ett foto. Det var OK så länge som ormen låg helt stilla, men sedan började den sakta röra på sig och jag kände hans muskler röra sig mot min hud. Det kändes helt enkelt – pyton, och jag fick be ägaren att ta bort ormen.

Vi fick se mycket fint under några dagar efter kongressen när vi åkte runt som turister, bl a det fantastiska Taj Mahal, som är ett vitt palatsliknande mausoleum från 1600-talet i orten Agra. En guide visade mig en särskild platta i stenläggningen, där man kunde stå för att få en vy i perfekt symmetri av hela anläggningen. Hela byggnaden, inklusive parken, var tydligen planerad med matematisk precision. Ett likadant mausoleum, fastän i svart marmor, hade planerats på andra sidan av ett litet vattendrag, men blev aldrig utfört.

Ett annat mål var den heliga staden Varanasi vid Ganges. Dit kom många människor för att ta heliga bad. Vi fick en roddtur på Ganges en tidig morgon och såg pilgrimmerna som badade i det heliga, men ganska smutsiga vattnet. Halvnakna människor stod på trappor ned till vattnet och kvinnorna hade blottade bröst. Jag fick veta att det inte var tillåtet att titta på dem, men hur skulle man kunna låta bli? I vattnet flöt blommor som människor hade slängt i och, om jag tolkade saken rätt, även inlindade lik kom flytande förbi. Jag hade inte så stor lust att ta något dopp i det vattnet. Det var knappt man vågade sticka ned handen. Annars eldades liken på likbål på stranden, vi såg rök från den verksamheten.

Man firade Diwali, det hinduiska nyåret medan vi var där. Det var levande ljus och vita blommor i stora mängder överallt.

Vi försökte äta ordentligt lagad mat och undvek starka kryddor. Jag fick misstanken att kryddorna kunde användas till att dölja smaken på livsmedel som kanske inte var helt fräscha. Vi fick inte minsta turistdiarré på hela tiden, och till detta bidrog förstås den kraftiga antibiotikaprofylaxen som skulle rädda oss från pesten.

Jag köpte flera indiska träflöjter innan vi åkte hem. Alla hade en rund bulb på kroppen, som kanske förbättrade tonen, och det fanns sju hål framtill på flöjten och ett baktill för tummen. Det verkade vara samma system som på en blockflöjt. När vi kom till flygplatsen var det en uniformerad vakt som fick syn på mina flöjter. Han bad att få låna den största, och på den började han blåsa den ena melodin efter den andra. Det blev en liten oväntad konsert. Han kunde verkligen spela och det var roligt att höra att flöjten var helt funktionell.

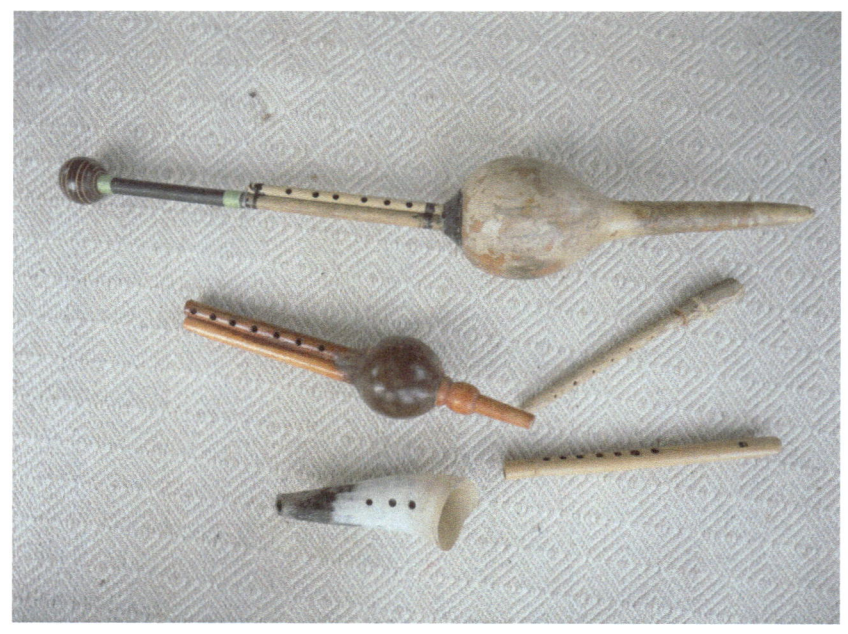

Två olika indiska "ormtjusarflöjter", det är instrumenten med en rund utbuktning.

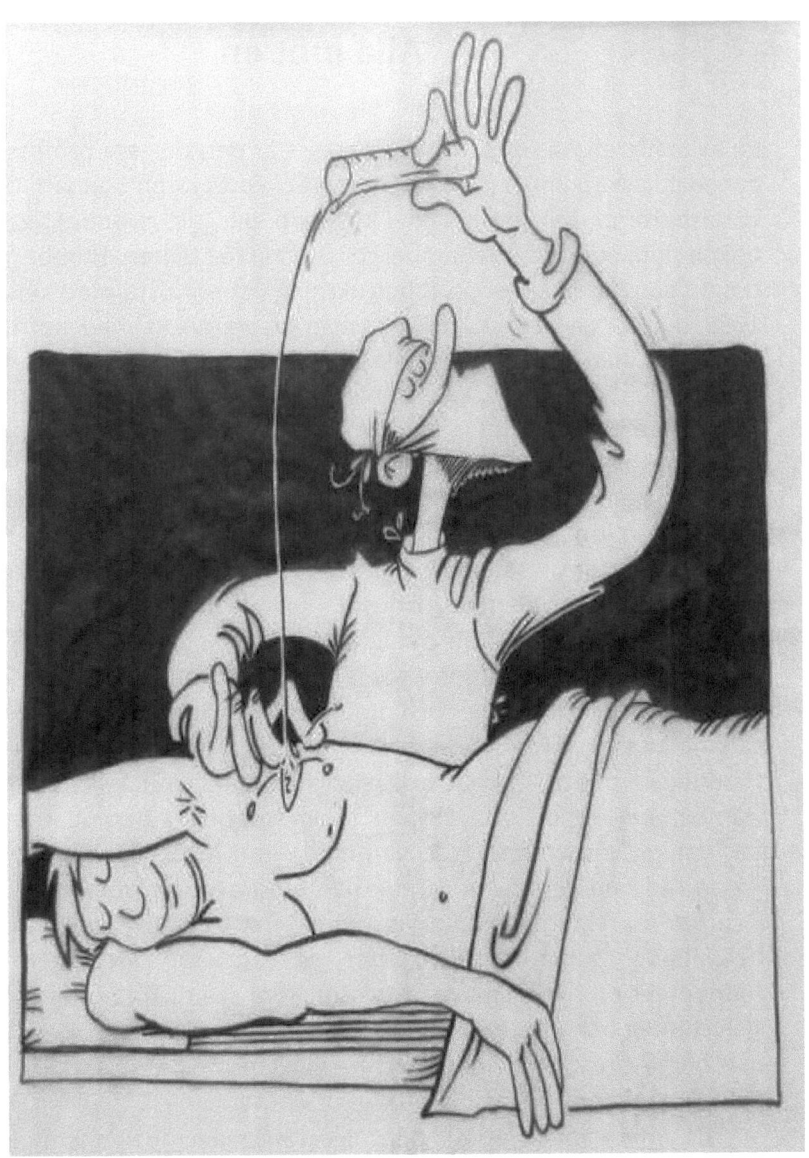

Skämtsam illustration till hur en "pleurasköljning" kan
gå till. Teckning: KG Gyllensvärd.

Alla mot en

En av Sahlgrenskas mest kände forskare är den tidigare professorn på gynekologiska kliniken Lars Hamberger. Fotografen Lennart Nilsson, världsberömd för fotoboken "Ett barn blir till", vände sig, innan boken publicerades, till Hamberger, som skrev texten. Hamberger var tidigt i gång med konstgjord befruktning och förlöste med kejsarsnitt 1982 det första svenska provrörsbarnet. Parallellt med befruktning arbetade han med stamceller, ett av de hetaste ämnena i forskningen. Omkring 2000 var han igång med stamcells-forskning på allvar. Han borde ha fått fortsätta med att vara en lysande stjärna på forskningshimlen och åtnjuta allmänt förtroende. Tyvärr trampade han ledningen för Sahlgrenska sjukhuset ordentligt på tårna efter en omorganisation av gynekologin i samband med att alla tre sjukhusen i Göteborg slogs samman under det gemensamma namnet Sahlgrenska universitetssjukhuset år 1997. Större delen av gynekologin flyttade från Sahlgrenska vid Änggården ut till Östra sjukhuset. Kanske var det hela dåligt förberett. Det blev en traumatisk överflyttning, och det sades att det till och med fick sådana konsekvenser att barn dog. Som professor i gynekologi hade Hamberger både rättighet och plikt att säga ifrån på skarpen. Enligt Hamberger skedde en våldsam nedmontering av standarden, och förlossningsvården jämförde han med den i Afrika eller Afghanistan. På en rad punkter klassificerade han mödravården som undermålig. Han fick nu rykte om sig att vara en ytterst besvärlig person, och att han hade samarbetssvårigheter. Tyvärr för ledningen hade Hamberger en s.k. fullmaktsprofessur, som ska tillåta honom att vara självständig och inte behöva krusa någon. Han kan bara avsättas om han begår brott. Principen med fullmaktsprofessorer går tillbaka till 1809 års regeringsform.

Nu gör Hamberger ett ödesdigert misstag när han lämnar in en ansökan om tjänstledighet. Han har mycket att göra med två företag, där han är involverad, Cryolife och Cell Therapeutics. Han vet inte riktigt hur länge han behöver vara ledig och skriver därför tv (tills vidare). Det var *gefundenes fressen* för hans många belackare på höga poster. Den oavsättlige kunde nu dribblas bort genom att man påstår att tills vidare i själva verket betyder ända fram till pensionen.

Detta strider dels mot sunt förnuft, dels mot allt vad jag dittills har hört talas om. Det brukar sitta mycket hårt åt att få tjänstledigt i mer än ett år. Normalt brukar tjänstledighet hanteras så att när arbetstagaren säger att han inte behöver mer ledighet, mottas han med öppna armar av sina överordnade.

I detta fall är det precis tvärtom. När Hamberger är i Wien på en tjänsteresa, bereder sig några personer på sjukhusledningens uppdrag tillträde till hans tjänsterum och tömmer det på all inredning. Ett kylskåp med värdefulla vävnadsprover får stå avstängt så att allt innehåll förstörs. Man tycker att detta är ett inbrott och Hamberger anmäler det till polisen. Brottsmisstanken blir dock avskriven eftersom rummet anses höra till arbetsgivaren, och man kan inte göra inbrott hos sig själv. Hamberger stämplas nu dessutom som närmast omöjlig att ha att göra med. För att få ammunition mot honom görs en arbetsmiljöutredning av en extern konsultfirma, AB Scandevo. Man kommer mycket riktigt fram till att Hamberger personligen utgör ett arbetsmiljöproblem, och att övriga anställda far illa av att ha med honom att göra. Man kommer, föga förvånansvärt, dessutom fram till exakt det som beställaren av utredningen hade tänkt sig och exakt vad man betalade 200 000 kronor för. Tänk en sådan lycklig slump!

Konflikten blir bara bittrare och bittrare, och till slut skriver alla Hambergers gamla medarbetare på ett papper där de förklarar att de vill slippa honom i fortsättningen.

Turerna i konflikten redovisas i pressen. Jag känner mig illa berörd av hur han behandlas, och med mina egna erfarenheter av en sjukhusledning, som inte tar några hänsyn alls till arbetstagare, känner jag behov av att reagera. Först skriver jag en insändare i GP med appellen "sluta trakassera Lars Hamberger". Den leder till att jag får kontakt med några individer, som också är starkt kritiska till hur Hamberger trycks till. Jag får veta lite mera, och jag kan ha informationsmöten på min klinik och uppdatera kollegorna om konflikten. Jag skriver vidare ett par inlägg i universitetets tidning GU-journalen som stöd för Hamberger.

De som han nu har emot sig är för det första sjukhusets representanter bestående bl a av områdeschefen Hans Holmberg (som egentligen är kardiolog) och sjukhuschefen, som nu heter Olausson. Sedan är det representanter för universitetet med rektorn Bo Samuelsson i spetsen.

Som om inte det skulle vara illa nog så finns det nu en alldeles ny instans, Sahlgrenska Akademin där Hambergermotståndet representeras av dess preses (föreståndare) Göran Bondjers. Det är han som har upphandlat Scandevos utredning (och låtit utredarna förstå vad de lämpligen borde komma fram till?). Motståndet börjar nu bli övermäktigt. Inte ens sagans Gulliver hade en chans mot alltför många Lilliputar. Män och kvinnor som måste stå på tå för att kunna bita Hamberger i hälsenan har kunnat använda lönekontorets personal och andra resurser för sin personliga vendetta.

Sahlgrenska Akademin, flaggskeppet för Göteborgs forskning, fick en sorglustig början. Man konstruerade den som en administrativ våning mellan medicinska fakulteten och universitetsstyrelsen. Arbeten för nya administratörer skulle tillskapas, och en ny chefspost skulle garantera tidigare nämnde Bondjers en ny topposition, efter att ha varit universitetets dekanus i två ämbetsperioder. Man gjorde en "flashig" hemsida för akademin. Bondjers tvingades slutligen bort 2003 efter att ha anklagats för att styra enväldigt.

Det var egentligen bara en liten administrativ detalj, som man hade glömt, och det var att hela konstruktionen var alldeles olaglig. Högskolelagen tillåter inte att en ny administrativ nivå skjuts in mellan fakulteten och universitetsstyrelsen. Man sade då inte "Förlåt så mycket, vi ska genast sluta med våra dumheter". Nej, man lejde en gammal räv för att lusläsa lagar och förordningar för att försöka hitta kryphål, så att man trots allt skulle kunna lansera akademin. Vem var den gamle räven? Jo, förre sjukhusdirektören Rein Rooseniit, som jag råkade springa på när han var där i tjänsteärende. Som juristutbildad sjukhuschef hade han inte haft någon pejling på att ingen bör dömas ohörd, och som jurist fick han nu snoka efter bästa vägen att bryta

244

mot lagens anda. Egendomlig yrkesutövning! Två gånger försökte man lansera akademin och två gånger sa högskoleverket nej.

En artikel i GP talade om att man försökt utverka dispens för att driva akademin enligt ursprunglig plan i tre år. Då tog det eld i den elake docenten Dernevik igen, och han skrev en insändare i protest mot att man vill bryta lagen ostraffat i tre år. Var någonstans annars i samhället kan man få göra det? Jag kunde i andanom se mitt ansökningsbrev till Polismyndigheten i Västra Götaland:

Snälla polisen, kan vi inte komma överens om att jag får köra berusad i tre år. Bara på prov, alltså. Snälla!

Till slut fick man ta skeden i vacker hand och ta den lösning som verket föreslagit. Man kunde slå ihop medicinska fakulteten med sjuksköterskeutbildningen och tandläkarutbildningen till en storfakultet. Så skedde. Denna större fakultet fick sedan namnet Sahlgrenska Akademin. Det blev ingen administrativ mellannivå alls, men man kunde behålla både namnet och den fina hemsidan. Ingen behövde veta att akademin bytt skepnad totalt i lönndom och blivit något helt annat. Är det någon mer som tycker att det luktar lite bedrägeri?

Den ovan nämnda boken om Blåshjuden skildrar tiden fram till 2002. Författarna John Andersson och Per Holmdahl berör därvid även akademins bildning 2001. Jag citerar direkt:

Instiftandet av Sahlgrenska akademin

Under detta år nådde maktfullkomligheten nya höjder. Efter de två tillåtna mandatperioderna började den dåvarande Dekanus se sig om efter nya möjligheter att krampaktigt hålla sig kvar vid makten. I sin iver såg densamme därför till att instifta den Sahlgrenska Akademien, ett luftslott i all sin olaglighet. Denna

akademi leddes självklart av en Preses. Över en natt
hade således det som borde varit imperfekt blivit vad
Halmstad Högskolas rektor kallade Presens.
Nå, varför då dra upp denna plump i Göteborgs
Universitets historia? Jo, därför att vid invigningen var
den enda ljuspunkten, när BLHJ[36] spelade.

Akademin presenteras nu som den hälsovetenskapliga fakulteten sammansatt av följande sex byggstenar, för tydlighetens skull separerade av semikolon: Biomedicin; kliniska vetenskaper; medicin; naturvetenskap och fysiologi; odontologi; vårdvetenskap och hälsa. Någon gång har jag omnämnts som docent vid Sahlgrenska Akademin. Detta har irriterat mig rätt så mycket eftersom jag då ansåg akademin vara ett monument över fusk och rävspel. Jag har fått min docentur vid Göteborgs universitet och inte någon annanstans. Långt innan Sahlgrenska Akademin uppstod.

Hamberger hade också många som stödde honom. Samuelsson fick motta en lista med 120 undertecknare, som krävde att Hamberger skulle återinsättas. Bland dessa märktes nobelpristagaren i medicin Arvid Carlsson. Sju medicinstudenter undertecknade en insändare där de beklagade att de inte kommer att få ta del av "Lars Hambergers världsledande forskning och omvittnat goda pedagogik". När jag hade skrivit min undertecknade insändare i GP, blev jag uppringd av en kvinna som varit patient hos Hamberger. Hon vittnade om att han tog mycket god hand om sina patienter. Samhällsdebattören Bo Rothstein har berättat om hur han vid ett besök i New York fick frågor om hur Göteborgs universitet kunde behandla en så framstående forskare som Hamberger så illa. Jag har nu också lust att ta till Wold, dvs professor Agnes Wold som skrev i DN 2/8 2002:

> *Ingen kritik har riktats mot Hambergers sätt*
> *att forska, handleda eller undervisa.*

---

[36] Blåshjuden

*Universitetets uppgift är att skydda sin professors
akademiska frihet, vem som än hotar den.*

*Hambergerfallet visar emellertid att maktgalna
universitetsledningar kan utgöra ett lika allvarligt
hot mot forkningens frihet som okunniga politiker.*

Jag skriver brev till flera personer med makt och ställer frågor om
Hamberger. Jag begär att få besked om vad det är som gör det så
omöjligt för honom att komma tillbaka. Ingen kan naturligtvis säga att
det är repressalier för hans uttalade kritik, så svaren blir intetsägande
i de fall där jag överhuvudtaget får svar. Mitt engagemang motiverar
jag med att jag själv är oavlönad docent vid Göteborgs universitet och
kanske kunde ha skrivit "tills vidare" på en ledighetsansökan. Om
man behandlar en stor forskare på detta brutala vis, hur skulle man
då inte kunna behandla en vanlig gräsrotsdocent som t ex jag själv?
Jag har sett nog av en sjukhusledning som kör över folk utan att bry
sig om dem. Samma beteende hos en ny sjukhusledning gör mig
besviken. Dessutom visade sig inte universitetet vara ett dugg bättre.
Har vi fått någon slags elakhetsvirus i själva institutionsväggarna? En
poäng är att jag inte alls känner Hamberger personligen, så mina
invändningar är rent principiella. Det gäller att motverka en
ledningskultur som jag tycker är skadlig för människor och som
strider mot ett universitets grundläggande idéer om tankens frihet.

Jag har brev kvar på min dator. Långt efteråt häpnar jag över hur
häftigt jag kunde ta i. Detta är ett exempel, men jag vill inte avslöja
till vem brevet var ställt :

> *Det där är fiffel N.N.! Hur kan du lägga
> universitetets pengar på sådan skit? Jag
> tycker du borde få foten.*

Jag påstod också att cheferna var okunniga om yttrandefrihet och grundlagen. Detta kunde jag i alla fall göra ostraffat.

Den tiden kom när Samuelsson hade avgått som rektor för universitetet. Vi fick en ny rektor vid namn Pam Fredman. Hon hade tidigare varit preses för akademin. Först tänkte jag att hon var en ny person som inte var så belastad av gamla låsningar. Jag tänkte skriva till henne och försöka förmå henne att vara lite mer flexibel. Tyvärr upptäckte jag att hon redan sedan tidigare varit med i "komplotten" mot Hamberger. Det verkade som om alla chefer och chefer in spe medverkat. Återigen är det alla mot en. Vad har vi egentligen för sjukhus och universitet där mobbning är satt i system och varför verkar det omöjligt att göra något åt det?

Varför är rättssystemet fullständigt tandlöst? Hur kan två små bokstäver på ett formulär ("tv") få ända en dittills framgångsrik karriär?

Juridiskt apspel

Hamberger har vänt sig till arbetsdomstolen men förlorat, så nu måste alla läkare på Sahlgrenska veta att om man ansöker om tjänstledighet tills vidare, så kan det i realiteten betyda att man är bortgjord för alltid. Hans fullmaktstjänst, oavsättlig om han inte begår brott med straffsats över 2 år, skyddade honom inte, utan han kunde dribblas bort av en teknikalitet. Många år har gått, men Hamberger har fortsatt att kämpa med juridiska och andra medel. Nu är han för gammal för att få jobba igen, men det kan vara värt att slåss lite för innehållen lön (72 %) och för att få slippa betala motpartens domstolskostnader. Trots upprepade krav har Hamberger aldrig fått ut sin innestående lön, som han har laglig rätt till. Många gånger har hans skrivelser till universitetet inte ens besvarats.

Jag har under åren fått inside information av informationskonsult Arne Grip som arbetar för Hamberger. Alla framstötar och motstötar har varit så komplicerade att jag inte kunnat förstå allt som händer.

Som Grip skriver har ärenden "gått som en jojo" mellan AD och tingsrätten. Det verkar som om ingen instans har kompetens att fatta några riktiga beslut. Man hänvisar till varandra. Kanske hoppas man att Hamberger helt enkelt ska ge upp någon gång. Juridiken som vetenskap eller konst (eller kanske teater: den tragikomiska genren) har undgått att imponera på mig. Min sammanfattning är: rena apspelet!

Ytterligare en kommentar kan jag citera från Universitetsläraren 13/12 2002 med tillstånd från författaren.

Nummer 13-02

13 december, 2002
Text: Universitetsläraren

Professor Lars Hamberger förlorade i Arbetsdomstolen. Han har inte rätt att avbryta sin tjänstledighet och återgå i tjänst.
– Beslutet hindrar honom från att utöva sitt yrke. Om det här är ett sätt att få tyst på en kritiker är det mycket bekymmersamt, säger SULF:s förbundsdirektör Göran Blomqvist.

Lars Hamberger, professor vid Göteborgs universitet och överläkare på Sahlgrenska universitetssjukhuset, har varit en frispråkig kritiker av både forskning, undervisning och framförallt vårdens organisation. Av sina överordnade har han kommit att uppfattas som besvärlig.

När Lars Hamberger, medlem i både Läkarförbundet och SULF[37], i januari år 2000 begärde tjänstledigt togs det därför emot med öppna armar av universitets- och sjukhusledningarna. Enligt överenskommelsen om tjänstledighet skulle Hamberger fortsätta att forska och ha tillgång till tjänsterum, sekreterare och laboratorium. Han fick också en del av sin lön, 18 000 kronor i månaden.

Brist på generositet

Till att börja med fungerade arrangemanget bra, men efter fem månader uppfattade Lars Hamberger att cheferna motarbetade honom. Därför sade han i september 2000 upp avtalet om tjänstledighet för att kunna återgå i arbete.
Men universitetets ledning vägrade att låta honom gå tillbaka i tjänst.
– Det är en brist på generositet från Göteborgs universitets sida och misshushållning med personella resurser att inte låta en framstående medarbetare som Lars Hamberger återgå i tjänst. Det framstår som en slags bestraffning, säger förbundsdirektör Göran Blomqvist. Ledningen för Göteborgs universitet hävdar att avtalet om tjänstledighet

---

[37] Sveriges universitetslärarförbund

gäller tills Hamberger ska pensioneras. Att det står "tills vidare" på blanketten Hamberger undertecknat berodde enligt universitetet på att det inte var klart när hans pension skulle börja.

I en enhällig dom har nu Arbetsdomstolen beslutat att gå på universitetets linje.

– Vi är nöjda med domen, kommenterar Inger Wildt-Persson, personalchef vid Sahlgrenska akademin på Göteborgs universitet.

Hon förnekar att domen är ett sätt att tysta en kritiker och att universitetet velat bli av med Lars Hamberger. Istället har man försökt hjälpa honom med en uppgörelse så att han skulle få så förmånlig pension som möjligt.

– Han själv ville lämna sin anställning men vi ansåg att det var mer förmånligt för honom med tjänstledighet, säger Inger Wildt-Persson.

När sedan Hamberger ville återgå i tjänst ställde universitetet villkor som Hamberger inte accepterade.

– Vi har också rätt att ställa krav, säger hon.

 - Vad betyder domen för dig, Lars Hamberger?

– Jag förlorar 800 000 kronor i innestående lön plus skadestånd, säger han.

Men universitetet har ju erbjudit dig att återgå i tjänst på vissa villkor?

– Jag skulle till exempel vara

underställd olika chefer och föreläsa om ämnen de bestämmer. Men det är inte min stil, säger han.

Han tar upp ett uttalande i DN att han kan få komma tillbaka om han blir mer ödmjuk.

– Man kan säga mycket om mig, men ödmjuk är jag inte, och jag tänker inte bli det heller, säger Lars Hamberger.

Också Göran Blomqvist vänder sig mot uttalandet i DN.

– Är det här ett tecken på att tystnadens kultur ska spridas i organisationen är det mycket illavarslande. Det är inget bra bevis på takhöjden vid Göteborgs universitet, säger han.

Agnes Wold, docent vid avdelningen för klinisk bakteriologi vid Göteborgs universitet, har i en krönika i DN tagit upp konflikten mellan Göteborgs universitet och Lars Hamberger.

– Man kan ju förstå att sjukhuscheferna upplevt honom som besvärlig. Han vågade gå ut offentligt med sin kritik, säger Agnes Wold.

Men hon anser att det inte förklarar hur universitetet agerat.

– Göteborgs universitet har ingen anledning att hjälpa sjukhuscheferna att tysta en kritiker. Universitetet ska skydda sina forskare och på universitetet ska det vara högt i tak, säger Agnes Wold.

Tyst och olustigt

Hon hävdar att om man kastar ut "de besvärliga" från universiteten så inskränks den akademiska friheten för alla.

– Allt färre vågar yttra sig. Det blir tyst och olustigt och det intellektuella klimatet blir oattraktivt för kreativa människor. Jag är övertygad om att det här på sikt minskar den vetenskapliga produktiviteten, säger Agnes Wold. Lars Hamberger drar konsekvenserna av att han inte är välkommen på Göteborgs universitet.

– Jag tänker ta med min kunskap och så mycket jag kan av min forskning och flytta härifrån. Om det blir inom landet eller utomlands har jag inte bestämt, säger han.

PER-OLOF ELIASSON

Arabiska äventyr

På 80- talet var det sällsynt med muslimer i Sverige. Man hade ännu inte hört talas om någon islamistisk terror eller självmordsbombare. Inga turister hade skjutits i Egypten. Jag tyckte det var spännande när jag fick tillfälle att åka till Alexandria för en thoraxkirurgisk kongress. Som vanligt åkte jag ensam. Flyget gick till Kairo och därifrån tänkte jag ta tåg. Det var nu lättare sagt än gjort att hitta rätt tåg, eftersom jag inte kunde läsa de arabiska skyltarna, men med lite hjälp kom jag ombord till slut. Det var inte så mycket folk på tåget. Jag lade omedelbart märke till en ung kvinna klädd i kort kjol och högklackade skor. Hon såg riktigt sexig ut. Kläderna var västerländska, men hon verkade arabisk. Konduktören visade ingen förvåning inför hennes klädsel.

Vi var väl kanske halvvägs till Alexandria när tåget började sakta in vid någon liten ort på vägen. Damen tog en väska och gick in på toaletten. Strax därpå kom hon ut igen, men nu var hon täckt från topp till tå av en svart burka. Sålunda maskerad tog hon sitt pick och pack och gick av tåget. Hon skulle kanske hem och hälsa på mor och far. Det var uppenbart att hon väntade till allra sista minuten innan hon tog på sig det heltäckande plagget.

Det var strålande sol och högsommarvärme i Alexandria. Det fanns ett stort och modernt kongresspalats. Min vana trogen deltog jag i alla sessionerna och lyssnade flitigt eftersom allt försiggick på engelska. Vår gamle gästläkare från Libyen visade sig vara med på kongressen. För att ta mig från hotellet till kongressen var jag tvungen att åka taxi varje dag. Resan gick längs med den stora avenyn vid havet, och jag hade hjärtat i halsgropen varje gång. Taxibilarna var skraltiga, och chaufförerna körde så fort de kunde utan att någonsin titta bakåt. Om de ville byta fil, började de glida över i nästa fil, och om de då fick en ilsken tutning så föll de tillbaka igen. Strax gjorde de en ny trevare mot den nya filen.

Många gånger var jag ensam på promenad överallt i Alexandria, och ofta verkade det vara rena slumområden, som jag gick runt i. Det kunde t ex sitta en man i ett hål i en mur och sälja sådant som jag tyckte verkade vara mest skrot. Ändå såg personen glad och belåten ut och ingen tiggde. Jag kände mig helt säker och ohotad överallt. Min teori om detta var att det var så fridsamt eftersom religionen förbjöd alkoholförtäring.

Jag fick tillfälle att vara med på hjärtoperationer av ett slag som vi inte längre hade hemma i Sverige. Reumatisk feber har varit utrotad länge, men här i Egypten fanns den. Denna febersjukdom sätter igång en immunologisk reaktion, som bland annat skadar hjärtklaffarna. Klaffarna klibbar ihop och kan inte öppna sig. Till skillnad från våra klaffsjukdomar av arteriosklerotisk art är dock de reumatiska sjukdomarna mycket lättare att operera, och sjukdomen drabbar unga, starka människor. Man kan operera utan att behöva använda hjärtlungmaskin.

En metod är att sticka in pekfingret genom förmaksväggen. Med en tobakspungssutur, som man drar åt, försäkrar man sig om att man inte spiller något blod. Med fingertoppen kan man känna på mitralisklaffen och till och med lösa upp de hopklistrade klaffbladen. Med lite mer tekniskt avancemang kan man föra in ett speciellt instrument genom hjärtspetsen (Tubbs dilatator), och med fingertoppen mot mitralisklaffen känna efter att instrumentet ligger rätt, och sedan använda dilatatorn för att spräcka isär de sammanklistrade klaffbladen. Denna operation hade jag assisterat Sture på vid två sällsynta tillfällen, men nu fick jag se hur metoden användes på riktigt, i ett sammanhang där reumatiska klaffel fortfarande var vanliga. Man gjorde flera s.k kommissurotomier i rad på en sal. Det gick fort och blev troligen rätt så bra. Detta är en klassisk operation som har använts oerhört mycket runt hela jorden.

Kirurgerna var skickliga, och det var tur det, för någon vidare eftervård fanns inte. Patienterna hamnade omedelbart efter operationen utan övervakning på en sjuksal. De hade anhöriga med sig som sov på en filt på golvet, och det var de anhöriga, som hjälpte patienterna och gav dem mat. Jag såg ett rum utanför patientrummen. Det borde ha varit en expedition för sköterskor och läkare, men där fanns inte en människa. Inte ens en telefonapparat fanns det.

En kirurg berättade för mig att läkarna oftast var mycket välutbildade. Efter grundutbildning i hemlandet åkte de ofta iväg för vidareutbildning utomlands. Det medförde också att de blev språkkunniga. Sjuksköterskorna däremot, fortfarande enligt samme sagesman, skulle ha varit relativt outbildade.

Jag kommer inte ihåg om det var på samma sjukhus som jag såg en större operation med hjärtlungmaskin. Mitt bestående minne var att det var smutsigt på salen. Synlig smuts gick upp en meter på väggarna. När en operationssköterska hämtade autoklaverad[38] utrustning som hon packade upp, fanns det synlig smuts i asken som instrument låg i. Denna smuts var förstås autoklaverad och därför ofarlig. Allt skräp som uppstod under operationen, tex trådändar och bomullstussar, kastades bara direkt ned på golvet, så det blev väldigt skräpigt efterhand. Detta sjukhus var troligen ett kommunalt lågstatussjukhus.

Det fanns privata sjukhus också, och de ska ha haft mycket bättre standard. Jag såg aldrig någon operationssal på ett sådant sjukhus, men jag blev inbjuden av en läkare att komma till hans mottagning och vara med om konsultationer. Återigen var det lite svårt att hitta genom Alexandrias gator och gränder och försöka tolka de arabiska skyltarna. Jag hade ändå försökt lära mig deras bokstäver. Mitt bestående minne från den konsultation jag var med om var hur läkaren satt och talade med en äldre dam när jag kom in. Jag hälsade och blev presenterad. Därefter fortsatte konsultationen på franska för att jag skulle ha möjlighet att följa med. Även den gamla damen pratade utan märkbara besvär en fin, flytande franska.

Innan jag lämnade kusten för att åka söderut, gjorde jag en avstickare till en badort på Egyptens strand. Som så många gånger förr kunde jag sitta i den fina sanden i solen och titta ut över Medelhavets vatten. Den stora skillnaden var att nu såg jag havet

---

[38] värmesteriliserad

från söder i stället för från norr. Allt såg annars ut som en vanlig badort. Arabiska kvinnor badade med sina kläder på sig, och med den värmen som rådde var det nog inga problem att gå en stund i våta kläder. En liten kulturkrock kunde man ana, för på samma strand fanns det unga kvinnor som badade helt topless, och det verkade inte väcka något ont blod. Det är nog ingen djärv gissning att de var europeiska turister. Toleransen för deras lättklädda vanor kan nog förklaras med behovet av att få in pengar från turismen.

Från Alexandria följde jag med en kongressbuss till Kairo för att få en problemfri tillbakaresa. I Kairo var det inga sjukhusbesök utan mest sight-seeing som gällde. Jag flanerade runt och såg bl a en parfymfabrik och en vävskola för ungdomar. Det var egentligen barnarbete, men så kunde det inte få heta, så det kallades istället för skola. På den skolan gjorde barnen inget annat än vävde mattor. Den stund som vi turister var därinne så såg de glada och belåtna ut, och fnittrade lite åt oss.

I fina affärskvarter såg jag mycket sexiga damunderkläder exponerade på ett oblygt sätt. Det förvånade mig först, men sedan erinrade jag mig att under burkorna lär man kunna hitta sådant. På de överbefolkade gatorna fanns det också tiggare, och det förekom att tiggare låg sovande på gatorna med sin hand utsträckt och man fick nästan kliva över dem.

En gång kom jag att titta in på en sidogata och där låg en massa människor försänkta i bön. Kanske riktningen till Mecca var den rätta just där. Jag tyckte det såg lite egendomligt ut med alla rumpor som stack upp mot skyn.

Jag kom dock att få ett mycket speciellt minne från Kairo. Jag hade blivit bekant med Amir, en ung arabisk läkare. Han bjöd mig på en picknicklunch vid Nilens strand, mitt inne i Kairos centrum. Där låg det en trädgård och ett par växthus, som tillhörde hans far. Man måste kanske vara av förmögen familj för att kunna studera till läkare i Egypten. En tjänare fanns till hands för att betjäna oss. Amir berättade om hur saker kan gå till i Kairo, och en sak lät mycket konstigt. Kvinnor måste vara oskulder när de gifter sig, och om de inte är det, så går saken ändå att ordna. Man kan gå till en läkare som syr ihop slidan med ett eller ett par stygn. Då blir det motstånd mot mannens lem, och stygn kommer loss genom att slita sönder slemhinnan lite grann och då blöder det som det ska. Amir försäkrade att det var något som han absolut aldrig skulle göra. Han tyckte inte att det var synd om brudarna, men däremot att det var bedrägeri mot den tilltänkte brudgummen. (Så långt senare som 2015 har denna praktik nått Sverige med vår ökade invandring, och även "oskuldskontroller" förkommer nu här.)

Efter lunch frågade Amir om jag ville ta en roddtur på Nilen. Det är klart att jag ville. Det låg en roddbåt vid strandkanten och den stötte vi ut. Amir och jag skulle båda sitta på den breda aktertoften och tjänaren skulle ro båten. Vi gav oss ut och tjänaren rodde. Båten var mycket större än en vanlig svensk eka. Efter ett tag frågade jag om jag fick ro båten.

"Kan du ro?" frågade Amir förvånat.

"Ja, det är klart. Alla svenskar kan ro en båt."

Jag tog plats vid årorna, men det var inte så lätt. Årorna satt inte fast som i en svensk roddbåt, de låg lösa mellan två pinnar i båtens reling. Medan man rodde hade man därför fullt sjå med att hålla i årorna så de inte gled ut. Det var jobbigare än jag trott, men jag bet ihop och rodde på. Det började nu mörkna allt mer fastän klockan inte var så mycket. Ljusen i Kairo lyste runt omkring oss och segelbåtar med latinsegel, feluckor, kom snabbt glidande förbi oss i mörkret utan några lanternor. Det var en fantastisk kväll.

Pyramiderna är fascinerande skapelser. Redan för "de gamla grekerna" under vår europeiska antika period, var pyramiderna antika mysterier. En grekisk filosof och matematiker, Thales, efterforskade höjden på en pyramid genom att sätta ner en lång träpinne i öknens sand. När han fann att pinnens skugga var lika lång som pinnen, mätte han upp pyramidens skugga och - Hepp!- där hade han även pyramidens höjd.

När jag nu var i Kairo måste jag besöka pyramiderna. Från öknen ser man tre majestätiska pyramider höja sig över sanden, men från andra sidan tränger sig rucklen i stadsdelen Giza allt närmare. Jag red från turistbussarnas parkering på en kamel upp mot pyramiderna. Kamelföraren var en liten kille som satt framför mig. Plötslig tryckte han sig mot mig och sa att jag fick ta på honom om jag ville. Jag blev sur och beordrade ner honom från kamelen, så att han fick gå på marken och leda djuret i stället. Nöjet med kamelritten förminskades betydligt av detta pedofila förslag.

Väl framme vid pyramiderna stördes jag också av ett förfärligt tingeltangel med turistkrams och påflugna försäljare, och det verkade lite ovärdigt. Jag hade hellre haft lite lugn och kunnat lyssna efter "historiens vingslag".

Det gick att gå in i en sluttande, trång gång i en av pyramiderna och komma till en liten krypta centralt beläget under markplanet. Där stod en sarkofag. Luften var unken och svår att andas, jag började svettas, men jag stannade där en god stund.

Väl ute kunde jag äntra en av pyramidernas stenar och sitta där ett tag, titta ut över öknen och äntligen få tänka mina djupa tankar. Återtåget blev igen ett gatlopp bland försäljarna av vilka en skällde på mig för att jag inte köpte något. Han påstod att han väntat länge på mig eftersom jag på uppvägen "hade lovat" att göra en affär med honom.

Citat från Mats Parner, en gammal skolkamrat och matematiker, från en numera nedlagd blogg:

Keopspyramiden är inte bara världens ojämförligt största byggnadsverk; den är också häpnadsväckande exakt konstruerad.
Nere i själva 'bottenplattan, ursprungligen tänkt som en kvadrat, har de fyra kantlängderna (av den egyptiska regeringen år 1925) uppmätts till respektive 230,61 m, 230,55 m, 230,52 m och 230,41 m, liktydigt med en variationsvidd på futtiga 20 centimeter. Nivåskillnaden på

denna osannolika areal, stor som åtta-nio
fotbollsplaner, är än mer imponerande - endast
21 millimeter – vilket betyder att 'golvytan' är
ett i det närmaste perfekt vågrätt plan. Vinklarna
i de fyra hörnen pendlar mellan 89,95 och 90,05
grader och är följaktligen räta i ryggen
som gamla underlöjtnanter från 1800-talet.
Pyramidens höjd uppgick i tidernas gryning, har
man beräknat, till 146,73 m – i strumplästen.
Ända in på 1300-talet var Keops överdragen med
blankpolerad kalksten från topp till tå och
glänste som Betlehems stjärna på miltals avstånd
i öknen. Tyvärr kom pyramiden efterhand att
brandskattas på denna sin vitskinande
ytbeklädnad (om 200 000 ton sten). Moskéer
och offentliga byggnader inne i det centrala
Kairo tarvade nämligen mera kalk.

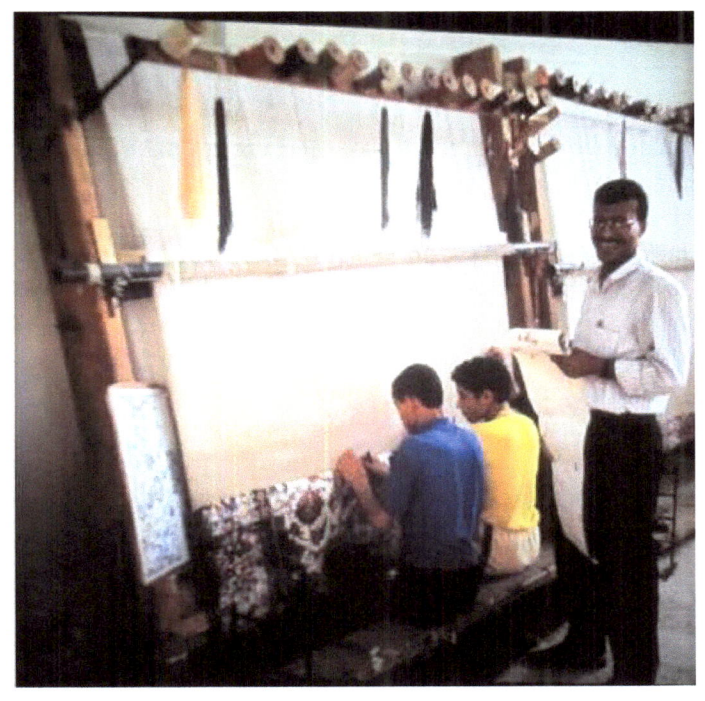

Interiör från en mattvävarskola i Kairo, eller är det en mattfabrik med barnarbetare?

Arbete på Dubai Hospital

En dag i februari 1993 landar jag med ett interkontinentalplan på flygplatsen i Dubai. Jag hade fått ett jobb på Dubai Hospital. När jag kommer ut på trappan ner mot marken känns luften het och fylld av sand. Jag blir hämtad av en bekant, Gunilla Göthberg, som först lämnade jobbet som klinikadministratör på Sahlgrenska för att börja på Scandinavian Heart Center, och nu var hon här för Gothenburg Cares räkning. Vi hade på Sahlgrenska utbildat Najib Al-kahja, som nu ansvarade för hjärtkirurgin här i Dubai. Han hade hjälp av ett par egyptiska hjärtkirurger, men han behövde fortsatt stöd av oss, och därför är jag här. Jag är den ende svenske hjärtkirurgen, men det finns redan några svenska intensivvårdsköterskor på plats, och det finns en narkosläkare från Stockholm, som har med sig fru och en liten son. Vi bor alla på ett slags campus, och jag får dela lägenhet med narkosläkarparet. Jag ställer in min medhavda sprit i barskåpet, som till min överraskning redan är oerhört välförsett. Det var Gunilla som brukade säga till alla som kom att man måste ta med sig sprit, eftersom Dubai i stort sett var torrlagt. Nu har vi ett stort spritförråd.

Vårt hus låg på en stor sandig plan, och alldeles intill fanns en minaret där vi hörde inspelat böneutrop 6 gånger per dag. För att ta oss in till sjukhuset åkte vi bil som vi disponerade fritt. Det var mycket köer i centrum, och jag noterade att det verkade byggas i stort sett överallt. Det var kö bl a på bron över vattendraget, the Creek. Varje morgon såg jag de utländska gästarbetarna från olika asiatiska länder, som kördes ut till sin arbetsplats på lastbilsflak. Gästarbetarna utförde nästan allt manuellt arbete i staden, och jag förstod senare att Dubai Hospital i stort sett var till för dem. De inhemska Dubaiborna med lite högre status, flög till London när de blev sjuka.

Sjukhuset var en vit hög byggnad, modern och fin. Både operationssalar och intensivvårdssalar var adekvat utrustade så vitt jag kunde se. Det var de svenska sjuksköterskorna som hade beställt erforderlig utrustning.

Najib och jag började planera de första operationerna, och vi gjorde angiografier[39] på ett par patienter. Angiografierna fick jag tolka, men det var inga problem.

Eftersom det blev jag som kom, och jag hade stor erfarenhet av lung-och matstrupsoperationer, fick Najib den tanken att vi kanske skulle kunna göra en operation av matstrupskancer också. Ja visst, för mig var det OK.

Vi gick för att titta på röntgenbilderna på patienten, och sedan skulle vi undersöka henne själva. Najib pratade med henne på arabiska, presenterade mig och informerade henne. Plötsligt viker han undan täcket för att känna henne på magen. Han drar utan vidare upp hennes nattlinne och blottar både kön och nedre delen av buken. Jag blir helt förskräckt av detta. Hade inte kunnat tro att man kunde göra så på dessa normalt väl övertäckta kvinnor. Kvinnan överraskar mig också. Snabbt tar hon lakanet och döljer ansiktet så länge som kroppen är blottad. Undersökningen går fort. Jag kommer inte ihåg orsaken, men det blev aldrig någon operation.

Hjärtoperationer blev det däremot så småningom. Förutom Najib själv fanns en egyptisk läkare, som var mycket duktig på klaffoperationer. Det var ju mycket enklare att operera de unga patienterna som fanns här, än de gamla patienterna med arteriosklerotiska hjärtsjukdomar som vi hade hemma. Patienterna i Dubai hade reumatisk inflammation i klaffarna, som ändå var mjuka och fina. Det fanns inga förkalkningar varken i klaffar eller kärl. Det var lätt att klippa ut dem, och lätt att placera suturer för klaffproteserna. De flesta patienter behövde både mitralis- och aortaproteser, och det gick mycket snabbt att sätta in dem, bl a därför att kirurgen använde en fortlöpande suturteknik.

Det var när det gällde kranskärlsoperationer, som min hjälp kunde behövas, men jag var där som en resurs, inte för att göra en stor volym operationer. Jag utövade tillsyn och var till hands för att hjälpa. Ganska tråkigt i längden tyckte jag. Jag skulle hellre ha

---

[39] röntgenundersökning med kontrast i hjärtats kranskärl

opererat själv. Som det var nu tillbringade jag hela dagarna på sjukhuset, men uträttade inte så mycket praktiskt arbete.

Det stora nöjet jag hade i Dubai var att åka omkring med bilen och titta på allt möjligt. Man behövde bara åka över till grannemiratet, Sharja, så verkade man ha kommit till en annan tid. Här var allt mer renlärigt och kvinnorna gick alltid beslöjade. I början var det roligt att gå på de exotiska marknaderna där allt möjligt såldes. Det fanns särskilda kryddmarknader, silvermarknader mm. Det fanns bra skräddare, och en del av de svenska gästarbetarna lät sy upp kostymer. De svenska sjuksköterskorna sprang ner till marknaden, *Souken*, så fort de blev lediga. De verkade aldrig tröttna. Själv tröttnade jag på det efter ungefär en vecka.

Man kunde gå till stranden också. Som man kunde jag ströva runt var jag ville, men sjuksköterskorna vågade inte gå till en offentlig strand. De hade försökt, och det hade lett till att en samling arabiska män satte sig i ring runt omkring dem och tittade nyfiket på dem. De var inte vana att se kvinnor i bikini. Nu badade de bara på en privat stand tillhörande ett Sheratonhotell. Man behövde inte bo på hotellet för att få tillgång till stranden, det var bara att betala en liten avgift. I Egypten hade jag sett europeiska kvinnor sola topless utan problem, men här blev flickorna i bikini omringade av nyfikna män.

Ibland strövade jag omkring i sällskap med en yngre arabisk läkare från sjukhuset. Vi såg många lyxiga villor på stranden, och han berättade för mig att det var "Sheik houses". Han fick en konstig vördnad i rösten när han sa det. Jag hade lite svårt att förstå mig på honom.

Lite utanför centrum byggdes en stor golfbana, och inte långt från denna fanns en kamelkapplöpningsbana. Jag var på en kamelkapplöpning en gång, och det var en säregen historia. Kamelförarna var bara småpojkar, som bands fast på kamelerna för att ekipaget skulle bli så lätt som möjligt. Barnen hade ju ingen möjlighet att styra djuren utan fick snällt hänga med när djuren sprang hit och dit. Nu har det visst införts en lag om att ryttarna måste vara femton år, men den lagen fanns inte när jag såg kameltävlingar. Djuren försvann snabbt ur synhåll och större delen av loppet fick man följa i TV-monitorer tills någon förhoppningsvis gick i mål med sin lille ryttare fortfarande fasthängande.

Det fanns inte mycket i kulturväg att förströ sig med. Det enda jag hittade var bio, och visst kunde man se en internationell film. Om den var på engelska, så hade den textning på både franska och arabiska. När den franska texten tog två rader, så tog den arabiska texten bara en halv rad. Franska ord är ju ofta långa med flera vokaler i rad, medan den arabiska texten helt utlämnar vokalerna.

Jag fick besök av min fru och min yngste son under deras februarilov. Som jag förstår så var det en fantastisk upplevelse för dem. De kunde turista fritt och kunde bland annat åka på en sightseeingtur i öknen. De fick uppleva att öknen blommade, vilket händer ganska sällan. De fick klara sig själva på sina turer, för jag var bunden inne i Dubais centrum i min egenskap av ständig bakjour.

Tiden blev lång när de hade åkt hem. Jag hade inte lust att stanna flera månader utan bestämde mig för att åka tillbaka, trots att chefen Sture Larsson gärna ville ge mig mer ledigt. Efter att jag sagt upp mig på sjukhuset stannade jag en vecka till på orten för att göra sådant jag inte kunde ha gjort tidigare. Genom dagliga privatlektioner så tog jag dykcertifikat under den veckan. Jag fick en engelsk privatlärare som var jättebra. Under vattnet var han loj och stillsam som en torsk. Han hängde där orörlig i vattnet och bara hans ögon rörde sig när han kollade att jag gjorde övningarna rätt. Detta sätt att vara gör att luften i tuben räcker mycket bättre. Han blev mig en förebild.

Jag inkasserade hela min lön på en gång i dollarsedlar. Det blev en rejäl bunt som jag kom hem med för någon beskattning fanns inte i Dubai.

Under åren har jag på avstånd följt vad som händer i Dubai. Man bygger lyxbyggen, segelliknande hus med rum där kranarna är av guld. Man bygger konstgjorda öar, och hör och häpna, skidbackar inomhus i detta tropiska klimat. Turisterna strömmar dit. Jag vet inte riktigt vilken som är landets största gud, Allah eller Mammon. I alla fall skulle Dubai kunna ge lektioner åt USA i ämnet kommersialism.

När jag flyger hem är planet fullt av kostymklädda arabiska affärsmän. Innan planet nått marschhöjd viftar de frenetisk åt flygvärdinnorna för att äntligen få beställa sprit. Sprit är ju förbjuden i Dubai utom på internationella hotell, för inte vill man äventyra turismen. Tydligen iakttas förbudet bara på marken. Spritdrickande arabiska affärsmän kom jag senare att se åtskilliga gånger under mina många kongressresor till USA.

Många år senare får jag faktiskt erbjudande att åka till Dubai igen för att hjälpa till med lungkirurgi, men jag avböjer. Det är inte ett land som jag trivs i. Det är bl a en diktatur, mänskliga rättigheter respekteras dåligt och gästarbetarna utnyttjas hänsynslöst till en låg lön. Göran Rådberg, som också är en senior lungkirurg får samma erbjudande, men även han avböjer.

Att vara med och starta hjärtkirurgi har jag fått förmånen att uppleva tre gånger, vilket är ganska unikt. Först var det verksamheten på Scandinavian Heart Center, sedan hjärtkirurgin i Örebro och slutligen i Dubai.

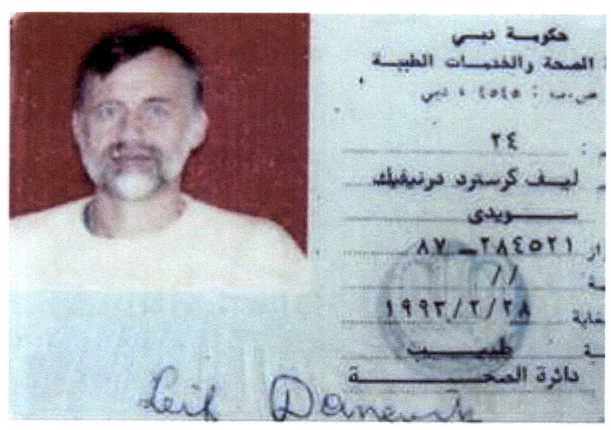

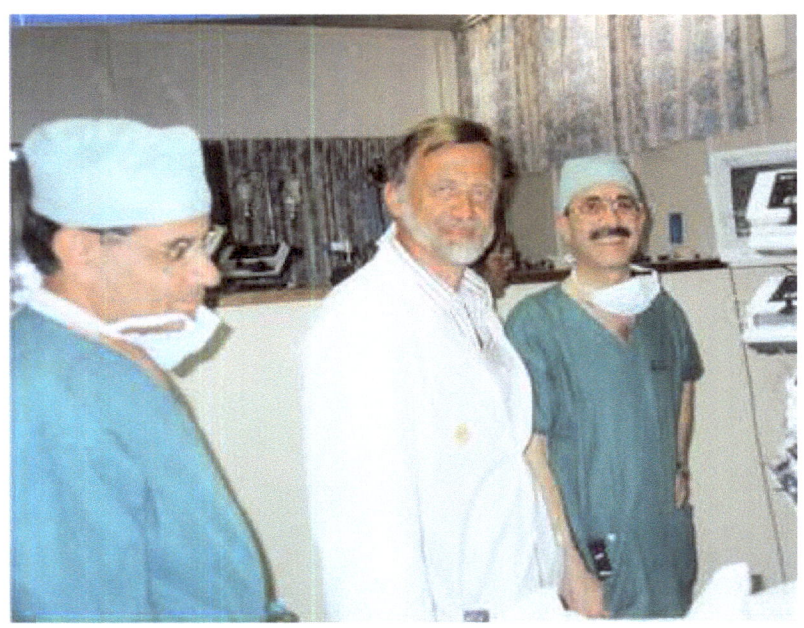

Föregående sida: min arabiska fotolegitimation.
Ovan: Rond med ett par arabiska kollegor på Dubai Hospital.
Tack vare legitimationshandlingen kan ni nog känna igen mig på
 bilden.

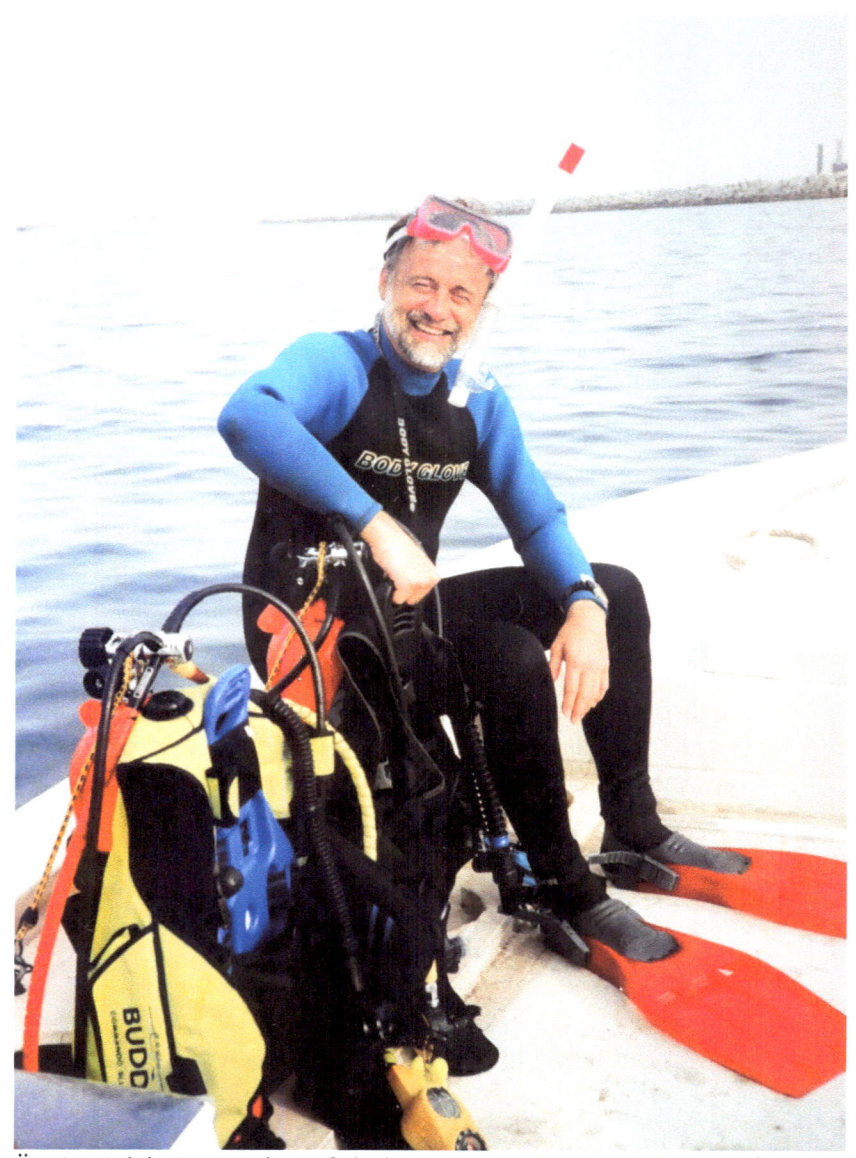

Övning i dykning i Dubai:s fiskrika vatten. Min instruktör var från PADI – professional Association of Diving Instructors.

Med helikopter till NÄL

Som barn fick jag en gång åka en sight-seeingtur med min mormor och min kamrat Gunnar i en gammal Ostermanshelikopter, en sådan som består av en plexiglasbubbla där man kan sitta och en svans med propeller. Man ser husen under sig mellan sina fötter, och det känns som om man hängde fritt i luften. Det var mormor Selma som bjöd oss på denna sällsynta upplevelse.

Nu var jag thoraxkirurg och hade bakjour och väntade hemma på att någon skulle behöva mig. Min framjour, som var Helena Rexius, ringde mig fram emot kvällen och hade ett oväntat besked. Jag skulle åka helikopter till NÄL, Norra Älvsborgs Länssjukhus i Trollhättan, för att akutoperera en patient som fanns där. Man hade ringt från sjukhuset till henne och lagt fram problemet, och sedan hade hon ringt klinikchefen som hade bestämt att jag fick åka medan han själv övertog bakjouren.

Landningsplatsen för helikoptern var på taket till ett parkeringshus på Sahlgrenska, och det fanns en väg dit via kulvertarna, och sedan måste man ha lösenord för att komma in i hissen som förde en upp mot taket. Däruppe stod en sjukvårdshelikopter som såg jättestor ut när man kom nära. Det fanns en cockpit med två piloter och en större kabin med plats för flera säten och en bår. Där fick jag sitta ensam. Det bullrade rejält när helikoptern startade, och jag hade hörlurar för öronen och en mikrofon framför munnen för att kunna kommunicera med piloterna. Med en sväng styrde vi norrut över stan, och det var som att flyga över en karta som man kände väl igen. Det verkade inte gå särskilt fort, och jag tänkte att man sätter nog upp farten när vi väl är ute ur stan. Så blev det inte, vi hade tydligen redan marschfart, och det gick mycket snabbare än jag hade begrepp om, för snart närmade vi oss målet. Det fanns en landningsplatta på marken alldeles framför sjukhuset. Så fort vi tagit mark, slängdes dörren upp och en av piloterna drog iväg med mig, hukande under rotorn. Jag såg den runda ringen som helikoptern landat i och anade plötsligt att den var till för att visa hur långt rotorn nådde.

Nu kom en person från sjukhuset fram och visade mig vidare. Via korridorer och hissar tog vi oss fram till rätt operationsavdelning. När jag ombytt och klar kom in på salen, stod två kirurgkollegor där vid operationsbordet med den sövda patienten och allt verkade tillfälligt vara ganska lugnt.

Det som hänt var att en ung kvinna hade haft andnings-svårigheter hela natten. Frampå nästa förmiddag hade det plötsligt blivit akut, och hon hade eventuellt tuppat av ett slag när hon kommit in på NÄL med ambulans. Hon hade kanske lite läkarskräck, för hon hade inte haft lust att åka in akut under natten, men till slut hade hon blivit så dålig att hon inte hade något val. För att sammanfatta så hade hon fått en pneumothorax (luftläckage in i lungsäcken), vilket gjorde att lungan föll ihop så att hon fick andningssvårigheter. Detta hade utvecklats till ventilpneumothorax, där mer och mer luft samlas under övertryck. Minns jag rätt så hade hon först fått ett dränagerör, som tömde ut en hel del luft, men när det hade börjat blöda kraftigt ur dränaget hade man tagit henne till operation, öppnat bröstkorgen men inte hittat blödningskällan.

Jag fann bröstkorgen täckt av blodkoagler på insidan, som gjorde att man inte såg några detaljer. Jag började rensa ut alla dessa koagler och kunde sedan konstatera att den stora artären från aorta till armen hade en stor slitskada och blödde. Det var ovanligt och konstigt, men det var tänkbart att tryckökningen i bröstkorgen hade skjutit mediastinum[40] åt andra sidan med sådan kraft att artären slitits sönder. Nu var felet hittat, det var bara att dela artären och sy ihop den så det blev tätt och inte kunde blöda. Armartären förlorade sin normala förbindelse med aortan, men det var inte ett stort bekymmer just nu. Via halskärl skulle tillräckligt med blod nå armens artär. Skulle det inte räcka för normal funktion var det möjligt att

---

[40] mellanväggen mellan höger och vänster lungsäck

göra en kärlrekonstruktion senare i lugnt skede. Nu var prioriteten att få patienten av operationsbordet och till intensivvården. Lungan såg ganska OK ut, fast det nyligen varit pneumothorax. Det kan ha varit en liten emfysemblåsa[41] som brustit, och jag såg ingenting som var i omedelbart behov av reparation.

Jag väntade några timmar och allt var lugnt och fint så jag kunde åka tillbaka till Göteborg. Det blev många timmar i en taxi istället för flygtur.

Uppföljning av operationen skedde via telefonsamtal med min kontakt i NÄL. Patienten artade sig bra och det var än så länge inga besvär med armen.

Hon blev remitterad till oss bara några månader senare för pneumothorax igen, dvs läckage av luft från lungan ut i lungsäcken så att lungan faller ihop. Jag opererade henne då också, och fick samtidigt anledning att fundera över om jag borde ha gjort en liknande operation redan vid det tillfälle då jag tog hand om hennes kärlskada, men det var då första episoden av pneumothorax, och jag hade inte sett några förstorade lungblåsor. Denna gång gjorde jag en standardoperation för att åstadkomma att lungan läker fast i bröstkorgsväggen så att den aldrig kan ramla ihop mera.

Patienten följdes upp på hemorten, men jag förhörde mig med telefon om hur det var med henne. Då blev jag riktigt ledsen. Hon hade avlidit akut i en aortaruptur. Det hade visat sig att hon hade en medfödd svaghet i kärlväggen. Den är sällsynt men välkänd och har ett vetenskapligt namn: *cystisk medianekros*. Då först kunde man förstå varför ett blodkärl kunde slitas av då hon drabbades av tryckpneumothorax.

---

[41] emfysem, tillstånd med förstorade lungblåsor

Den fåfänga psykiatern

Det var sommarväder och lockande att sitta ute på gräsmattan och äta lunch. Jag kom ut med min bricka och såg mig om efter plats. Det fanns inga av mina egna kollegor där. Genast observerade jag en ung och vacker dam, som hade hängt av sig sin läkarrock på stolen och satt och solade sig. Hon hade en tajt jumper som visade en hel del kurvor och en kort kjol. Kjolen var dessutom uppdragen eftersom hon solade benen, som var bruna och släta. Vackra var de också.

Som man lägger jag givetvis omedelbart märke till detta. Sedan såg jag kärlkirurgiprofessorn Bo Risberg, tidigare granne till mig, och slog mig ned hos honom. Det var ganska nära den attraktiva damen och det skulle visa sig senare att hon lyssnat på vårt samtal. Vi pratade en hel del om kärlkirurgi ända tills Bo måste gå och jag blev sittande ensam kvar.

Damen flyttade sin stol närmare mig och inledde ett samtal. Hon presenterade sig som hyrläkare inom psykiatrin och visade sin namnskylt, som förutom hennes polskklingande namn visade firmanamnet "Rent a Doctor". Hon hade hört att vi sysslade med kärlkirurgi, och nu ville hon gärna fråga mig till råds om ett kärlproblem som drabbat henne.

Problemet visade sig vara små röda strimmor på låren. Visst var det blodkärl, men i kapillärstorlek, och något helt annat än den aortakirurgi som Bo och jag diskuterat. Nu ville hon gärna visa alla sina röda strimmor, så hon ställde sig upp framför mig och drog upp kjolen ännu mer och vred och vände på sig. Höfterna svängde, och de fasta och fina låren visades upp ända till troskanten både på fram- och baksidan. Det verkade lite apart, och jag såg mig om, men det fanns som tur var ingen där som kände mig. Om det var lite pinsamt, så var det väl egentligen mest för henne, så jag kunde bara skratta åt situationen. Det där var ju för det första helt obetydligt, och för det andra inte det slags kärl som vi ägnade oss åt kirurgiskt. Jag kunde inte få henne att inse det. Hon insisterade på att hon skulle vilja göra något åt strimmorna,

"Man vill ju gärna vara så vacker som möjligt!"

Nu kom jag ihåg att hon var psykiater, så jag försökte komma åt henne på hennes egen planhalva. Jag framhöll att det nog mest var en psykisk fixering från hennes sida, ingen annan skulle störa sig det minsta på de små strimmorna. Det hade ingen effekt, hon stod ändå där med kjolen uppdragen och visade upp sig, men för sjutton, inte mig emot.

Men jag hade ätit min lunch och hade en operation på gång. Jag visste att jag mycket snart måste gå upp till operation, så jag gjorde mig fri och sa hej då.

Jag undrade hur hon skulle ha reagerat om jag erbjudit henne att komma till mitt rum efter min operation, så jag kunde undersöka hennes lår närmare? Jag var inte galen nog att göra det, så jag fick aldrig veta om hon skulle varit galen nog att komma.

Mottagning

Få av kollegorna har haft så mycket patientmottagning som jag. Det är sant att vi thoraxkirurger, som opererar varje dag, inte kan hålla på att ha flera återbesök efter en operation. Då skulle vi inte ha tid att göra våra operationer. Efter ett återbesök kan patienten, om allt är bra, föras över till kardiologen eller lungmedicin för fortsatt uppföljning.

Jag minns väl vår thoraxmottagning på 70-talet, i ett nu rivet hus. Aldrig har en mottagning fungerat så bra. Vi hade en bra undersköterska, Hilkka, som servade oss doktorer på bästa tänkbara sätt. Vi hade då ett litet rum där vi i lugn och ro kunde diktera journalen, titta på röntgenplåtar av gamla sorten, skriva recept och liknande. Därtill hade vi två patientrum, dit Hilkka tog in och förberedde våra patienter åt oss, tog EKG och prover. Vi kom in till patienten, som redan låg passande avklädd på britsen. Vi hälsade, pratade och undersökte. Därefter kunde vi gå till vår lilla expedition eller till det andra patientrummet och ta nästa patient. När patienterna var undersökta kunde de klä på sig i enrum och vänta på att doktorn kom tillbaka med besked, recept och vad som kunde komma ifråga. Som doktor gick man runt mellan de tre rummen och kunde arbeta effektivt utan någon spilltid. Samma effektiva organisation hade jag mött på Ekmanska sjukhuset. Syster Katarina, som var min favoritsköterska, höll alltid reda på patienterna och organiserade allt på effektivast möjliga vis. Att serva doktorn ordentligt var ju också att underlätta för patienterna, spara tid och effektivisera hela mottagningen.

Pacemakerpatienter kontrollerades enbart på thorax-mottagningen, medicinläkarna hade på den tiden inget med det att göra. Eftersom vi inte kunde remittera dem ifrån oss, blev det en stor mängd patienter till slut och mottagningen måste skötas mycket effektivt. Jag lade snart märke till att själva pacemakerkontrollen gick på några minuter, men sedan passade alltid patienten på att konsultera oss om alla upptänkliga hälsoproblem, som vi inte hade med att göra. Patienten tog förstås sin chans när han hade en doktor framför sig.

Patienter, som inte var nyopererade, behövde kanske inte läkarbedömning varje gång. Jag tog då initiativet till en dispensärliknande verksamhet. Patienten kom till Hilkka som tog EKG med och utan magnet, vilket var den tidens enkla kontroll av funktionen. Om han inte hade några direkta pacemakerrelaterade problem fick han sedan gå hem. Doktorn tog på slutet av dagen och gick igenom alla EKG, varefter patienten fick besked om resultatet och nästa uppföljning via brev. Det gjorde livet lite lättare för oss och inte så mycket värre för patienten.

Så småningom införde Sahlgrenska en av de så kallade reformer som åtminstone inte från vår synpunkt var någon förbättring. Alla Sahlgrenskas mottagningar inom invärtesmedicin lades samman till en enda stor mottagning och till denna knöts också thorax. Denna stormottagning behövde en chef, och det blev kardiologen Lars Ekström, som därmed påbörjade sin klättring uppåt i hierarkin. När man nu skulle ha mottagning så fick man tillgång till ett enda rum, inte nödvändigtvis samma varje gång. Man fick patientbrits, någon stol, samt skrivbord med dator. Ingen sköterska tog in och förberedde patienten. Man fick själv gå och ropa upp vederbörande och hoppas att man hittade honom eller henne. Man fick ta in patienten, be om avklädning, vänta på avklädningen, göra sin undersökning och därefter vänta igen medan patienten tar på sig. Tänk er en 85 årig man med reumatoid artrit och Parkinssons sjukdom som ska klä på sig. Jag skulle ha hunnit operera in en pacemaker på samma tid.   Eftersom jag hela tiden är min patients fånge, så talar han kanske oavbrutet med mig, så jag kan ju inte börja notera i datorn. Jag kan inte heller diktera i diktafonen ostört. Patientens byxor har en tendens att stanna ett bra tag i knähöjd, medan han håller i dem med ena handen och gestikulerar med den andra. Konsultationerna tog på detta vis tre eller fyra gånger så lång tid som de gjort tidigare.

Behövde man hjälp av en sköterska med någon omläggning eller annat, måste man leta rätt på en sådan också och förmå henne att hämta vad som behövdes. Många gånger var det snabbare att jag själv letade upp omläggningsvagnen och gjorde vad som skulle göras utan assistens. Vi hade inga kirurgsköterskor där. Alla var medicinsköterskor, och de var inte särskilt bra på kirurgiska åtgärder. Systrarna satt dessutom och knappade på sina datorer i stort sett hela tiden, oklart för mig till vilken nytta. Det var inte alls så att de var ohjälpsamma, men hela organisationen var så helt olämplig för kirurgisk mottagning, så det var frustrerande att gå dit. Det var helt enkelt en kulturskillnad mellan medicinsköterskor och de mera praktiskt inriktade kirurgsköterskorna. När äntligen mottagningen var klar och jag kom till operation var jag ofta både frustrerad och arg.

Jag misstänkte att det var meningen att läkarna skulle servas dåligt. Det var ju nya tider, och säkert var det otidsenligt att läkare skulle behöva "passas upp".

Mina skarpa klagomål över förhållandena på medicin-mottagningen ledde till att jag fick en speciell sköterska som skulle hjälpa mig. Hon var snäll, men jag måste fortfarande för det mesta ta rätt på mina patienter och själv ta in dem på rummet. Många gånger fick jag slösa mycken tid på att leta efter sköterskan i den mycket stora mottagningen. Hon försvann då och då utan att tala om vart. Det var snällt av henne när hon följde en patient till röntgen, men det var inte min patient, och jag hade ingen aning om det. Som tidigare var jag alltjämt min patients fånge i den kombinerade expeditionen och undersökningsrummet. Sköterskan blev snart bra på omläggningar, och så småningom kunde vi göra lite mer avancerade åtgärder på mottagningen som pleuratappningar[42] och interkostalblockader[43]. Det hade jag tidigare varit tvungen att ta patienten till avdelningen för att göra. De flesta andra medicinsköterskorna slog bakut vid tanken att göra så otäcka saker.

Trots att jag nu hade en egen sköterska så var det inte alltid jag fick hjälp när det behövdes. Jag hade en gång på återbesök en kvinna som jag opererat för varansamling i lungsäcken. Tyvärr hade hon fått sårinfektion också, men vid återbesöket såg såret tämligen bra ut på huden, och jag började ta bort suturer. Plötsligt brast hela såret och en stor mängd var, som hade stått under skinnet, sprutade ut. Varet sprutade över kvinnans kropp och kläder, över mig och mina arbetskläder, kladdade ner britsen och en hel del hamnade på golvet. Jag stod där med händerna nedsölade av var och behövde verkligen assistens och det ögonblickligen. Men ingen sköterska fanns i närheten. Jag torkade av mig och gick på jakt efter en sköterska. Min egen sköterska var spårlöst försvunnen och det visade sig alla andra också vara. Det stora rummet där vanligen 3- 4 sköterskor satt på sina rumpor större delen av dagen framför datorer var helt tomt.

---

[42] att suga ut vätska ur lungsäcken
[43] bedövning av bröskorgsnerver

Mottagningen bestod av två långa korridorer med en sammanlänkande kort korridor. Jag hade aldrig sett något så tomt. Enstaka patienter väntade i väntrummen, men ingen personal av något slag var synlig. T.o.m. de som brukade stå i kassan var försvunna. "Aha, kafferummet" tänkte jag och tog mig skyndsamt dit. Det låg lite avsides, men det var ekande tomt. Ett litet mysterium hade tydligen inträffat. Kanske utomjordingar hade kommit in hit och teleporterat hela gänget till Saturnus?

Det såg inte alls bra ut att jag inte fick någon som helst assistens när jag försökte göra i ordning rummet och låg på knä på golvet och torkade bort var. Jag hade då torkat min patient och mig själv rena. På något sätt fick jag försöka prata bort det. Sedan skulle omläggningsmaterial hämtas, tvättsprit mm. Jag skulle göra i ordning såret och lägga absorptionsförband. Tur att jag hade en tålig och snäll patient, som inte hade råkat i panik av varexplosionen och inte hade blivit otålig. Hon fick nog dessutom hjälpa mig och hålla i ett eller annat bandage medan jag arbetade.

Till slut blev jag klar med allt, och vi kom äntligen fram till "tack och på återseende". Jag kunde pusta ut en stund innan jag måste dokumentera allt i datorn. Sedan gick jag ut i korridoren för att se om jag hade fått någon ny patient. Plötsligt fanns där personal igen och efter en liten stund kom min sköterska makligt promenerande.

"Men var har du varit?" undrade jag med en viss behärskad otålighet.

"Jo, vi var alla tvungna att gå på ett informationsmöte som vår chef hade kallat oss till."

"Utan att säga ett ord till mig?"

"Jamen, det var ju bara en så kort stund!"

Det blev aldrig riktigt bra att ha thoraxpatienterna på medicinmottagningen. Lyckligtvis fick vi en ändring till stånd, men det var egentligen inte för att förbättra förhållandena för oss som hade mycket mottagning. Man delade av ett "hörn" av mottagningen, där vi kunde bygga om och ha en egen liten mottagning som bemannades av våra egna thoraxsköterskor, som vi kände så väl och tyckte bra om att jobba med. Våra två thoraxavdelningar, som låg i anslutning till varandra, hade nyligen renoverats, och i samband med det hade vi bara kvar två läkarexpeditioner, varav bara den ena hade en undersökningsbrits. Expeditionerna räckte knappt till för rondarbete och utskrivningar efter operation. För att dessutom skriva in patienter blev det förödande väntetider. Detta problem löstes med den nya mottagningen som mest kom att kallas "preop-mottagningen" under kompetent ledning av syster Pernilla. Vi hade också hela tiden en sekreterare där som skrev in våra anteckningar i datorn efter att vi dikterat i diktafon på klassiskt vis. Vi hade lyckligtvis en plats att diktera som inte var i patientrummet. På denna trevliga och välfungerande avdelning fick jag också som väl var ha mina återbesök, och givetvis mina inskrivningar.

Nu fanns det ett problem kvar, och det kom att ändra inskrivningskulturen en hel del. Det fanns fyra små rum för att undersöka patienter. Alldeles utanför dessa undersökningsutrymmen fanns ett litet väntrum. I patientrummen fanns det bara en undersökningsbrits i ett enda rum. Ett annat var utrustat med en stol som patienten sitter i för blodprovstagning. De återstående två rummen hade bara bord och stolar. Mellanväggarna i rummen gick inte ända upp i taket. De slutade två decimeter från taket, troligen för ventilationens skull. Tyvärr inverkade det menligt på enskildheten vid patientsamtalen. Satt man tyst i ett angränsande bås hörde man allting.

När det gällde att skriva in min patient, fordrade jag alltid att få rummet med undersökningsbrits. Var det upptaget, så väntade jag. Det gick alltid att ta en kopp kaffe och prata lite med personalen, det var ju både kontaktskapande och trevligt.

Den här rumsbristen ledde till gradvis lite ändrade rutiner. Många av kollegorna slutade upp med att göra en medicinsk undersökning på sina patienter. I sanningens namn så var ju det flesta grundligt undersökta då utredningen inför operation gjordes. Kirurgen kanske nöjde sig med en intervju och muntlig information.

Själv ville jag inte göra avkall på principen att göra en kroppsundersökning vid inskrivningstillfället. Den var relativt grundlig, men naturligtvis fattades det bitar även i min undersökning.

Gynekologisk undersökning var det inte tal om, och rektalundersökning[44] gjorde jag inte heller. Thorax var tillräckligt långt från buken för att detta inte skulle behövas. Hade patienten däremot haft bukbesvär så skulle även en rektalpalpation vara befogad. Den neurologiska bedömningen var ytlig och snabb och omfattade inte prövning av alla reflexer.

Jag tror att det lönade sig att hålla fast vid klassiska principer och titta grundligt på patienten. En ung kvinna som skulle opereras för pneumothorax visade sig ha tidigare okänt blåsljud på hjärtat, och då behövdes en kardiologisk kontroll innan jag kunde operera henne. En man som jag skulle göra en mediastinoskopi på fick som alla andra klä av sig helt på överkroppen. Då såg jag ett sårigt område på baksidan av överarmen. Han hade märkt det, men inte sökt för det. Det var ju mera angeläget, tyckte han, att undersöka den förändring som han hade i mediastinum.

Förändringen på armen såg inte helt beskedlig ut, så jag beslöt att skära bort den då patienten låg på mitt operationsbord. Jag skickade både hudförändringen och de uttagna lymfkörtlarna för mikroskopisk undersökning. Det visade sig vara kancerspridning (skivepitelkancer) i lymfkörtlarna och ursprunget till det var den hudkancer, som jag samtidigt tagit bort. Genom att jag tittat ordentligt på honom slapp man nu leta efter ursprunget till kancern.

En förutsättning för att det över huvud taget skulle vara någon idé att undersöka patienterna bra, var att vi nu sluppit ifrån den gamla kryssjournalen Corbase, där man inte kunde föra in några beskrivningar, bara kryssa i rutor och få en journal av intetsägande standardfraser.

Det blev med tiden fler och fler invandrare som patienter, bland dem en hel del muslimska kvinnor. Många av dem kom med sjal som täckte hela håret, och ganska heltäckande kläder för övrigt. Tolk behövdes för det mesta. När det gällde dessa kvinnor var jag beredd på att få svårigheter när jag bad dem klä av sig helt ned till höfterna för en kroppsundersökning. Kjolar skulle dras upp och strumpor tas

---

[44] undersökning med ett finger i ändtarmen

279

av så att benen blottades. Jag tänkte inte låta dem få en sämre undersökning än de andra patienterna. Men jag oroade mig i onödan. Det var aldrig några som helst problem. De gjorde alltid precis som jag sa, och jag kunde undersöka dem grundligt. Tolken kunde ibland gå ut, ibland stanna kvar. Var det en manlig tolk, fick han förstås vända ryggen till. En gång hade jag en ung muslimsk kvinna som tolk. Hon var också klädd i sjal på huvudet. Eftersom hon var kvinna kunde hon titta på hur jag klämde min patient på magen och kände på brösten. Efteråt frågade hon mig med okynnigt glittrande ögon :

"Är det min tur nu?"

Sahlgrenskas akutmottagning – på gott och ont

En akutmottagning ska fungera utan att folk ska behöva sitta där och vänta i 10-tals timmar. Under åren har jag upplevt både sådant som var bra och dåligt. Något som är svårtacklat är att många söker till Sahlgrenska för mindre svåra åkommor, som skulle kunna ha tagits om hand på en vårdcentral, åtminstone om vi hade haft mottagningar med viss kirurgisk kompetens, som man hade förr. När jag var distriktsläkare i Valdemarsvik gjorde jag en hel del småoperationer som tillhörde "den lilla kirurgin". Trots allt tal om satsningar på primärvården så har det aldrig blivit tillräcklig avlastning av de stora akutmottagningarna. Som kandidat följde jag en jourhavande läkare på akuten, när det kom in en kille kl 03 på natten. Han hade haft ont i en fotled en vecka och nu förklarade han:

"Jag cyklade förbi och såg att det lyste, så jag tänkte titta in och få en röntgen".

Han blev praktiskt taget utslängd av en arg doktor. På det socialistiskt orienterade 70-talet hade jag själv jour och ville diskutera en skelettröntgenbild med en kollega innan jag delgav patienten vår analys. Jag använde konstiga ord som "fraktur, fissur" och namn på några ben mm innan den irriterade patienten, som på tidstypiskt vis inte ville erkänna auktoriteter, började skälla ut oss för att vi pratade "fikonspråk" som han inte förstod.

Som färdig specialist blev jag ibland nedkallad till akuten för att bedöma en patient med något thoraxrelaterat problem, och då gick det alltid lugnt och effektivt till där.

När jag som patient själv behövde akutmottagningen 2005 fungerade allting på ett berömvärt sätt, men det skulle komma tillfällen då det fungerade rent ut sagt dåligt.

Jag hade arbetat en vecka på SHC tillsammans med en yngre kollega, och jag kom hem på torsdagskvällen, trött men belåten med vad vi hade åstadkommit hittills. Ganska snart började jag få svåra smärtor i magen, högt upp, alldeles under nedre kanten på bröstbenet. Det liknade inte sura besvär, som jag haft tidigare. Smärtorna var förenade med rastlöshet, och att lägga sig för att vila var omöjligt. Jag insåg snart att jag måste in till sjukhuset, så jag bad helt enkelt min fru att köra mig. Jag ville inte vänta på någon ambulans. Hon släppte av mig utanför akuten och åkte sedan för att parkera medan jag gick in. Det fanns då fortfarande en person som satt vid en öppen lucka, och man kom åt att prata med den personen. Jag sjönk ned på en stol framför luckan och beskrev mina problem som dominerades av svåra buksmärtor. Efteråt har jag hört att jag var likblek också. Det blev fart direkt. Någon kom och tog in mig på ett rum, och EKG-undersökning gjordes utan dröjsmål. Eftersom undersökningen visade säker hjärtinfarkt, så blev nästa anhalt ett angiografilaboratorium där en kärlröntgen gjordes. Man såg en tilltäppning av höger kranskärl, och eftersom man hade beredskap för ballongsprängning så gick man vidare med en sådan direkt. Tjong! Allt fixat på direkten.

Jag hamnade i en säng och övervakades. Man hade kört in angiografi-instrumenten via den stora femoralartären i vänster ljumske. För att det inte skulle blöda satte man kompression över ingångshålet med hjälp av ett mekaniskt instrument (femostop) som tryckte på kärlet i flera timmar.

När några av mina läkarkollegor och vänner kom och hälsade på mig var jag fullt vaken, mådde bra och kunde skoja lite med dem. Ett stag tillhörande femostopen tältade upp täcket ett par decimeter i nivå med ljumsken. Det såg lite roligt ut. Man kunde likna det vid ett mekaniskt stånd.

"Ni behöver inte vara så imponerade, sa jag, det är bara femostopen".

Jag låg kvar flera dagar fastän jag nu kände mig återställd och hade kunnat gå hem. Sedan blev jag också sjukskriven ett par månader. Det kändes onödigt för mig, som tyckte att jag var botad och mådde bra. Min konvalescens använde jag bl a till att klättra upp över tio meter upp i en björk där min lilla kattunge Putte satt förskrämd och inte kunde ta sig ner. För säkerhets skull väntade jag tills min fru hade gått till jobbet för att inte skrämma upp henne. (Jag menar förstås inte skrämma upp henne i trädet!). Dessutom klättrade jag upp på vårt tak och monterade en spång för våra två katter att gå på, så de kunde ta sig från ett tak över carporten till ett annat tak för att sedan kunna komma upp på balkongen och in i huset via balkongdörren. Ja, än sen då? Det var väl inte meningen att jag bara skulle sitta och rulla tummarna?

Akutmottagningens öppna planlösningen från 2005 fick tyvärr inte vara kvar. All personal kunde då ha överblick över hela väntsalen och över entrédörren. Sedan började man att uppföra en vägg inne på mottagningen, så att patienterna doldes för personalens blickar. En kraftig dörr stängde vägen in till mottagningens inre och omöjliggjorde kontakten med personalen. Man kunde sitta på en bänk och svimma av utan att upptäckas, om inte någon medpatient slog larm. Det enda man kunde göra var att trycka på en knapp för att få en nummerlapp. Sedan kunde man bara sitta ner och hoppas att någon skulle ropa upp en. Ett tag fanns där en hiskelig automat med ett flertal knappar på. Det var ett försök att nyansera väntetiderna. Bl a kunde man trycka på en knapp som stod bredvid frågan "har du bröstsmärtor?" Meningen var förstås att prioritera personer med hjärtinfarkt, men alla med infarkt har inte bröstsmärtor. En del, som jag, som har en bakre, diafragmal infarkt, får i stället smärtan förlagd till epigastriet, den översta delen av magen. En annan knapp hade texten "upplysningar". När jag tryckte på den fick jag en annan nummerlapp, som var en siffra över 900 medan pågående nummer för "upplysningar" var omkring 400. Jag påtalade hur dum den apparaten var och det förmodar jag att andra gjorde också för den försvann så småningom.

Det blev omöjligt för patienten att gå fram till någon levande person och framlägga sin sak. Nu skulle man sitta tyst och snällt med sin lilla lapp och vänta på "triage", ett fransk ord som betyder sortering, och har sin upprinnelse i samband med krigssjukvård.

Har man tur, slås plötsligt en dörr upp, en eller kanske två s.k triagesköterskor gör sin entré och ropar med hög röst upp ditt nummer, varefter man känner en obetvinglig impuls att resa sig, ställa sig i givakt och ropa "här" med lika kraftfull röst. Nu får man följa triagesköterskorna in i ett annat rum där en intervju följd av en summarisk besiktning följer, medan alla andra i väntrummet sitter dolda bakom sin vägg, och det är fritt fram för dem att få epileptiskt anfall, svimma av, glida in i diabetescoma eller diskret förblöda. Resultatet av detta första triage kan mycket väl bli ordern "utgå", dvs försvinn omedelbart från vårt akutintag och sök på Mölndals lasarett eller Östra Sjukhuset istället om du inte kan hitta någon nattöppen öppenvårdsmottagning. (Det är givetvis omöjligt.).

Mitt första praktiska möte med triage var en gång då min fru skadat fingret i en köttkvarn. Meningen var att göra korv, men inte blodkorv, som det nu råkade bli.

Att få avancerad hjälp på en öppenvårdsmottagning ansåg jag som direkt uteslutet. Den kirurgiska kompetensen var ju nästan borta på sådana mottagningar. Vi åkte in till akuten och blev sittande där utan att uppmärksammas av någon. Jag lade provisoriskt om fingret med lite tryck och bemästrade situationen på så sätt även om en lätt blödning kvarstod. Efter en och en halv timme hejdade jag med våld en person ur personalen på väg någonstans och frågade var det berömda triaget tilldrog sig någonstans. Jo, det var just triage som vi väntade på. Efter en och en halv timme! Vid en genomgång som vi hade haft på ett läkarmöte hade man påstått att triaget skulle kunna genomföras inom 15 minuter. Men jag såg inte särskilt många patienter, triagesköterskorna hade inte visat sig många gånger under tiden vi suttit här, och ändå hade det gått 1.5 timme.

Nu fick vi ändå strax komma in till triaget, kanske för att jag just varit lite besvärlig. Fingret betittades snabbt, och sedan avfärdades vi med att fingrar skulle man åka med till ortopeden på Mölndals lasarett, inte hit till Sahlgrenska. Då påpekade jag med skärpa att sårskador alltid hört till den lilla kirurgin, det var ingen skelettskada, som kunde motivera ortopedisk konsultation, och nu hade vi suttit för länge här med ett blödande finger för att finna oss i att börja om från början. Då gick de för att konsultera en osynlig läkare någonstans i bakgrunden. Han visade sig aldrig för oss, men triagesköterskorna kom tillbaka med beskedet att vi kunde få stanna här.

Vi stannade, men tiden gick och gick utan att något hände. En vits med triage är att patienterna delas upp i olika prioritetsgrupper, och nu kunde man misstänka att vi förstås var åsatta lägst prioritet. Kanske en diskret hämnd för att vi varit besvärliga? Efter ytterligare lång tid fick jag tag i en annan sköterska och begärde svar på hur lång tid det kunde ta att få hjälp. Hon berättade att det varit gamla patienter i 80- årsåldern där som fått vänta i 10 timmar eller mera trots ganska allvarliga sjukdomar. Man kan undra om de fått smärtstillande, lugnande eller ens någon smörgås?

Det där var inte så lovande, så jag gick till en av våra egna avdelningar och lånade allt material jag behövde, och sittande i väntsalen på akuten tvättade jag sårskadan, fäste ihop sårkanter med kirurgisk tejp och lade om med ett ordentligt förband och sedan gick vi hem. Vad hade en patient som inte medförde egen läkare gjort i vårt ställe?

Jag berättade förstås det här på mitt jobb, och jag skrev till chefen för akutmottagningen och klagade. En av våra sekreterare berättade att någon av hennes släktingar fått sitta hela dagen på akuten utan hjälp med sina besvär, som sedan visade sig vara en intrakraniell[45] blödning. Då hade hon varit tvungen att härja och bråka för att få dit en neurokirurg. Patienten hade därefter opererats akut under natten.

Vi hade på Sahlgrenska på slutet av 70-talet en "sjukhusspion" som samarbetade med SÄPO i sina försök att avslöja personer, som var med i KFML(r) och därför kunde utgöra en säkerhetsrisk. Det blev en rejäl skandal när detta avslöjades i Aftonbladet. På lediga stunder blev jag nu själv en slags sjukhusspion, men utan SÄPOs medverkan. Jag gick helt enkel ner till akuten då och då för att ta tid på hur länge patienter fick vänta på triage. Jag sammanställde mina uppgifter och presenterade dem för min chef och för chefen för området och för akutmottagningen. Min poäng var att det nu var en säkerhetsrisk att patienter blev sittande i ett tillslutet väntrum där ingen hade uppsikt över dem, och att triaget många gånger tog mycket längre tid än avsett. Sedan var det ju också så att när patienter väl kommit igenom nålsögat – triaget- så blev de sittande eller liggande i ett undersökningsrum någonstans i många timmar och väntade på att få hjälp. Där förekom dock viss tillsyn av dem.

Min svärmor Siv råkade falla i trappan mellan övervåning och undervåning när hon var hemma hos oss. Hon var 88 år gammal och blind sedan många år. Min fru följde henne till akuten. Jag såg henne där på eftermiddagen efter att ha opererat. Hon hade då sina egna kläder på sig, och när jag drog upp ärmen på hennes plagg såg jag fula skrapsår på underarmarna. Typiska avvärjningsskador. Det var avskrapad hud och rikliga kapillära blödningar som behövde omläggning.

Hon blev sittande och liggande på akuten i 24 timmar utan att komma in på någon avdelning. Hon fick ligga på en smal undersökningsbrits och fick inte ens en kudde under huvudet, bara en hopvikt filt. Min fru satt hos henne till ett-tiden på natten, och då hade inte mycket hänt. En röntgenundersökning av huvudet

---

[45] innanför skallbenet

(datortomografi) var planerad och ägde rum någon gång under natten. Hon fick inte tala med någon läkare förrän vid 06-tiden på morgonen, och då hade en sköterska felaktigt givit henne beskedet att något läkarsamtal inte var nödvändigt. Hon blev aldrig inlagd på Sahlgrenska. Hon bedömdes visserligen som inläggningsfall, men skulle skickas till sitt hemortslasarett Motala. Nästan exakt ett dygn efter att jag hälsat på henne på akuten första gången, var jag där igen och talade med henne. Då väntade hon på hemtransport. Jag drog upp hennes ärmar och fick till min förfäran se hennes underarmar igen. De var inte tvättade eller omlagda. Allt hade bara lämnats som det var, och nu var armarna täckta av sega koagler.

Jag fick tillfälle att se hennes journaler från akuten. Alla bedömningar hade noterats kortfattat och nästan korrekt, men man hade satt helt felaktiga klockslag på anteckningarna. Det verkade som om hela händelseförloppet utspelat sig under 50 minuter, och det vet var och en som någonsin varit på akuten att det är en orimlighet. Jag frågade en sekreterare på akuten om hur detta kunde komma sig. Jag fick besked att tidpunkterna var i stort sett påhittade, de tjänade bara till att åskådliggöra turordningen mellan de olika diktat, som sekreterarna skrev ut dagen efter. Det fanns inga klockslag noterade på diktaten som läkarna gjorde. Det fanns dock korrekt klockslag noterat på röntgenundersökningen, och det kunde vem som helst se att det inte stämde med övriga anteckningar. På den tiden var det fortfarande vanliga diktafonband som användes. Diagnosen på fallolyckan var också felaktig. Diagnosen klassificierades som ett fall i samma plan, inte från olika plan.

Jag blev tvungen att påpeka alla felaktigheter igen, naturligtvis i avsikt att förbättra systemet. Särskilt retade det mig att ingen kunde ha tvättat av Sivs armar och lagt ett skyddande förband. Det var ju en enkel åtgärd, som första sjuksköterskan borde ha gjort. Min fru hade under tiden hon suttit hos Siv sett en ung man på britsen bredvid med en stor sårskada på kinden efter en cykelolycka som heller inte blev omhändertagen på många timmar. Om sådana inte tas om hand i tid måste de räknas som infekterade.

Så småningom blev akutmottagningen ombyggd igen så att träväggen och den ogenomskinliga dörren försvann. Det blev glasvägg igen, vilket åter gjorde patienterna synliga för den person som tog emot patienterna efter turordning. På nytt fanns det en liten lucka där man både kunde se och kommunicera med en person som tog emot patienterna. Det fanns också en knapp för att få en kölapp, och en annan nödknapp, som man kunde trycka på om det var riktigt bråttom. Akutmottagningen blev praktiskt taget återställd till ursprungligt skick, frånsett att tidigare kunde många ur personalen se in i väntsalen, inte bara den enda personen i luckan. Men ett problem kvarstod. Den mycket långa väntetiden för en första kontakt med en läkare som i slutet av 2015 var 1 timme och 49 minuter (mediantid), och medianen för total vistelse på akuten var 4 timmar och 8 minuter. Då förstår man att patienter med låg prioritet får vänta bra mycket längre. Sahlgrenska var allra sämst av alla akutmottagningar i hela Sverige och då hade ändå siffrorna förbättrats något jämfört med en tidigare mätning 2013

En misslyckad och en lyckad uppfinnare

Det går fortast att redogöra för den lyckade uppfinnaren. Det är tyvärr inte jag, utan min gode vän Mogens Bugge, bördig från det dejliga Danmark. Bugge har ett enkelt och praktiskt tänkande. Han känner dessutom en dansk smed som är duktig på att förverkliga hans idéer. Av Bugges många olika designer ska jag bara nämna de två mest lyckade. Han har gjort ett sughandtag, som är så fiffigt konstruerat att det inte kan suga fast. Han har lyckats få en firma för medicinska instrument att saluföra Buggesugen. Det allra bästa är utan tvekan en sårhake, som tvingar isär bröstbenshalvorna när bröstbenet väl blivit delat. Många sårhakar gör detsamma, men Mogens har en liten mekanism, som gör att vänstra bröstbenshalvan dessutom lyfts upp i förhållande till den högra. Detta är mycket ändamålsenligt när man ska göra kranskärlskirurgi, eftersom man då lättare kommer åt en artär, som sitter på undersidan av bröstbenet. Denna lilla fina artär kan man dissekera loss och svänga ner till hjärtat, där man syr en förbindelse till en förträngd artär. Buggehaken är i särklass den bästa hake som jag sett för att lyfta upp rätt del av bröstbenet. Den säljs över hela världen så vitt jag vet. Den kan användas hur många gånger som helst utan att bli utsliten, så varje klinik behöver inte köpa så många. Det är engångsmaterial som lönar sig bäst att sälja. Jag unnar i alla fall Mogens att tjäna ordentligt med pengar på sin fiffiga hake.

Den andre uppfinnaren, som är jag, är bättre på att få idéer än att genomföra dem. Flera gånger har ödet satt krokben för ett förverkligande.

Den första lilla idén som jag lyckades få acceptans för, var en hålduk som skulle användas vid klaffkirurgi. För att inte klaffsuturerna ska sno in sig i en massa andra saker, som används vid kirurgin, kan en hålduk läggas över slangar och annat. Min speciella duk hade gummiknottror som avsåg att hålla suturerna på plats. En prototyp tillverkades, men så fort den var klar, fick den firmarepresentant som intresserat sig för detta ett bättre jobb och så föll idén i glömska.

Ett annat litet påhitt verkade ganska lovande i början. När jag arbetade med kärlkirurgi i Örebro hade jag många gånger gjort sotningar av kärl till benet eller opererat in ett nytt kärl. Efteråt var det ett ständigt passande för att se att inte blodflödet stannade upp. Ofta nog hände detta, och då fick man sota kärlet (dra ut koagler) och försöka få igång blodflödet igen. Det vanliga sättet att kontrollera blodcirkulationen var att dels se om huden var blek eller om den hade en frisk rosa färg, som tydde på att blodförsörjningen var bra. Man kände också med handen om huden på benet var varm eller kall.

Trots en lyckad operation var oftast huden lite kall till en början, men alltefter som cirkulationen förde blod till benet blev huden varmare. Man kunde känna en tydlig temperaturskillnad mellan varm och svalare hud, och gränszonen däremellan ska normalt flytta sig längre och längre ned mot foten tills hela benet är varmt. Det var inte alldeles lätt i praktiken att avgöra hur det var med temperaturen. Det berodde också på hudtemperaturen på ens egen hand, och kom man in från kylan var det särskilt svårt. Om en person går ut på balkongen och röker, blir vederbörande kall av uteluften och dessutom av kärlförträngning i den egna handen pga tobakens effekt.

Det är mycket fysiologiskt att bedöma hudtemperaturen. Kroppen prioriterar blodflödet till benets muskulatur, och om den är tillräcklig, släpps blodet ut även i huden. En varm, normalfärgad hud är därför ett pålitligt tecken på att cirkulationen är tillräcklig.

Jag fick tanken att göra ett temperaturkänsligt plåster, som man kunde klistra längs med benet, och som gav färgutslag för olika temperaturer. Om man dessutom hade en centimeterskala så skulle övervakningen underlättas betydligt. Man skulle bli oberoende av varierande temperaturer på undersökaren hand. Det fanns värmekänsliga kristaller, och vid den tiden salufördes sådana i form av plåster, som man skulle trycka mot pannan för feberdiagnostik. Det var egentligen ett felaktigt tänkande. Det man vill veta är den centrala kroppstemperaturen och inte hudtemperaturen i pannan. Men jag hade bättre planer för de temperaturkänsliga kristallerna.

Nu gällde det att få tag på kristaller eller någon, som kunde göra dem. Jag tog reda på olika tillverkare och försökte kontakta dem, men intresset från dem var svalt. Samtidigt sökte jag anslag från en regional organisation med uppgift att stödja uppfinningar i vården. Jag fick anslag och dessutom kontakt med en tekniskt kunnig person som skulle hjälpa mig att förverkliga tankarna.

Under våra diskussioner ändrade planerna dock karaktär. Det blev inga temperaturkänsliga kristaller, och inte något enkelt lite plåster. I stället började vi laborera med termoelement, och vi kom fram till ett system med värmekänsliga sensorer på flera punkter längs benet. Med kabel fördes data över till en laptop. Min medarbetare kunde programmera och skapade ett övervaknings-program som han kallade "legtherm".

På displayen visades en schematisk bild av ett ben, och temperaturen på benet visades med en färgkod. På ett opererat ben kunde man då se olika temperaturzoner från normal temperatur till ordentligt nedsatt. Tider avlästes automatiskt och man kunde spela upp en liten film som visade hur värmen spred sig nedåt längs benet, eller – i värsta fall – hur uppvärmningen upphörde eller gick tillbaka. Datorn fick upplysning om vad som var normal hudtemperatur för den patienten genom att man satt en referenselektrod på ett friskt ställe, t ex höften eller andra benet.

Vi provade på frivilliga patienter. Systemet var i början lite otympligt med många sladdar som tejpades fast på benet, men meningen var att allt så småningom skulle samlas ihop på ett behändigare sätt, och möjligen skulle man genom trådlös överföring helt slippa att ha en kabel till datorn. Laptopen skulle också på sikt ersättas med att all data överfördes till den vanliga övervakningsmonitorn. Det var alltså mycket kvar att göra, avancerade tekniska saker, som jag omöjligen skulle klara själv, men som jag kunde anförtro min tekniske medarbetare.

På thoraxkliniken kunde man ha viss nytta av systemet eftersom cirkulation till ett ben kunde äventyras genom kanyleringen[46] för hjärtlungmaskinen eller genom att aortaballongpump kunde behöva läggas in postoperativt. Mina kollegor på Thorax visade sig vara försiktigt positiva när jag demonstrerade data som jag samlat på laptopen. Men Thorax var inte tillräckligt underlag för detta övervakningssystem, jag måste presentera det för kärlkirurgerna. Jag trodde faktiskt att de skulle vara intresserade. Jag fick komma till ett av deras möten och hade med mig min medarbetare, alla våra data och åskådningsmaterial i form av sensorer med sladdar.

De lyssnade, men tyckte inte att mätningarna var avancerade nog. Det dög inte med mätning av hudtemperatur, det skulle vara flödesmätningar eller tryckmätningar i foten tyckte de. Sådana

---

[46] kanylering innebär att man sticker in en styv slang in i en artär.

mätningar låter sig göras, men de är komplicerade och lämpar sig inte så bra för rutinövervakning (tycker jag). Jag tyckte själv att enkelheten i vårt system var tilltalande, men jag fick så mycket kritik att jag kände mig både förlöjligad och skamsen. Det var nästan så att jag fick skämmas inför min tekniske medarbetare, som jag optimistiskt hade tagit med mig dit i hopp om att få acceptens för min idé. Vi fick ta våra prylar och loma iväg därifrån, med åtminstone min svans mellan benen. Vi åtföljdes av sneda, hånfulla leenden.

Några dagar efteråt hade vi en patient inne på en thoraxavdelning, som fått nedsatt cirkulation i ena benet efter operation. Kärlkirurgkonsulten måste alltså komma dit. Han gör exakt som jag visste att han skulle göra. Drar upp täcket och jämför färg och temperatur på båda underbenen. Känner med handen på huden och försöker bedöma temperaturskillnader. Möjligen känner han efter någon puls också, jag minns inte exakt. Han kan inte fatta något omedelbart beslut utan lovar komma tillbaka senare för att känna på benet igen. Han använder precis den enkla kliniska diagnostik som systemet Legtherm var tänkt att underlätta, men under vår demonstration dög inte detta.

Under mötet med kärlkirurgerna var varken deras klinikchef eller professorn i kärlkirurgi med. Jag tänker att det kanske skulle gå bättre att diskutera med dem, åtminstone skulle det bli en andra chans. Jag får tillfälle att lite kort omnämna hur mitt system verkar för dem båda var och en för sig. Det visar sig svårt att få tid för ett gemensamt möte. Under tiden har jag den vanliga stora kliniska belastningen med mycket operationer och annan patientkontakt. Jag har mailkontakt ett par gånger med min medarbetare, men kommer aldrig mer att träffa honom. Tiden rinner iväg och det känns alltmer motigt att försöka ta upp temperaturmätningarna med några fler kärlkirurger. Till slut inser jag att jag inte orkar hålla på med det mera utan låter tyvärr allt rinna ut i sanden.

Ju fler patienter som får pacemakrar, desto oftare händer det också att man måste ta bort en pacemakerkabel pga infektion. Om kablarna inte suttit så länge, går det i regel att dra bort dem med milt våld. Har de däremot suttit i många år är det betydligt värre. De blir partiellt inkapslade i hård bindväv, som inte ger efter vid dragning. För ett par decennier sedan fanns det ingen annan möjlighet än att låta patienten ligga till sängs med en tyngd som ständigt drog i hans pacemakerkabel och åstadkom en tänjning. Rätt vad det var lossnade kabeln och kom ut. Alternativt så gick kabeln av och en bit blev kvar inne i hjärtat.

Kollegan Kennergren lärde sig extrahera kablar med laser. Man trär en hylsa över pacemakerkabeln och med laserljus i spetsen av hylsan bränns alla fibrösa sammanväxningar av så att kabeln kan tas ut. Det är avancerad kirurgi och det är inte ofarligt.

Jag satt på en pacemakerkongress någonstans i USA och lyssnade till föredrag om laserextraktion, då jag plötsligt fick en idé som piggade upp mig så att jag höll på att falla av stolen. Jag trodde att jag kanske kommit på ett sätt att konstruera kablar från början så att det går att ta bort dem utan laser eller andra farliga hjälpmedel.

Hemma skissar jag på olika varianter. Jag förser kabeln med en förstärkningstråd som är en aning slapp i kabelns vilotillstånd. Då man drar i kabeln, töjs den och blir smalare ända tills förstärkningstråden blir spänd och skyddar kabeln från att gå av. Denna tråd ersätter alltså en s.k. "locking stylet", som man med mycket besvär försöker fästa längst distalt i kabeln i samband med extraktioner. Dragningen i min variant av kabel skulle göra att hullingar som finns i spetsen, "tines", automatiskt dras in i kabelns inre. Dessutom är kabeln isodiametrisk, så inte den normalt lite tjockare spetsen fastnar vid utdragningsförsök. Det finns olika plaster att använda i kabelns ytterskikt och i detta samband ska man naturligtvis ha det glattaste materialet.

Tja, skulle detta fungera? Det vore värt att pröva, men eftersom jag inte kan tillverka pacemakerkablar hemma på köksbordet måste någon professionell pacemakerfirma involveras. Vi hade en gång en svensk firma som gjorde kablar och pacemakers. Den är nu uppköpt av en amerikansk, som kan sägas vara fortsättningen på vår pacemakertradition. Pacemakern är från början en svensk uppfinning.

Jag sänder två ritningar till påseende, och den ena får faktiskt acceptans och företaget kan tänka sig att tillverka den. Jag har i det läget redan fått 10 000 som ett resebidrag som belöning för att de fått ritningarna av mig. Nu blir jag glad över att jag blivit godkänd konstruktör av en pacemakerkabel, men sedan vill jag också ha lite betalt för den. Det redan utbetalda är väl OK för jobbet att sitta och rita, men antag att det blir en försäljningssuccé. Företaget kan tjäna miljoner. Jag förväntar mig då lite royalty. En liten, liten procentsats skulle vara OK. Jag kunde i alla fall på sikt hoppas på att tjäna pengar på min kabel. Detta borde vi förhandla om, men till min besvikelse vägrar firman att över huvud taget diskutera royalty.

Jag skulle nöja mig med vad jag fått och sedan skulle firman ha exklusiv äganderätt till konceptet. Framtida vinster skulle jag alltså inte få ett enda öre med av. Jag är inte intresserad av att ge bort konceptet på dessa villkor. Det blir ingen kabel konstruerad. Kennergren och alla andra extraktionskirurger måste fortsätta att bränna med laser i kärl och hjärta på människor världen över.

Jag får en annan rätt så vild idé. Istället för att skruva in elektroder på hjärtats utsida, eller sy fast dem med suturer, som man kan bli tvungen att göra ibland, kan man klistra fast dem med elektriskt ledande klister. Alltsedan man börjat med sviktpacing (en teknik med två elektroder som förbättrar hjärtfunktionen vid hjärtsvikt) är antalet patienter som behöver epikardiella (på hjärtats yta) elektroder större än någonsin. Man vill gärna göra små snitt, och om elektroden bara behövde tryckas fast, skulle man kunna göra en liten incision (kirurgiskt snitt) under bröstbenet, öppna hjärtsäcken och försiktigt före in en sond längs hjärtats yta och på rätt ställe utlösa elektrod med klister.

Måste man sy eller skruva så blir en ganska stor incision nödvändig, och man riskerar dessutom att skada små blodkärl. Men finns det elektriskt ledande klister och var får man tag i det?

Man gör helt enkelt vilket klister som helst elektriskt ledande genom att blanda in metallpartiklar i det. Eftersom min äldste son har skrivit ett arbete på Chalmers om elektriskt ledande klister har jag fått reda på att det finns och hur man gör. Det används då man sätter samman fina elektroniska komponenter. Man vill undvika lödning för att inte värmen ska skada kretsarna. Det behövliga metalliska pulvret är kommersiellt tillgängligt i flera olika varianter. En finess är att när man trycker ihop de ytor som ska klistras kommer metallfragmenten i kontakt och strömmen leds rakt mellan ytorna. Åt sidorna kommer däremot klistret att fungera som isolering så ingen ström läcker bort. Detta verkar idealiskt för kliniskt bruk.

För en gångs skull verkar det som om jag skulle ha en oväntad tur. Jag är på en slags konferens här i Göteborg. Det handlar om pacemakerteknologi, och på middagen efteråt hamnar jag bredvid en person från Medtronics utvecklingsavdelning. Han är trevlig och vi kommer bra överens. Tydligen är han svenskättling, och han har en släkting här i Göteborg. Inte nog med att jag känner vederbörande, det råkar dessutom vara en spelkompis till mig. Nu har vi så pass mycket gemensamt att jag vågar avslöja mina idéer om elektriskt ledande lim. Han blir intresserad, och vi kommer så småningom överens om att han skall testa konceptet på djur på Medtronics utvecklingsavdelning i en amerikansk stad. Jag sänder honom alla behövliga referenser om metallpulver. Det är t om så att jag har tillgång till en massa klister där utgångsdatum har passerats, så jag sänder honom även detta.

Planen är att han ska göra djurexperimentella försök. Så fort man kommer fram till en produkt, som är användbar på människor kommer vi att göra de kliniska försöken här. Det passar mig fint. Jag vill inte stå i månader i ett djurexperimentellt laboratorium, jag vill jobba i kliniken.

Han lyckas göra klister som fungerar. Han klistrar elektroder på grishjärtan och elektroderna lossnar inte. Han testar elektroderna och får tröskelvärde och elektrisk impedans inom acceptabla ramar. Jag får inte reda på hur många försök han gjort. Sedan får jag ingen mer information. Det går lång tid utan att något händer och jag mailar och frågar vad som står på. Medtronic är då inne i en intensiv forskningsfas. Många produkter kommer att lanseras inom kort. Man måste koncentrera sig på det kommersiellt mest gångbara. Det elektriska klistret hör inte dit. Saken faller tyvärr på detta, och jag har inga resurser att inleda liknande djurexperimentella studier själv. Jag får sedan flera år inga forskningsanslag eftersom jag är en ensamvarg. Alla anslag går till stora etablerade grupper. Där blev jag alltså snuvad igen.

Kanske min allra värsta upplevelse av att utveckla nya produkter var när jag och min kollega Rådberg försökte förbättra vårt sätt att sy ihop bröstbenet efter operation. Bröstbenet är då genomsågat på längden. De två långa halvorna ligger en bit ifrån varandra. Man drar ihop dem och syr med tjocka metalltrådar för att det ska bli starkt nog. De flesta gånger håller det utmärkt, men alltför ofta händer det att ståltrådarna antingen skär igenom benet eller går av. Bröstbenet känns då instabilt. Halvorna rör sig i förhållande till varandra och patienten får smärtor. Ett trasigt bröstben drabbas också lätt av bakterieinfektion. Detta kan utvecklas till en riktigt farlig situation, och det finns en hel del problem med hur man ska operera för att få allt bra igen.

Problemet med nuvarande teknik att försluta bröstbenet kan delas upp i flera delproblem.

1. Om ståltråd böjs fram och tillbaka kommer den att gå av. Ståltråd är därför inget idealt material.

2. En skarp ståltråd kan skära genom benet som en tråd skär genom ost (raketost!).

3. Vi lyckas inte spänna alla trådar lika mycket. Den mest spända tråden får för stor belastning och går av. Den näst mest spända får nu för stor belastning och blir nästa tråd som går av.

Vad vi vill ha istället:

1. Böjligare material som inte går av.
2. Platta band som ligger med så stor yta mot benet att det inte går att skära igenom.
3. En spännare som drar åt alla band med samma tension.

Vi föreställer oss något liknande najningsband i plast, som många känner till. Man drar åt dessa med en pistolliknande åtdragare, och bandet fäster med hjälp av ett litet lås.

Vi vill därför ha en motsvarighet till sådana najningsband, men det ska vara ett kroppsvänligt material som håller minst 6 månader, men som så småningom resorberas[47] av kroppen.

Göran hade skisser med sig på en resa till USA, men han lyckades inte intressera någon av de fabriker som finns som tillverkar resorberbart material. Då fick jag ett tips om ett företag här i Göteborg som tillverkade konstgjorda ledimplantat, och som troligen kunde ha ett lämpligt material. Företaget heter Artimplant och dess verksamhet är helt fokuserad på ortopedi. Skulle vi kunna intressera dem för att bredda verksamheten?

När man presenterar idéer för okända personer är det vanligt att gardera sig mot idéstöld genom att man skriver en ömsesidig sk " confidentiality agreement", ett dokument som också skyddar det bolag man visar nyheten för genom att man förbinder sig att inte visa den för någon annan firma innan den aktuella firman fått tid att undersöka saken och säga ja eller nej tack. Några sådana formaliteter trodde vi inte skulle behövas här på hemmaplan. Det var naivt av oss.

Jag får tag på Bertilsson, som är en chef på Artimplant. Vi kommer överens om att träffas i deras lokaler. Jag får berätta inför flera medarbetare om våra tankar. Bröstbenet måste sys efter alla hjärtoperationer, så här har man en enorm marknad jämfört med den lilla marknaden för deras implantat i knät eller tummen.

---

[47] upplöses

296

Stämningen är försiktigt positiv, så vi har möjlighet att fortsätta diskussionerna. Firman har hittills bara arbetat med ortopediska problem, därför behövs mycket upplysningar. Jag har med mig Göran Rådberg vid ett tillfälle och Donald Roberts vid ett annat. Representanter för firman blir inbjudna till thorax och får se hur bröstben sys ihop i verkligheten, och de får begrunda ett skelett där man i lugn och ro kan demonstrera hur suturerna eller banden ska appliceras. Idén om resorberbara band slår slutligen rot, och man vill göra ett försök med konceptet. Så vitt jag förstår börjar man med att göra en marknadsundersökning för att fastslå försäljningspotentialen.

Från thorax är det jag som har kontakterna med Artimplant. Efter en tid blir det en nyanställd kvinna hos dem, som blir min kontaktperson. Hon har blivit utvecklingschef eller försäljningschef. Jag har ett telefonsamtal med henne, och i detta samtal påpekar jag att vi nu bör diskutera en ekonomisk överenskommelse. När Artimplant börjar få vinst av detta projekt, som är helt initierat från oss på thorax, bör vi komma överens om någon form av royalty. "Javisst, säger hon, det ska jag tala med mina chefer om och jag återkommer."

Hon återkommer efter några dagar per telefon. Hon har diskuterat royaltyfrågan och har nu beskedet att ingen royalty kommer ifråga, men man kan erbjuda kostnadstäckning om jag får några kostnader för mitt arbete i projektet.

Jag är helt chockerad men säger inte mycket mer än jaså, eftersom jag inte vill låsa mig för någon handlingslinje innan jag hunnit tänka efter ordentligt. Man vill alltså lägga beslag på mitt projekt utan ett öre i ersättning till mig eller någon annan, och man ska behålla alla vinster. Det är helt omöjligt att gå med på. Jag har uppsnappat att man har omkring sex man som arbetar med projektet nu, och jag tänker låta dem jobba på så de drar på sig en del kostnader. När de kommer med något att testa ska de få hårda förhandlingar om de vill ha några tester utförda.

Detta är någon gång på våren 2001. Jag kontaktar dem inte igen och de kontaktar inte mig. På hösten har Dagens Industri en artikel om att ArtImplant tänker ge sig in i en helt annan bransch med vad de kallar en "Thoraxsutur". Utsikterna bedöms som lovande. Man räknar med en marknad på 250 miljoner dollar i USA och Europa. Det finns också information på hemsidan där texten läggs ut om det lovande projektet. Denna text följer här:

Artelon™ sternumsutur.

Sternumsuturer används till att sluta sternum (bröstbenet) efter operationer, exempelvis öppen hjärtkirurgi. Artimplant har utvecklat en sternumsutur som är hållfast men ändå mjuk, nedbrytbar och lätt att använda. Sternumsuturer har en marknadspotential i USA och Europa på cirka 250 miljoner dollar per år.Toraxkiurgi är ett brett fält, och i vissa operationer måste kirurgen dela sternum för att komma åt hjärtat eller andra organ. I slutet av operationen måste sternum då sys ihop.

De vanligaste materialen för suturering av sternum är idag kirurgiskt stål eller PDS (polydioxanon).
Kirurgiskt stål är naturligtvis inte nedbrytbart, och
därför måste i vissa fall en sådan sutur tas bort av läkare sedan den fyllt sitt syfte. Vissa patienter upplever också postoperativa besvär som orsakas antingen av tillslutningen eller av ståltråden, som kan skära genom benet.

PDS är nedbrytbart men förlorar snabbt hållfastheten,cirka 50 procent efter 28 dagar, vilket ibland är för kort tid. Detta är ett skäl till att PDS huvudsakligen används till patienter med allergiska reaktioner på metallsutur.

Artimplants sternumsutur, däremot, behåller 75 procent av hållfastheteni 270–360 dagar efter operationen.

Mjuk som silke, starkt som stål

Kirurgiskt silke, ett av de mest använda suturmaterialen,kan inte användas till sternumsuturer på grund av trådstrukturen och kraven på hållfasthet. En tråd, till exempel ståltråd, kan irritera eller skära genom benet. Det är därför Artimplants sternumsutur ser ut som ett platt, polstrat band. Artelon™ sternumsutur används med samma teknik (dubbel råbandsknop) som suturmaterial av silke. På samma sätt som att ett platt skosnöre inte går upp lika lätt som ett runt, ger Artelon™ sternumsutur en mer hållfast knut än en rund tråd. Jämfört med stål och PDS är Artelon™sternumsutur utom-ordentligt töjbar och elastisk. Under första halvåret 2002 startas en pilotstudie i syfte att utvärdera förslutning av sternum med Artelon™ sternumsutur.

A RT IMP L A N T 2 0 0 1
Artelon™ sternumsutur
Sternum är ett tillplattat,
utsträckt ben

Jag kontaktar omedelbart journalisten som skrivit den artikeln, och talar om att de försöker utnyttja en idé, som de fått av mig utan att betala för den, men att det inte kommer att bli något, eftersom jag inte tänker testa deras produkt. Mina uppgifter resulterar i artikeln "ArtImplant anklagas för idestöld". Journalisten kontrollerar mina uppgifter, och min idé finns redan dokumenterad då jag sökt anslag för den. ArtImplant dementerar, och försöker hävda att idén är deras egen. Eftersom hela företaget är startat som ett ortopediskt initiativ har de knappast någon trovärdighet i detta. Här följer citat från artikeln i Dagens Industri:

Dagens Industri 26/10 2001

Artimplant anklagas för idéstöld
Av Tomas Linnala

Forskningsföretaget Artimplants planer på att använda bolagets produkt Artelon för sternumsuturen – att sy ihop bröstkorgen efter hjärtoperation – bygger på en stulen idé.

Det hävdar docent Leif Dernevik, hjärtkirurg på Sahlgrenska sjukhuset i Göteborg.

Han säger att han presenterade idén för Artimplant och kommer att stoppa de kliniska studierna av produkten om han inte får royalty av bolaget.

Informationsdirektören Ulf Åkerblom har uppgett att sternumsuturen inte kan patenteras. I artikeln beskrivs hur bolaget måste prioritera försäljning till varje pris och att bolaget hittills gått med förlust. Sternumsuturen skulle ha varit ett välkommet tillskott i sortimentet. Den ersättning som företaget tänkt utgå till uppfinnaren var bara att en första svensk studie skulle få göras på Sahlgrenska. *"Jag kommer inte att släppa in dem här"* förklarar Leif Dernevik.

Man beskriver att jag är beredd att kontakta andra thoraxkirurgiska kliniker för att förhindra studier av den nya produkten. DI har kontrollerat med Almi företagspartner och fått verifierat att jag två år tidigare beviljades anslag för att utveckla min idé. Anslaget utnyttjade jag aldrig eftersom en möjlighet at samarbeta med Artimplant dök upp.

Åkerblom narras nog när han säger att sternumsuturen inte går att patentera. Det har ju gått att patentera ett skäligen enkelt ledimplantat, i stort sett bara en tredelad lapp av materialet. Sökning hos patent- och registreringsverket visar att man för närvarande har två patent i kraft, och det är ett implantat och sedan själva substansen. Man har dock fått flera patent, men 13 stycken är inte i kraft och två har avskrivits. Den färskaste patientansökan är från 2008-01-21 och inte färdigbehandlad.

Det är förstås inte så att man kan använda ledimplantatet i bröstbenet, så det är inte bara frågan om ny användning utan om en helt ny produkt, visserligen baserad på ett tidigare använt material. Det är också klart att man tänker sig tjäna pengar på sternumsuturen, som ska lanseras på en marknad där försäljningspotentialen har angetts till 250 miljoner dollar årligen. Det är stora pengar det rör sig om, och man tänker tydligen kamma hem så mycket man kan utan att ge någon som helst royalty eller ens någon engångsersättning till den eller de som kom med idén och serverade den som på en silverbricka.

På deras hemsida blir jag smutskastad. Jag tituleras artigt dr Dernevik, men det påstås att jag försöker tillskansa mig mer pengar än vad som kan vara rimligt. Detta skrivs av VD Anders Cedronius, som jag inte kände till dessförinnan, så Bertilsson var tydligen en mindre chef. Lite ärekränkning tycker jag det är, men jag tror knappast att det skulle löna sig att stämma dem. Så pass sur blir jag i alla fall att jag omgående förverkligar mina hotelser och skriver ett brev till landets alla thoraxkliniker och varnar dem för Artimplant och ber dem vara kallsinniga till eventuella propåer att testa deras s.k sternumsutur.

Jag får visserligen inte något svar från någon enda klinikchef, men brevet kan ha gjort nytta ändå. Jag har i fortsättningen ingen kontakt med Artimplant. Åren går, och någon sternumsutur är det i fortsättningen ingen som hör talas om. Företaget kunde ju ha kontaktat mig för att diskutera saken, men de tog tydligen hellre förlusten av hela projektet och de pengar som kastats bort på förberedelser än att förödmjuka sig till detta. Jag berättar historien för en granne, som själv är en framgångsrik affärsman, och han bedömer att firman handlat verkligt obegåvat och saboterat en lovande affärsidé av ren girighet och dumhet. Jag kontrollerar firman på nätet under flera år, och det verkar inte gå så lysande ekonomiskt för dem. Det förvånar mig inte. I augusti 2013 tvingas bolaget ansöka om konkurs. Jag kan inte låta bli att fundera på om utgången blivit en annan om de kunnat göra upp med mig och sedan fått tillgång till 250 miljoner dollars- marknaden, enligt deras egna uträkningar. Men de försökte blåsa mig, och blev krossade istället.

De sista åren av min tid på thorax utvecklades ett nytt dränagesystem för att användas efter ingrepp i bröstkorgen. Denna uppfinning är inte min, utan den kommer från Mikael Charlez och hans svärfar Jarl Charlez. Jag har fått vara med som oavlönad konsult för att den ska vara så bra anpassad till kliniska behov som möjligt. Jag tycker helt enkelt att det är roligt att arbeta med detta projekt. Den stora nyheten med detta dränagesystem är att det är elektroniskt och kan spara data i ett minne, som går att avläsa såväl under aktiv dräneringsperiod som efteråt. Den mäter det exakta luftflödet med en termodilutionsteknik. På min begäran inkluderar man en funktion, som kontinuerligt visar sugtryckets andningsvariation. Det är en mycket viktig upplysning, som hjälper användaren att bestämma om dränagerören är öppna eller inte. Det blir ett mycket fint dränagesystem, som vi testar kliniskt, och vi skriver en första rapport om det. Tyvärr förekommer vissa tillverkningsfel, så vi får sluta använda dränaget under en lång period medan man gör om tillverkningsprocessen. Vi är i startgroparna för att göra nya studier med den nya förbättrade versionen när plötsligt hela konceptet säljs till en konkurrent, som lägger ned projektet för att skydda ett eget liknande. De ursprungliga uppfinnarna hade förlorat makten över produkten eftersom ekonomin hade tvingat fram samarbete med riskkapitalister.

Vi kunde då inte förverkliga version tre, som skulle bli ett garanterat bakterietätt dränage. Man kan stå inne i ett patientrum och filosofera över all luft som sugs ut ur patienten, och hur mycket bakterier den luften kan tänkas innehålla om patienten är rejält infekterad. Särskilt bekymmersamt kan det vara om man t ex har opererat en patient med multipelt resistent tuberkulos. Bakterierna följer med dränageröret från bröstkorgen till dränagesystemet. Luften passerar vätskelåset som är en liten skvätt vatten som når någon centimeter över röret som leder ned luften genom vattnet. Jag tror inte vattenlåset förmår hålla kvar särskilt mycket bakterier, men hur det förhåller sig exakt återstår att studera. Efter vattenlåset går luften vidare i den slang som leder till sugaggregatet som sitter i väggen. I detta sugaggregat strömmar luft med övertryck ut, och för med sig luft från patienten så att ett undertryck uppstår, en s. k venturimekanism. Står man bredvid sugaggregatet hör man den utströmmande luften, och man kan lätt föreställa sig hur alla bakterier sprutas ut här och sprider sig i hela rummet. För att förhindra detta utsprutande av farliga bakterier avsåg vi att sätta in ett bakterietätt filter i dränagesystemet, så att all luft skulle tvingas passera detta innan det kom ut i slangen som ledde till venturiaggregatet. Jarl hade börjat räkna på hur mycket man skulle behöva öka sugstyrkan vid väggen för att kompensera motstånd över filtret. Något helt bakterietätt dränage finns inte idag.

Såga upp sternum inifrån.

En tidig tanke som jag hade var att bröstbenet kunde sågas upp inifrån i stället för utifrån. Det är inte omöjligt. När man måste såga upp bröstbenet på en redan opererad patient är det stor risk att skada vävnad under bröstbenet, eftersom ärrvävnad gör att en del organ kan växa fast mot baksidan av benet. Det kan t ex drabba en del av kroppspulsådern. Om man redan vid första operationen fäst en s.k Guigli-sågtråd under bröstbenet, skulle man kunna fiska upp dess ändar och helt enkelt såga inifrån och inte riskera att skada något organ. Detta lilla tunna sågblad kan lätt lämnas mellan bröstbenets baksida och de ståltrådar som sitter runt bröstbenet för att hålla ihop det. Vid vissa operationer vet man, eller åtminstone anar att man kommer att få öppna igen om några år, och då kan det vara idé att vara förtänksam istället för efterklok. Det är fortfarande en god tanke och konceptet har jag beskrivit i en amerikansk tidning, så ingen kan ta patent för att genomföra förslaget.

På senare år kom jag att använda en del kreativitet för att utveckla thoraxdränage, men detta beskrivs i ett senare sammanhang.

Fånge i bikupan

Jag kan inte hjälpa att jag saknar gamla Sahlgrenska, som var ett självständigt sjukhus med sin väl etablerade verksamhet. Vår mailadress hade som domän sahlgrenska.se, och det var ju ett gammalt fint varumärke att slå vakt om. Vår lilla thoraxklinik var rätt så självständig, och vi fick till stor del bestämma över oss själva. Vi visste inte hur bra vi hade det.

Så blev det sammanslagningar av alla sjukhus i Göteborg, och samtliga hette Sahlgrenska för att administrativt samlas under en hatt. Verksamheter började flytta fram och tillbaka. Gynekologin är ett bra exempel på det när det mesta av den flyttade från Sahlgrenska till Östra Sjukhuset. Inte nog med att Jättesahlgrenska kom till, det blir snart hela Västra Götaland som en enhet som blir vår arbetsgivare. Detta manifesteras av att vi får mailadresser som slutar på vgregion.se. Nu börjar vi känna oss alienerade på allvar. Vi får chefer någonstans borta i Vänersborg, som vi aldrig får se, och som aldrig har sett oss. Saker börjar bestämmas högt över våra huvuden. Vi börjar få konstiga besök, som vi inte kan värja oss mot. Vi känner oss som svarta afrikaner, som måste ta emot missionärer, som ska delge oss sin vishet.

En hel eftermiddag måste vi sitta och höra på två unga kvinnor, som just är nedstigna från himmelriket, d.v.s. administrationen på något moln ovanför Vänersborg. De talar med oss om värderingar och till och med övergripande värderingar, hör och häpna! Det blir en eftermiddag utan vare sig operationer eller någon annan nyttoverksamhet, utan bara missionerandet vars innehåll praktiskt sett är att vi ska vara snälla och hyggliga och göra så gott vi kan. Kanske hade vi kommit på det själva, men nu har vi det ju, skrivet på näsorna. Det är klart, så enkelt får man förstås inte formulera det. Det ska skrivas slagord nu. Vi är två dussin högt kvalificerade läkare, som av tvång sitter där som på skolbänken och försöker kläcka enkla reklamslogans om hur vår vård ska vara. Tänk er själva: så mycket värdeladdade ord som möjligt ska klämmas in i ett par klämkäcka meningar. Det är naturligtvis "patienten i centrum" och mera sådant till intet förpliktigande. Jag borde ha kunnat citera utförligare några av dessa visdomsord, som vi till slut fick fram, men till all lycka kunde jag förtränga eländet i samma ögonblick, som jag äntligen fick lämna lokalen. Jag kan bara försäkra er om att allt var så generellt och uppstyltat att det var fullkomligt meningslöst. Vi visste dessutom alla att det var meningslöst. Vi visste också alla att vi inte kom undan. Ett par timmar minst för 24 läkarlöner. Men säkert blev det ändå mycket billigare än om någon högavlönad konsult utifrån, utan sjukvårdskunskap, hade fått vässa sin dyra penna. Och detta var ju bara vi på just vår klinik. Skulle de här damerna gå vidare till nästa klinik? Och nästa? Och så vidare genom hela Västra Götaland. Så klart. Skrämmande stordrift i meningslöshet. Jag vet inte om slagorden någonsin användes till något. Förhoppningsvis inte.

En annan gång blev vi kallade till en s.k utbildning nere i Göteborgs centrum. Det var i konferenslokaler i det gamla fina Oterdahlska huset, som en gång innehöll hela dåtida Sahlgrenska sjukhuset, och nu ligger medicinhistoriska muséet i samma hus.

Vad skulle det nu handla om? Det var ytterst diffust. Kanske var det om arbetsplatsdemokrati, kanske om konsten att delta i gruppdiskussioner. Det märkliga var att man hade bestämt om denna obligatoriska utbildning innan man hade något att utbilda om. Det var alltså långt ifrån något informationsbehov som skulle täckas. Först bestäms utbildningen i princip, eftersom man vill ha någon utbildning att ge åt alla i Västra Götaland, sedan anordnas en pristävling om vad man kan fylla utbildningen med. De två kursledarna, som vi fick träffa, var de personer som hade vunnit pristävlingen med sitt förslag. Det var möjligen en sjuksköterska och en undersköterska, i varje fall två kvinnor av det yngre och oerfarnare slaget. Det till synes kunskapstörstande auditoriet var nu inte bara vi thoraxkirurger, det var också narkosläkarna, sköterskorna och all annan personal. Fast inte alla samtidigt förstås, viss verksamhet måste få fortgå på sjukhuset trots allt.

De två kvinnorna verkade påtagligt självsäkra när de ritade på blädderblocken och informerade oss om uttryck, som vi förmodades inte känna till förut, till exempel "ordförande", "begära ordet" och liknande spännande saker. Det var väl möjligen enbart deras ungdom som kunde förlåta dessa plattityder och självklarheter.

Som alltid vid sådana tillställningar måste man rätt ofta avbryta framställningen med kaffe och bullar, för annars skulle man förstås inte orka. Sedan blev det även tid till praktiska övningar. Nu fick vi ämnen, som vi skulle övningsdiskutera. Jag och några till fick denna frågeställning: "Tror ni alla kan komma till tals i en gruppdiskussion?" Detta måste vi simulera intresse för. Jag kan inte komma ihåg att jag någonsin legat sömnlös och i tankarna bearbetat denna frågeställning. Nu skulle vi sitta fem stycken runt ett litet bord och mer eller mindre prata i munnen på varandra. Detta föreställde en diskussionsform, som kallades "bikupa". Det var tydligen meningen att det skulle surra ordentligt. Vad vi sa var tydligen inte så viktigt, bara att det "surrade". Vi visste alla att vi inte kunde skratta rätt åt dumheterna och bara gå, för detta var verkligen obligatoriskt - obligatoriskt, och vår chef hade fått mycket starka påtryckningar om att inte någon enda person skulle slippa undan.

Tiden sniglade sig fram, och till slut var den praktiska övningen äntligen färdig. Den ena lilla flicksnärtan rundar då käckt av med

"Ja, nu har ni allihop fått känna på hur det är att diskutera i grupp!"

Jag kände med en gång att jag fått nog. Detta var höjden av arrogans mot oss erfarna yrkesmänniskor, som diskuterat stort och smått i olika fora i decennier. Att arrogansen var omedveten gjorde inte saken bättre.

Jag reste mig, slängde mitt block i bordet och sa argt att nu hade jag fått nog av de här dumheterna. Nu stod jag inte ut längre. Tack och adjö. Jag gick raskt ut och lämnade alla andra kvar.

Faktum är att, trots att jag varit med om många tuffa tag på mitt jobb, var det här faktiskt det tillfället då jag kände mig djupast kränkt, eftersom jag pga högsta ledningens påbud blev behandlad som en mindre vetande person, nästan som ett barn.

Många år senare kommer vi att tvingas på utrustning, som vi inte alls vill ha. Den har valts ut bakom våra ryggar på centralt håll i Västra Götaland. Vi får en rejäl konflikt innan vi slutligen får välja själva. Mer om detta senare.

En enda gång har jag varit med i en arbetsgrupp, som organiserats från vårt eget sjukhus och dessutom från vårt eget verksamhetsområde. Det organiserades många arbetsgrupper för att kartlägga det ena eller det andra. Kanske det fanns ett reellt behov, men säkert var det också ett behov av att sysselsätta en mängd personer, som blivit över i vården och fått administrativa uppgifter. Det fanns   t ex sjuksköterskor som blivit av med ett chefsskap och som sedan inte kunde gå tillbaka till sjukhusgolvet och arbeta som vanlig syster igen. Då kunde man få någon titel som aldrig hört till sjukhusvärlden under mina trettio första år där. Nu fanns det kvalitetskoordinatorer, väntelistekoordinatorer och jag vet inte allt. Jag säger inte att de inte gjorde nytta, men förr klarade man sig gott utan dem. Läkarkollegor, som hade varit mindre lyckade chefer kunde få något utredningsuppdrag och få sitta utan större kontroller i de nya administrativa lokalerna på gamla   traditionella Lillhagens sjukhus. "Elefantkyrkogården" var den ironiska benämningen på det området.

Nu skulle man göra en kartläggning av pacemakerpatientens väg genom vårdkedjan. Många vårdkedjor hade kartlagts på detta vis. Det var på den tiden som thorax gjorde alla operationer, men kardiologkliniken vårdade patienten före och efter. Eftersom jag var en av de tre, som utförde pacemakeroperationer, kom jag inte undan denna arbetsgrupp, och min kollega Kennergren, vår store pacemakerexpert, var med också. Ett par kardiologer kompletterade läkarsidan, och sedan var det en mängd sköterskor och sekreterare med. Vi fick sätta av ett par timmar varje gång, och det var en eller två gånger i veckan under två- tre månader. Och vad gjorde vi? Vi skrev små ord på post-it-lappar. Orden representerade olika moment i utredning och förflyttning av patienten. Lapparna kunde sättas upp i ordning på ett stort vitt pappersark och nu kommer det fiffiga! Eftersom de var löstagbara kunde ordningen ändras fram och tillbaka! Detta skedde minsann också hela tiden. Vi var tillräckligt många människor för att en olidlig mängd prat skulle uppstå under förhandlingarna. En gång tyckte jag att jag kom på en liten förenkling i handhavandet av patienten, så jag sa

"Jag tycker vi kan göra så här..." och så blev jag omedelbart nedklubbad.

Det visade sig vara absolut förbjudet att komma med förslag till förbättringar. Jag fick strängt veta av diskussionskoordinatorn (fint ord, eller hur?) att just nu gällde det bara att så noggrant som möjligt kartlägga vårdkedjan som den faktiskt gestaltade sig, förbättrings-förslag fick först komma in på ett långt senare stadium. Ja, det var det. Bara fortsätta att klistra fast lappar och det gällde att hitta på så mycket lappar som möjligt. Det blev rena lapptäcket.

Otroligt att vecka efter vecka gick utan att annat hände än att post-it-lapparna förökade sig värre än kaniner, och snart fordrades två stora vita pappersark att klistra upp dem på i stället för ett.

Ni förstår naturligtvis att detta inte var en läkarledd verksamhet. Det var administratörsstyrt, och vi läkare skulle veta vår plats och rätta in oss i ledet. Nu var det vi som hade att rätta oss efter tillsägelser. Vi hade en sträng "fröken", som hade en administrativ tjänst. Slutligen randades dock den lyckliga dag då inte en enda lapp kunde flyttas mer. Det var som en patiens, som hade gått ut. Nu återstod bara att omvandla den otympliga tavlan till något hanterbart. Det kunde kvalitetskoordinatorn själv pyssla med, säkerligen med omfattande sekreterarhjälp. Resultatet blev ett ambitiöst flödesschema, d.v.s. tätt med små fyrkanter med text förbundna med pilar hit och dit. Jag fick mitt exemplar, som jag begrundade en stund, och sedan med en rysning stoppade jag in det i en pärm, som jag aldrig mer avsåg att öppna. Det var väl ändå ambitiöst att det inte blev papperskorgen direkt?

En föreläsning så tråkig att jag får hjärtstillestånd

Ovanstående var inte en metafor utan en verklig sanning. Det arrangerades ofta olika slags föreläsningar i vår stora fina aula. Vår klinik var i administrativt hänseende sammankopplad med andra kliniker, senare kallade *verksamheter*. Vilka andra specialister vi så att säga skulle vara bästa kompisar med varierade efter olika omorganisationer. Ett tag var det militär terminologi som rådde, och då var alla enheter på Sahlgrenska uppdelade i *divisioner*, men vid en senare omorganisation var det adjöss med forna samarbetspartners och vi fick nya, denna gång organiserade i *områden*. Varje sjukhuschef ville självklart skapa sin egen struktur så att han, eller hon, skulle ha något att vara stolt över. För att ytterligare befästa våra skiftande samarbeten skulle det hållas föreläsningar i aulan över några ämnen, som många gånger verkade som om de vore dragna på måfå ur en hatt. För att stanna kvar mutades vi i vanlig ordning med kaffe och kakor. Om det var riktigt många föreläsningar, dvs temadagar, så belönades man med att en kändis kom och höll sista föredraget för att riktigt inspirera oss. Det kunde vara en underhållare eller sportstjärna, och det hände inte sällan att dessa föredrag faktiskt var roliga.

För en som arbetat i decennier och upplevt många olika arbetsformer var det inte alltid så inspirerande att höra två nya undersköterskor från en klinik man i verkligheten inte har så mycket att göra med, stå och tala om hur de provar olika sätt att ronda. Allt sådant har man ju hört dussintals gånger förr. Men visst måste vi vara där. Syftet var ju inte att vi skulle lära oss någonting, utan vi var mera som en övningspublik för de unga personerna, som skulle hålla sina livs första föredrag. Overheadbilderna paraderade i en oändlig rad över föredragshållarnas huvuden, och det ekade lätt i den stora lokalen med hårda väggar. Man fick passa sig så man inte snarkade för högt.

En gång var jag alltför trött och ointresserad för att ens försöka skärpa mig. Jag lutade huvudet i mina båda händer, med handflatorna mot kinderna och tummarna bakåt mot halsen. Min blick förlorade sig oseende i fjärran, och orden förvandlades till ett ohörbart, sövande mässande. Efter en stund blev jag medveten om att tummarna låg mot de stora pulsådrorna i halsen. Jag kunde känna pulsen mot tummarna och kunde räkna min puls. Huvudet sjönk ner mellan händerna ytterligare, och tummarna råkade trycka hårdare mot halskärlen. I vart och ett av dessa blodkärl finns det ett känsligt område, kallat *sinus caroticus*, som skickar signaler till hjärnan. Om man t ex har högt blodtryck blir områdena aktiverade och en signal går till hjärnan, som via fysiologiska mekanismer bromsar hjärtat. Man kan också använda dessa signaler i behandlande syfte, vid snabb hjärtklappning kan man bromsa hjärtats hastighet genom ett försiktigt tryck på rätt ställe, *carotismassage*. Nu tryckte mina tummar på dessa ställen, som i mitt fall inte var rätt ställe, utan snarare fel ställe att vila tummarna på. Jag kände pulsen och hörde i min hjärna hur den stadigt gick "bom- bom", men sedan lite långsammare, och så upphörde pulsen helt och hållet.

"Jaha", tänkte jag slött, "där stoppade hjärtat".

Men jag var som förlamad av slöhet och orkade inte ta mig för något. Efter en stund hörde jag som en upprörd röst från mitt undermedvetna:

"Men för sjutton, ta bort tummarna från halsen någon gång, dumbom!"

Jag rätade på ryggen och lade ned händerna framför mig på bordet, alldeles innan jag överväldigades av en kraftig yrsel pga att hjärnan inte fått blod på några sekunder. Det gick runt för mig, och jag mådde illa. Jag sjönk ihop mot bänken och vilade huvudet mot mina armar medan symptomen sakta släppte. Efter ett par minuter mådde jag bra igen. Ingen märkte något annat än att jag slött låg med huvudet vilande mot mina armar och såg ut att ha somnat. Det var nog flera andra som befann sig i en liknande position.

Jag börjar bota hicka och blir omtalad som hickexpert.

Alla människor råkar ut för hicka ibland. Det kan vara irriterande en stund, men går i regel över spontant. Hickan är en egendomlig företeelse, som inte har någon meningsfylld fysiologisk funktion. Vanlig lugn andning avbryts av en plötslig djup inandning med diafragma, som avslutas med att struplocket plötsligt stängs med det hickande ljud, som alla känner igen. Sammandragningen av diafragma är ofta ensidig och drabbar vänster sida oftast och män är överrepresenterade.

Svår hicka postoperativt är mycket besvärligare än vanlig hicka, eftersom patienten då har ett färskt operationssår i buken eller bröstkorgen, som smärtar till vid varje hickning. Det ger ett lidande och medför sömnsvårigheter, kanske också försvårad sårläkning. Det finns specialfall av hicka som varat i åratal och förbittrat livet för den drabbade. Flera olika sjukdomar i hjärnan kan förorsaka hicka, liksom även reflux [48] av magsyra i matstrupen och andra tillstånd i mag-tarmkanalen, som kan irritera vagus- eller frenikusnerverna.

Under mina första år på thoraxkliniken såg jag ibland hur hickande patienter behandlades med gamla huskurer, som var måttligt effektiva. Det kan ha varit bedövningsgel i svalget, lugnande medel eller antipsykosmedel. Eftersom vagusnerven, som går till magtarmkanalen även har ett litet hudområde i örat som den innerverar, så har man försökt att bryta hickreflexen med att spruta kallt vatten i hörselgången.

Svår hicka uppstod mycket oftare efter hjärtkirurgi än efter lungkirurgi, och hjärtpatienterna blev mycket besvärade. En teori om detta är att frenicusnerven, som innerverar diafragma, kan irriteras av kallt vatten som hälls in i hjärtsäcken för att kyla hjärtat. Då jag fick min första egna svårt hickande hjärtpatient, erinrade jag mig att jag hade sett hur min gamle chef Jörgen Swedberg många år tidigare framgångsrikt behandlat en patient genom att irritera patientens svalg med en plastkateter med böjd spets, en sk Tiemannkateter.

Metoden bygger på att man stimulerar ett litet område i bakre svalgväggen som försörjs av nionde hjärnnerven, nervus glossopharyngeus. Enligt teorin så beror hickan på felaktig sammankoppling av nervaktivitet i två andra hjärnnerver, och kanske kan den felaktiga reflexbågen störas genom att man stimulerar tryckreceptorer som nionde hjärnnerven fångar upp. Så här går det till i praktiken:

---

[48] uppstötning

1. Förklara noga för patienten att du ska köra ner en kateter i svalget och irritera svalgväggen, så att en obehaglig kväljningskänsla uppstår. Instruera om lugn diafragma-andning som patienten ska praktisera efter behandlingen.
2. För in katetern och tryck den mot rätt ställe i bakre svalgväggen ungefär mitt emot struphuvudet. Räkna högt till tio medan patienten kämpar med sina kväljningar.
3. Tag ut katetern och låt patienten slappna av och ligga helt slapp i kroppen och andas med djupa lugna rörelser av diafragma.
4. Sitt hos patienten ett tag och kontrollera andningen och resultatet av proceduren, och be honom sedan ligga kvar helt avslappnad ytterligare 20- 30 minuter.

Min första patient med extremt svår hicka hade börjat hicka efter att ha fått en pacemaker inopererad någon vecka tidigare av en kollega till mig. Inga kurer hjälpte, och operatören ombads lägga om pacemakerelektroden för den händelse att stimuleringen av höger kammare läckte ut ström mot den närbelägna frenikusnerven i hjärtsäcken och kanske utlöste hickan på det viset. Omläggning av elektroden skedde så att elektrodspetsen hamnade djupare in i höger kammare, men detta hade ingen effekt på hickan alls. Man kunde säkert säga att hickan inte berodde på pacemakerstimuleringen, eftersom patienten hade fortsatt att hicka trots att man tillfälligt slagit av pacemakern under proceduren. Jag stötte på patienten i sänghallen efter att elektrodjusteringen gjorts. Jag tyckte inte att man skulle skicka honom till Östra Sjukhuset, där han vårdades, utan att först göra ett seriöst försök att stänga av hickan.

Jag tillämpade den procedur jag beskrivit ovan. Hickan försvann direkt efter de tio sekundernas stimulering i svalget, och han kunde glad och lättad åka tillbaka. Hickan kom inte tillbaka. Under en uppföljningsperiod på 1,5 år hickade han aldrig mer.

Nästa patient var en man i sjuttioårsåldern, som hickade svårt efter en hjärtoperation. Han fick höra talas om hur jag hade behandlat patienten med pacemaker och vände sig direkt till mig för att få hjälp. Jag behandlade honom, och hickan försvann ögonblickligen. Tyvärr återkom den efter någon dag, men då i lindrigare form. Han fick ny behandling med samma effekt, men denna patients hicka återkom några gånger, men då i så lindrig form att den inte var särskilt besvärande. Jag lärde honom dessutom att behandla sig själv.

Efter dessa två patienter visste alla vem de skulle tillkalla för att behandla hicka. Jag gjorde det gärna, men försökte också lära ut metoden, så att flera skulle kunna använda den effektivt. Den allmänna slutsatsen var att hickan i regel kunde stängas av på tio sekunder, men att lindrigare recidiv (återfall) inte var helt ovanliga. I de fall där inte hickan försvinner fullständigt kan behandling med vissa läkemedel underlätta[49].

Mina erfarenheter visade att det var helt nödvändigt att patienten fick en kraftig kväljningsreflex för att metoden skulle vara effektiv. Man ser hur de upplever obehag, krystar, svettas och inte kan andas. Ögonen tåras. Det är lite grymt, men bara tio sekunder accepteras lätt av patienterna.

En patient hade inoperabel lungkancer möjligen med inväxt i mediastinum[50]. Man kunde frukta att hans hicka skulle vara extra svårbehandlad, och det visade sig stämma. Jag tryckte katetern mot hans svalgvägg och han reagerade knappt, och därför hjälpte inte behandlingen. Jag försökte stimulera kraftigare, tog styvare katetrar mm men utan effekt. Till slut tog jag ett laryngoskop[51] och körde ned det i hans obedövade hals. Jag lyfte tungroten och laryngaskopbladet tryckte mot svalgväggen. Nu reagerade patienten med de vanliga klart synliga obehagen. Han fick lida av kvalen i tio sekunder, och sedan drog jag ut laryngoskopet. Nu var hickan för alltid försvunnen.

De här allvarliga fallen av svår hicka är så sällsynta att det knappast går att göra en bra medicinsk studie av tekniken. Jag åtog

---

[49] baklofen, valproat, haldol eventuellt lidocain
[50] området mellan höger och vänster lunga.
[51] Ett metallinstrument som lyfter tungroten och gör ingången till luftstrupen synlig.

314

mig de flesta fallen på min klinik, och till slut skrev jag en artikel i Läkartidningen, då jag hade ett femtiotal fall att rapportera, följd av ytterligare en artikel något år senare, då antalet stigit till 60. Den första artikeln fick ett stort genomslag och kom att citeras i dags- och veckotidningar, och jag blev intervjuad i olika radioprogram. Jag fick många brev och samtal, och patienter på olika håll i landet bad mig om hjälp. Tyvärr kunde jag ju inte åta mig att åka runt och behandla hicka, eftersom jag hade ett annat jobb att sköta. Behandlingen är ju så pass lätt att genomföra så jag instruerade istället gärna patientens egen läkare i tekniken. Under de sista åren av min verksamhet hade vi inga fall av hicka, så min nya "expertis" tycktes inte behövas längre. Kanske hade vår kirurgiska teknik gradvis förändrats så att inte längre någon hickreflex provocerades fram efter en standardoperation.

Jag får äntligen användning för ryska språket i min operationssal.

Medan jag gick min grundutbildning i medicin fick jag för mig att följa språkkurser, som gick i radion. Den första var "Avain", en finsk språkkurs, som jag trodde jag kunde ha lite nytta av eftersom vi på sjuttiotalet hade en mängd finska patienter, som jobbade på de stora industrierna, och som i många fall inte kunde någon svenska. Jag fick mycket riktigt nytta av fraser som "ligg alldeles stilla, andas djupt, håll andan, andas igen" när jag vikarierade som röntgenassistent en sommar. En annan kurs var den ryska kursen "Po Russki". Vi hade knappast några ryska patienter, men jag trodde att det kunde vara nyttigt ändå.

Decennier senare var jag överläkare på Thorax och opererade många lungpatienter. Kliniken hade åtskilliga läkare från andra länder, och de var hos oss varierande tid för att lära sig lite. En duktig ung kvinnlig läkare från Ryssland, Natalya, hade flyttat till Sverige efter att ha gift sig med en svensk affärsman. Hon var redan specialiserad på lungkirurgi i hemlandet, så hon ville gärna assistera mig för att träna lite, och hon hoppades att få en anställning hos oss. Hon pratade mycket god svenska, så det var inget läge för mig att trassla med någon ryska.

Till min egen förvåning ledde mitt skämtlynne mig till att överraska henne en dag. Vi hade öppnat bröstkorgen och hade patientens lunga framför våra ögon. Jag tog lungan, tryckte ihop den och drog den bakåt för att få god insyn i bröstkorgen på den opererade sidan. Längst ner i pleurahålan[52] låg det och skvalpade en hel del blodblandad vätska med fettdroppar i. Med spelad förvåning stirrade jag på vätskan och utropade på felfri ryska:

"Men vad är det där för soppa, är det rödbetssoppa?"

Sedan kunde jag njuta av hennes och alla andras förvåning när de fått frasen översatt för sig.

Med dragen kniv mot tuberkelbakterierna

Tuberkulos var en folksjukdom i Sverige för inte så länge sedan. I början av 1900 - talet hade man inga verksamma mediciner, och sjukdomen behandlades med hygien, kost och frisk luft på särskilda sanatorier, där patienterna fick stanna mycket länge. En del dog, och hos andra gick sjukdomen över i ett inaktivt skede. Tbc var nästan en lika intressant sjukdom som syfilis, eftersom den kunde drabba många olika organ, inte bara lungorna. Lungorna var dock alltid det första organet som drabbades. I brist på verksam

---

[52] Lungsäckshålan

medicinering företogs vissa kirurgiska/ tekniska åtgärder för att förbättra situationen. En åtgärd var att stoppa in en nål i lungsäcken och föra in luft för att få lungan att falla ihop helt eller delvis. Sådan luftning behövde göras flera gånger i veckan och kunde hålla på i månader eller kanske år i vissa fall. Viss läkning kunde ske i lungan om den fick "vila". Luftningen underlättades av en apparat uppfunnen av den italienska läkaren Carlo Forlanini – Forlaniniapparaten för anläggning av artificiell pneumothorax. Med den kunde en bestämd mängd luft släppas in, och det fanns en manometer som mätte trycket i lungsäcken. På Renströmska sjukhuset i Göteborg fanns en Forlaniniapparat. Renströmska var Göteborgs lungsjukhus innan verksamheten flyttades in till Sahlgrenska. Det var också på Renströmska, som Göteborgs thoraxkirurgi tog sin början under ledning av vår chef Nils Peter Bergh.

Ibland var det svårt att få lungan att falla ihop, eftersom det blivit sammanväxningar i lungsäcken, som höll fast lungan. Den svenske medicinaren Hans Christian Jacobaeus hittade 1910 på att stoppa in ett cystoskop i bröstkorgen, och under ögats kontroll lösa av sammanväxningarna så lungan kunde "gasas". Cystoscop var egentligen ett instrument konstruerat för att titta in i urinblåsan, men med sin djärva idé var Jacobaeus föregångsman för laparoscopi inom kirurgin och gynekologin, samt thoracoscopin inom lungmedicin och thoraxkirurgi.

För att inte behöva göra om gasningen ideligen, konstruerades ett slags proteser fyllda med olja som man opererade in i bröstkorgen för att hålla lungan permanent ihoptryckt. Proceduren kallades med ett franskt uttryck *plombage.*

Inte förrän på 40-talet började mediciner mot tuberkel-bakterien att komma. Den allra första verksamma medicinen provades i Göteborg 1944. Den kallades PAS (paraaminosalicylsyra) och hade syntetiseras av biokemiprofessorn Jörgen Lehman, bördig från Danmark, men vid denna tid verksam i Göteborg. Bara några månader senare provades nästa verksamma medicin, streptomycin i USA. Det visade sig att bakterierna snabbt blev resistenta mot streptomycin, men om båda medicinerna gavs tillsammans gick det mycket bättre. Nu började patienter kunna botas eller i varje fall förbättras mycket. Jag hade förmånen att höra Jörgen Lehman berätta om sin medicin, och hur det gick till i starten, som faktiskt var lite trög. Medicinen hade god effekt på blodvärdet bland mycket annat, och Jörgen berättade om tbc-sjuk flicka som bad att få pröva den nya "läppstiftsmedicinen". Efter en tids behandling brukade nämligen patienterna återfå en fin färg på läpparna.

Men medicinerna hjälpte inte i alla fall. Kirurgernas insats behövdes också. Man fick ibland helt enkelt skära bort skadade delar av lungorna. Oftast satt tuberkulosen i ovanloben eller övre delen av underloben. Det kunde ibland hända att det blev ett tomrum i lungsäcken utan att lungan kunde fylla upp utrymmet. Det inbjöd till varbildning, och därför gjordes *thoracoplastik* – dvs bröstkorgen formades om så att det inte skulle bli några tomma utrymmen. Man delade de tre översta revbenen framtill och baktill så att man kunde trycka in delar av bröstkorgen mot den kvarvarande lungan. Tack vare nyckelben och skulderblad kunde en rätt naturlig kontur av bröstkorgen behållas ändå, så det såg inte alltför illa ut. Det fanns dock tillfällen då man var tvungen att trycka in så mycket som sju revben, och då blev ju deformiteten mer märkbar. Som barn såg jag en på det viset opererad person på en badstrand. Det såg märkligt ut.

Under min verksamma tid fick jag uppleva de sista resterna av den gamla tuberkuloskirurgin, men också att kirurgi mot tuberkulos har fått förnyad aktualitet pga import av medicinresistenta fall, som kommit med olika invandrargrupper.

Det var fortfarande 70 - tal när jag var med om att plocka bort gamla oljeplomber, som inte längre behövdes. Åtminstone en gång, som jag kommer ihåg, upplevde jag det fantastiska i att en lunga, som varit ihoptryckt i många år, kunde expandera och på nytt återfå en acceptabel funktion. Det var en patient som NP Bergh, min förste chef, opererade med mig som assistent. Jag har också varit med Sture Larsson och tagit bort någon enstaka oljeplomb. Med Larsson har jag också varit med och gjort stora thoracoplastiker.

Tuberkulospatienter har sedan inte varit aktuella hos oss förrän under de allra senaste åren. Inte nog med att tuberkulos importeras till Sverige, utan fall som kommer kan vara resistenta mot den vanliga medicineringen. De kan klassificeras som multiresistenta eller extremt multiresistenta. Av alla Sveriges tuberkulospatienter kanske 13 % är resistenta. För Västra Götalands del innebär det att man har 14 -15 stycken årligen. Patienterna kan ändå behandlas medicinskt med hjälp av andra rangens tuberkulosmedel. Men det finns också en grupp som är extremt resistent, och för dessa finns kanske inte något som hjälper. Det kan röra sig om enstaka fall per år, och det är dessa som kan bli operationskandidater. De patienterna kan utgöra en stor fara för vårdgivarna och vid operation används avancerade skyddsdräkter.

På infektionskliniken ute på Östra Sjukhuset fanns förr en operationsavdelning, som man kunde använda för att operera patienter, som behövde isoleras. Jag har varit där och opererat, dels en tuberkulospatient tillsammans med Sture Larsson, och en aidspatient som jag själv opererade för pneumothorax (fri luft omkring lungan). Tyvärr har denna operationssal rationaliserats bort.

På thorax fick vi för flera år sedan en sjätte operationssal efter ett initiativ av Sture Larsson då han var chef. I många år stod dock den salen oanvänd, eftersom det inte fanns budget för att bemanna den med personal. För inte så många år sedan fick vi behov av att operera två tuberkulospatienter under iakttagande av rigorösa säkerhetsföreskrifter. Denna sal kom då väl till pass. Den låg inte i samma korridor som övriga salar, utan lite isolerat. Det var nära till hissarna. Ventilationen var separat. Det var en bra början, men nu gjordes också en tillfällig ombyggnad av salen med träreglar och byggplast. Man gjorde ett slussystem in till salen och avgränsade även vägen in till salen från operationsavdelningens övriga utrymmen.

Sture Larsson hade avgått med pension för flera år sedan, liksom även Pantalei Gatzinsky, som hade varit med om lite av varje. Det var nu Göran Rådberg och jag som var de mest seniora lungkirurgerna, så vi fick göra jobbet. Vi var tvungna att operera i skyddsdräkter, som kapslade in hela överkroppen och gav oss luft genom en pump med luftfilter. När man pratade ekade det i dräkten som omgav hela huvudet, så vi blev rätt tystlåtna av oss. Det gick däremot lätt att andas. Luften kändes sval och ren.

Första patienten var en kvinna från Jönköping, som vi gjorde en lobektomi på, dvs vi tog bort översta halvan av den drabbade lungan. Kirurgin var inte svår, men patienten var svårt sjuk med begränsad lungfunktion och dog senare.

Nästa patient kom från Borås och behövde inte bara en lobektomi utan också en kilresektion. Det innebar att vi förutom den sjuka ovanloben tog bort en liten skiva av underloben. Kirurgin gick bra, och patienten klarade sig. Någon långtidsuppföljning kommer jag inte ihåg något av, patienten följdes givetvis upp på hemorten. Postoperativt blev patienterna vårdade på enkelrum på intensivvårdsavdelningen. Boråspatienten kunde åka direkt till hemortslasarettet utan att behöva komma till vår vårdavdelning.

Snart hade operationssalen gjort sitt för denna gång. All tillfällig ombyggnad togs bort, och salen återställdes. Senare moderniserades den och utrustades för stor hjärtkirurgi istället. Nu fanns ingen operationssal i Göteborg där operation av smittofarlig tuberkulos kunde bedrivas. Någon form av beredskap för tuberkuloskirurgi måste man nog ändå ha, och diskussioner om att lösa problemet inleddes.

Dåvarande chefläkaren Eva Haglind påbörjade en utredning om operationsresurserna. Denna lämnades över till Peter Lönnroth i hans egenskap av hälso- och sjukvårdsdirektör för hela VGR. Frågan togs upp i sektorsrådet med representanter för infektion, vårdhygien, smittskydd och mikrobiologi. Senaste smittskydds-läkaren Leif Dotevall var inkopplad på detta.

När det under 2009 blev aktuellt att vi skulle operera en tuberkulospatient i Stockholm, började vi förstås fundera på vad vi hade för beredskap inom vår egen region. Fanns det möjligen någon operationssal i malpåse för att ta till i nödfall? Någonstans hade jag hört att det skulle finnas en operationsresurs för detta på

Regionssjukhuset i Örebro, så jag ringde upp chefen på Thoraxkliniken där, Osvaldo Fernandez. Han kände inte till någon lösning. Av allt planerande och dividerande hade alltså resultatet blivit noll.

Göran Rådberg hade nu blivit kontaktad av infektionsläkare i Stockholm för att vi skulle komma upp dit och operera ett fall med terapiresistent tuberkulos, som thoraxkirurgerna på Karolinska inte hade velat operera. Det kan ju tyckas vara konstigt att de inte ville göra det, men med vår begränsade erfarenhet var det kanske i alla fall bättre att vi gjorde det än att stockholmskirurgerna gjorde det utan någon erfarenhet alls. Vi hade inget emot att åka till Stockholm för att operera. Patienten var en ung man från Azerbajdzjan med extremt terapiresistent tuberkulos. Han hade redan varit isolerad ett år på ett enkelrum på infektionskliniken. Han var kriminellt belastad och hade suttit i ett trångt och överbelastat fängelse, där han hade ådragit sig tuberkulossmittan. Deras fängelser är ökända för detta.

Planeringen för ingreppet tog sin tid. Vi här hos oss tittade på röntgenbilder och diskuterade tillvägagångssätt. I Stockholm måste man göra, som vi hade gjort flera år tidigare. Man måste göra en tillfällig ombyggnad med träreglar och byggplast, så att patienten skulle kunna föras till operationssalen utan risk för någon smitta på vägen. Operationen skulle göras i en operationssal nära infektionskliniken i Huddinge. En lämplig sal hade lånats från öronkliniken, eftersom den låg nära ingången och därför lättast kunde isoleras från resten av operationsavdelningen. Öronläkarna lät för övrigt hälsa att om det skulle bli så att patienten behövde trakeotomeras (få ett hål i luftstrupen för att underlätta andningen) skulle vi inte förvänta oss någon hjälp av dem. Vi skulle få göra det själva. De var tydligen rädda för smittan, men visst skulle vi kunna göra det. Det är mindre kirurgi. Även narkosläkare kan göra det, så nog klarar vi det.

Det fanns en duktig och handlingskraftig hygiensköterska på Huddinge, som tagit hand om all planering, ombyggnad, anskaffning av utrustning och testning av skyddsutrustningen. Det var för övrigt exakt samma utrustning som vi hade använt i Göteborg. Vi byggde upp vårt lilla expertteam från Sahlgrenska med oss två kirurger, samt en duktig operationssköterska, syster Christine, som hade plockat ihop en väska med all utrustning som vi kunde behöva. Den väskan kom att väga åtskilliga kilo, och syster Christine är en gracilt byggd sköterska, men som tvättäkta operationssköterska försvarade hon sin väska nästan med näbbar och klor. Det var med mycken möda jag kunde övertala henne om att få bära den åt henne. Det hade ju varit skamligt om hon skulle släpa på den, och två vuxna karlar bara ha sitt mycket lätta bagage.

Samma dag, som vi kommit till Stockholm, besökte vi infektionskliniken på eftermiddagen och talade med patienten själv, så gott det gick, och med infektionsläkare. Vi var inne på patientens sjukrum helt utan skyddsutrustning, inte ens munskydd. Det var viktigt att patienten inte skulle känna sig alldeles för stigmatiserad, men vi var noga med att inte röra någonting. Vi tittade därefter till den operationssal vi skulle använda och provade skydds-utrustningen.

Sedan åkte vi den långa vägen tillbaka in till Stockholms centrum, där vi hade rum på ett hotell nära centralen. Göran och Christine tog nog en lugn kväll efter middagen, men jag tog tillfället att sticka in till Glenn Miller Café och höra på lite jazz.

Den stora dagen kom, och vi åkte förväntansfulla in till vår nya arbetsplats. Patienten kom på plats efter lite väntan, och vi kunde steriltvätta oss och krypa in i våra rymddräkter. Lotta Orre, som var ansvarig för lungkirurgin på Karolinska, kom och var med oss. Om kirurgin finns inget spännande att berätta. När patienten väl var på plats, var det som vilken thoracotomi som helst, och Göran och jag var ju mycket vana vid att arbeta tillsammans. Det visade sig dock vara så kraftiga förändringar i den drabbade lungan att det inte gick att särskilja ovanloben från resten av lungan. Vi fick ta bort hela lungan, och det gick utan några som helst tekniska problem. Patienten var ju ung och skulle utan vidare klara sig med den friska lungan.

Vi väntade flera timmar medan patienten kom till ro på intensivvårdsavdelningen, och eftersom allt verkade helt lugnt kunde vi åka till hotellet. Nu hade hela teamet beredskap i fall något skulle hända, så nu var det inte tid för att gå ut på någon nöjeslokal. Lotta var däremot vänlig nog att bjuda hem oss till sig på middag, så vi fick en mycket trevlig kväll. Det var hennes duktige man, som stod för matlagning i gourmetklass. Det var ju mycket praktiskt att vi alla tillbringade kvällen tillsammans ifall något skulle hända.

Dagen efter åkte vi in igen för att se till patienten, och nu var faktiskt inte allt bra. Vi hade tagit bort lungan och lagt in ett dränagerör kopplat till en påse med ventil. Här förelåg vissa skillnader i tillvägagångssätt mellan stockholmarna och oss. Vi skulle ha haft slangen avstängd hela tiden och bara varit beredda att öppna dränaget vid behov. Kanske hade det varit något missförstånd oss emellan, men slangen hade varit öppen hela natten. Då patienten hostar trycks lite luft ut i påsen och kan inte gå in i patienten igen pga ventilen. Det hade byggts upp ett ordentligt undertryck på den opererade sidan. Detta hade lett till att mediastinum (mellanväggen mellan höger och vänster sida) buktade kraftigt in mot operationssidan. Hela trakea, luftstrupen, buktade åt samma håll. Patienten kände av detta och mådde inte alls bra. Jag måste släppa in luft på operationssidan så att trycken utjämnades. Det skedde genom att slangen helt enkelt öppnades en liten stund mot omgivningen. Patienten förbättrades omgående. Tryckkänslan i bröstet upphörde och han fick lättare att andas. Sedan patienten hade observerats någon timme kunde vi helt ta bort dränaget.

Vi dröjde oss kvar under förmiddagen, men måste sedan åka för att passa tåget hem. Nu fick hemmakliniken ta över ansvaret, och allt gick fortsättningsvis bra.

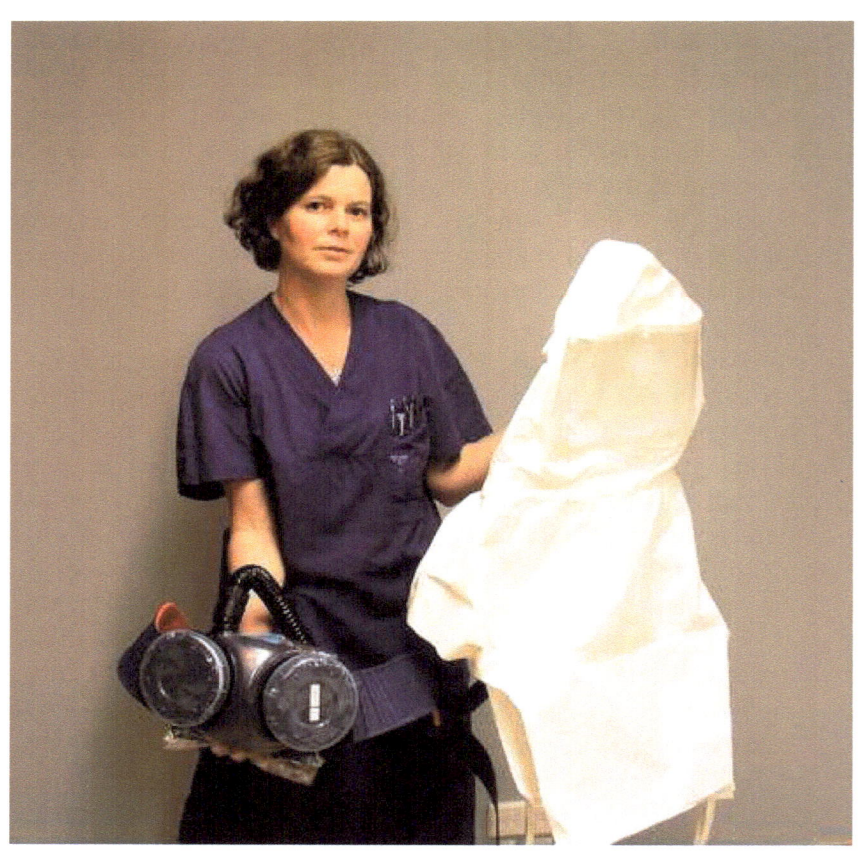

Syster Christine visar upp skyddsutrustningen som används vid tuberkuloskirurgi.

En ovanlig komplikation till mediastinoscopi

Mitt i bröstkorgen finns ett slutet rum, som innehåller hjärtat, stora blodkärl, thymuskörteln, eller vad som finns kvar av den, och en hel del lymfkörtlar. Detta rum benämns *mediastinum*. Naturligtvis öppnar vi mediastinum på vid gavel vid all hjärtkirurgi. Det gör vi också även om vi bara behöver avlägsna thymuskörteln. Sådan thymektomi förbättrar muskelstyrkan hos patienter med den immunologiska sjukdomen *myasthenia gravis*, allvarlig muskelsvaghet, där det finns antikroppar mot den plats där motoriska nerver tar kontakt med muskeln.

Sedan har vi den beramade mediastinoskopin - ibland kallad thoraxkirurgernas blindtarmsoperation. Man antyder därmed att det är en av de första operationerna som thoraxkirurgen får lära sig. Det är visserligen sant, men det gäller verkligen att hålla tungan rätt i munnen så man inte får en farlig blödning.

Man gör ett kort tvärsnitt på halsen alldeles ovanför bröstbenet. Sedan dissekerar man med sax och pincett upp muskler och fett och till slut gör man en kanal med fingret längs med luftstrupen ner mot dess delningsställe till höger och vänster huvudbronk. Man för sedan ned ett rör med belysning, och genom detta smala rör för man in instrument för att få tag på de lymfkörtlar, som finns i området. Man ser bara ett par kvadratcentimeter av vävnad i taget. Man vill ha upp lymfkörtlar för patologen att undersöka i de fall där patienten har en lungkancer som kanske kan opereras. Om en kancer sprider sig så går det i första hand genom lymfbanor, och då kan man kanske konstatera detta om man undersöker närbelägna körtlar. Hittar man kancer i körtlarna kan det vara så att det är för sent att operera. Man gör också undersökningen om man misstänker en lymfkörtelsjukdom, och då behöver det inte nödvändigtvis vara kancer som man är mest intresserad av.

Man kör ner metallröret – mediastinoskopet – och följer luftstrupen. Till vänster har man kroppspulsådern och till höger en stor ven. Under luftstrupens delningsställe ligger det farligaste – en gren av stora lungartären, som är ett ganska ömtåligt blodkärl. Utöver detta finns det gott om små blodkärl. Som om problemet med blodkärl överallt inte vore nog, så har man nerver till stämbanden att bekymra sig om.

Min gamle chef, NP Bergh, lär en gång ha haft hål på aortan. Man kan bara föreställa sig vilken kraftig blodstråle han måste ha fått rakt i ögat. När jag började mediastinoskopera på 70- talets början var jag med om en operation, men inte som huvudoperatör, där vi råkade få till en skada på aortan, men det blev inte en lika häftig blödning. Vi fick hjälp av Sture Larsson, och det hela slutade med att patienten fick läggas i hjärtlungmaskin medan aortan lagades. Detta har lyckligtvis aldrig upprepats.

Får man en rejäl blödning är det i regel från lungartären eller den stora ven som ligger till höger om trakea, luftstrupen, men som tur är, så är trycket där inte så högt. Om lungsäcken är intakt, så att inte blod kan rinna in där, kan det räcka att *tamponera* – proppa till operationsområdet med dukar. Det blir snart lika högt tryck i mediastinum som i pulmonalartären, och då avstannar blödningen. Man får då vänta ett bra tag på att få stabila blodkoagler innan dukarna kan tas ut.

Tamponader består av långa linneremsor, ett par centimeter breda, och dem har vi alltid nära till hands när mediastinoskopi utförs. Jag ska nu berätta om ett fall där en tamponad försvann spårlöst.

Patienten var en kvinna i övre medelåldern. Hon var invandrare från ett land i mellanöstern, men hade varit här länge nog för att få svenskt medborgarskap. Detta innebar dock inte att hon pratade ett ord svenska, men hon hade en son som var svensktalande. Ett halvår före operationen hade hon i stort sett bott hos släktingar i sitt ursprungsland, men kom hit för utredning och behandling. Problemet var stora lymfkörtlar i mediastinum, där man behövde få ut några prover för att få diagnos. Hon fick sedvanlig ganska utförlig information med en riktig tolk.

Jag mediastinoskoperar och finner många stora körtlar på flera ställen. De är så stora att det är svårt att få ut dem. Jag dissekerar och försöker få loss lämpliga bitar. Det börjar blöda, så jag trycker in en tamponad mot det blödande stället, men kan ändå fortsätta operationen på ett annat ställe. Det blir lite mer blödning, så jag stoppar in ett par tamponadremsor till och avbryter operationen. Hon får nu ligga på operationsbordet i över en timme utan att vi gör annat än att kontrollerar hennes blodtryck. Blödningen verkar avstanna. Vi väntar lite till, och sedan vill jag avlägsna tamponaderna och sy ihop. Vi har fått tillräckligt med lymfkörtelmaterial, så diagnos skulle vi nog få.

Därefter tar Jag tar bort tamponadremsorna en efter en. Operationssköterskan räknar dem och prickar av dem. När jag fått ut alla jag ser så fattas en. Jag måste leta rätt på den, men den finns inte. Jag letar och pillar med mina instrument, så jag riskerar att få blödning igen. Jag måste avbryta för att inget farligt ska tillstöta. Koaglerna får stabilisera sig, och vi får göra ett nytt försök nästa dag. Det här har aldrig förut hänt. Jag förstår att detta kommer att bli ett anmälningsfall, så jag ringer upp min chef och får mitt resonemang godkänt. Vi planerar för operation nästa dag igen.

Vi måste göra en thoracoscopi, ett titthålsingrepp i bröstkorgen, för att finna duken. Duken hade inte någon röntgentråd, så det var inte möjligt att lokalisera den med röntgenundersökning.

Vi öppnar bröstkorgen, närmare bestämt höger thoraxhalva. Vi kan strängt taget inte veta till 100 % på vilken sida duken kan finnas, men jag har dissekerat mest på höger sida, så det är denna sida som är rimligt att börja på.

Patienten är intuberad med en s. k dubbellumentub. Den är så konstruerad att man kan stänga av endera lungan och sköta andningen med bara den återstående lungan. Ska man lyckas med titthålskirurgi, måste nämligen lungan vara både avstängd och ihopfallen på den sida där man ska operera. Vi har haft två narkosläkare, som har hjälpts åt att få tuben i korrekt läge. Jag begär att lungan ska stängas av, därefter gör jag mitt lilla titthål och för in kameran. Det enda jag ser är en fullt uppblåst lunga som trycker mot kameraoptiken. Jag ber narkosläkarna justera läget. De sliter och joxar, men det blir inte bra. Sådant händer inte så sällan. Vi kirurger får ha lite tålamod och låta dem hålla på. Till slut brukar det bli så pass bra att man kan genomföra ingreppet. Men inte idag. Vi har två erfarna narkosläkare, som har jobbat hos oss i decennier, men de lyckas inte få tuben att fungera.

"Patienten är svårintuberad", brukar det heta när sådant inträffar. Jag önskar att vi hade haft någon riktig superspecialist att kalla på i sådana svåra fall. Kanske är det den stora lymfkörtelsvullnaden i mediastinum som trycker på luftstrupen på något sätt, så det inte går att hantera tuben normalt? Många gånger har vi lungkirurger krävt att få en narkosspecialisttjänst för bara lungkirurgin, i avsikt att någon skulle få upparbeta ett verkligt mästerskap på de speciella talanger som behövs. Men detta har vi inte fått något gehör för. Nu får vi avbryta igen.

Det känns riktigt surt att behöva planera in ytterligare en operation. Det är inte speciellt roligt att informera patient och anhöriga igen. Det är förstås helt klart att det kommer att bli ett fall som kommer att granskas ur alla synpunkter, så jag har diskuterat med min chef igen. Vi är eniga om handlingslinjen. Nästa steg skulle vara en full thoracotomi, men det vore tråkigt att behöva göra en, när patienten bara behövde få ut några körtlar. Jag beslutar att avvakta med thoracotomin och göra om mediastinoskopin istället. Nu är blödningsrisken över, och jag kan leta ytterligare i mediastinoskopi-kanalen i hopp om att finna åtminstone ett hörn av duken och kunna dra upp den.

Jag öppnar såret och kan nu försiktigt börja leta igenom hela sårkanalen. Det blir inga blödningar. Ingen tamponad finns. Man ser stora lymfkörtlar och kanske en duk kan ha blivit hopknycklad som en liten boll och kan ligga mellan dessa stora körtlar. Men ingen duk står att finna. Den måste ha hamnat inne i bröstkorgen genom något litet hål i lungsäckens tunna hinna. Det är bara att bita i det sura äpplet igen. Nu återstår bara att öppna bröstkorgen. Återigen väntar vi en dag för att minska blödningsrisken. Det blir den fjärde operationen på lika många dagar.

Patienten ligger i sidoläge igen med höger sida upp. Hon har återigen fått en dubbellumentub. Det är standard vid lungoperationer, men om det inte skulle fungera idag spelar det inte så stor roll. Jag gör en riktig thoracotomi nu, dvs öppnar bröstkorgen med kniv. Jag kommer att få in handen och ska kunna trycka undan lungan om den är ivägen. När jag öppnar blir jag överraskad igen. Lungan ligger perfekt ihopfallen efter första försöket med tuben. Så skulle det ha varit för två dagar sedan, så hade vi sluppit både remediastinoskopin och thoracotomin. Det var den eminente narkosläkaren Staffan Söderström, som har fixat tuben idag. Han hör inte till det allra äldsta gardet, men detta gjorde han mycket bättre än sina mer seniora kollegor.

Min kollega, Göran Rådberg, är med som assistent, och det är han som ser tamponaden först. Med ett triumferande tjut nappar han den åt sig och sliter ut den innan jag ens hinner se var den låg. Jag får i tankarna en fågel som snabbt rycker upp en mask ur jorden. Han kunde helt enkelt inte hejda sig. Vi kan båda se hålen i lungsäcken alldeles invid höger huvudbronk. Det är där som tamponaden har slunkit in i thorax.

Ja, operationen är klar när den just har påbörjats. Bara att lägga in ett dränagerör och sy ihop.

Det blev förstås ett efterspel till denna operation. Anhöriga anmälde till ansvarsnämnden, och vi anmälde incidenten till socialstyrelsen. Jag hade dokumenterat allt mycket noga i journalen, eftersom jag visste att fallet skulle granskas Jag behövde därför nästan inte skriva någonting, bara hänvisa till journalerna. Slutsatsen blev att vi hade gjort allt kirurgiskt felfritt, men om man skulle ändra på något så skulle det vara att försöka få tag på tamponadremsor med en inlagd röntgentråd, så att tamponaden alltid går att lokalisera med röntgen. Den sakkunnige från socialstyrelsen skrev att pleuran (det inre lungsäcksbladet), var en extremt tunn hinna, och att det inte var det minsta konstigt att det kunde gå hål där.

Man får säga att om man nu skulle få denna unika komplikation, så var det lite oturligt att det drabbade en invandrare med de språksvårigheter som det medförde. Jag hade många samtal med patient och anhöriga. Ibland var det en hel liten folksamlig närvarande från gamlingar till en liten baby. Sådana samtal är ganska tunga att ha, men de är nödvändiga. Ju sämre det har gått, desto viktigare är det att ha tät kontakt med de berörda.

Patienten hämtade sig förstås på alla plan från den äventyrliga mediastinoskopin. Resultatet av undersökningen möjliggjorde för lungläkarna att ge henne den rätta behandlingen för sin åkomma.

Vi fick så småningom fram nya tamponader att använda, men tyvärr var de tjockare och bredare och hade stor tendens att fastna inne i mediastinoskopet.

Europace i Paris 2003

Såren har nu börjat läka, så jag kan rapportera om mina förehavanden på Europacekongressen i Paris.

Mitt arbete om infektionsprofylax med Collatamp (en resorberbar kompress indränkt med antibiotica) vid pacemakerkirurgi hade blivit accepterat som poster. Jag fick min poster färdiggjord på Arkitektkopia en fredag och åkte till Paris på söndag. Det var första gången jag hade en fullt professionell poster gjord utan eget klippande och klistrande. Jag var mycket stolt över den. Jag visste inte då att jag aldrig skulle få någon användning för den.

Min resa var inte sponsrad av någon pacemakerfirma, så arrangemangen var något mer spartanska än vanligt. När alla mina kardiologkollegor, som jag träffade på Aeroport Charles de Gaulle, åkte till sina lyxhotell med bilar som hotellen skickade, fick jag vackert ta tåg och metro. Nå, det var inte jättelätt att hitta rätt, och i ett hetsigt tågbyte lämnade jag min posterrulle kvar på tåget, ovan som jag var att släpa på en papprulle stor som ett kanonrör. Föreställ er mina känslor just som tåget startar och jag kommer på att jag glömt postern!

Kanske skulle det gå att få igen den, jag hade ett par dagar på mig. Jag visste ju linje station, spår, klockslag, och rullen var märkt med mitt namn. Innehållet var väl inte direkt stöldbegärligt, även om jag ville intala mig att många skulle törsta efter informationen.

Tyvärr hade inte Metron någon egen hittegodsavdelning, utan man fick åka till en central avdelning för hela Paris. Det var en polisprefektur belägen långt söderut, medan kongressen var vid Port Maillot i norra Paris. Jag fick ta mig dit flera gånger, eftersom det kunde ta viss tid för hittegodset att komma fram. Min väska blev genomlyst vid ingången, och sedan var det dags för ett nappatag med fransk byråkrati när den är som värst. Naturligtvis på franska hela tiden. Tre gånger fick jag åka dit innan mitt ärende blev riktigt registrerat. De var så ohjälpsamma, som det bara gick att vara utan att ge avkall på fransk ytlig artighet.

Sista gången jag var där blev jag riktigt sur på madamen i luckan, som måste få veta av mig i vilket arrondissement mitt hotell låg, annars kunde hon absolut inte göra något åt mitt ärende. Jag fick praktiskt taget tvinga henne att ta rätt på det själv. Skulle jag som tillfällig gäst känna till sådana saker? Skulle polisprefekturen verkligen stå helt hjälplös inför uppgiften att finna ut i vilket arrondissement Place George Pompidou ligger? Kanske skulle polisprefekturen rent av inneha en karta över centrala Paris och kunna avläsa den? Damen tvingades ge upp. Hon vred på huvudet och ropade högt upp hotellets namn varpå en kollega tjänstvilligt svarade med rätt arrondissement: Sjätte!

Då lutade jag mig fram och tittade henne i ögonen och sa triumferande:

"Det där var väl inte alltför svårt, madame, n´est.ce pas[53]"?

Nåväl. Jag var där mycket för tidigt fick jag besked om. Man måste vänta en vecka minst. Men min poster skulle presenteras nästa dag.

The show must go on. Jag skaffade papper och färgpennor och handritade min poster på hotellrummet. Inte alldeles lätt utan linjal eller andra hjälpmedel. Vad som eventuellt fattades i form av rätlinjighet kompenserades kanske av att postern blev betydligt färggladare än originalet. På utsatt tid satt den där. Jag måste tillstå att den var unik i sitt slag. Något sådant handarbete fanns inte någon annanstans i hallen. Den drog faktiskt blickarna till sig, och flera personer fotograferade av den. Över postern satte jag ett annat anslag: "Original poster lost in transport" som ett slags ursäkt. Det var kanske lite fegt.

Hur var kongressen då? Jo, jag hade ju förlorat massor med tid, men visst fanns det en del intressant. Vår egen Charles de Kennergren hade en med pondus laddad föreläsning om laserextraktion. I kongresshallens nedervåning var en massa veteranbilar uppställda, och Eiffeltornet var vackert illuminerat och hade roterande strålkastare på toppen. Champs Elyssee´s julglittrade,

---

[53] eller hur?

och jag hade inga representationsskyldigheter mot någon pacemakerfirma. Jag kunde försvinna i parisnatten på egna äventyr.

Hur jag råkade bli dränageexpert

Det finns många tillfällen då man måste lägga in ett dränagerör i en lungsäck. Det rör sig om ett mjukt rör av silikon, som är kopplat till en sug. Lungsäcken är ett membran som sitter på både lungans yta och insidan av bröstkorgen, som en tillplattad "säck", och har den egenskapen att trycket i den är lägre än trycket i den atmosfär som omger oss. Detta är en förutsättning för att vår andning ska fungera. Lungorna har en elastisk kraft, som strävar efter att dra ihop dem, men eftersom atmosfärens tryck verkar på lungornas insida, trycks lungorna ut då trycket omkring dem i lungsäcken alltså är lägre än atmosfärstrycket. Undertrycket kan minska om det samlas luft, blod, var eller vätska i lungsäcken. Då kan lungan på den sidan falla ihop helt eller delvis. Med ett dränage kan den oönskade vätskan eller luften sugas ut, och ett negativt tryck omkring lungan återställas. Dränagerör måste därför sättas in vid flera olika sjukdomar, som påverkar lungsäcken, och efter alla operationer i bröstkorgen. Dränagerör används för att reglera trycket inne i lungsäcken, vilket är viktigt att förstå.

När jag började på thorax användes ett klassiskt sugsystem bestående av tre stycken sammankopplade glasflaskor. Räknat från patienten så var första flaskan en graderad uppsamlingsflaska för vätska. Luft fördes vidare till flaska nummer två, och sögs genom ett glasrör som mynnade under en vattenyta. Detta gjorde att luften kunde ses som bubblor i vattnet. Denna flaska var kopplad till flaska nummer tre, som var den som reglerade sugstyrkan. Sugkraften kom från en tryckluftskälla i väggen. Genom en en s.k venturimekanism omvandlades ett övertryck till undertryck, som var större än vad som behövdes i sugsystemet. Den tredje flaskan hade därför ett rör som ledde in luft från rummet in i flaskan, och genom att föra ned röret olika djupt ner i en vattenvolym, kunde trycket regleras exakt. En viss mängd luft sögs in från rummet och minskade därmed det kraftiga undertrycket från venturimekanismen. Eftersom trycket mättes i centimeter vatten, så var det tryck man sög med, lika med det antal centimeter vatten ovanför den punkt där rumsluften gick in i flaskan.

Det tog en stund innan man förstod hur denna flaska verkligen fungerade. Man kan säga att mängden vatten ovanför röret utgjorde ett motstånd mot att luften kunde sugas in. Därför blev kvarvarande sugstyrka i systemet exakt lika med antalet centimeter, som röret stack ned i vattnet. Det fina i kråksången var att regleringen av sugstyrkan var ren fysik och inte kunde slå fel. Sugstyrkan kunde därför mätas exakt med en vanlig linjal.

När jag jobbat några år började dränagesystem av plast introduceras. De fungerade ungefär likadant, men såg annorlunda ut. I stället för separata runda flaskor var det tre fyrkantiga rum i plastbehållaren som var sammanbyggda. I stället för glasrör som gick ned i behållarna, var det plastkanaler vid sidan om dem, men allt fungerade i alla fall likartat. Problemet var bara att det var svårt att se hur allt hängde ihop.

Jag satte mig på mitt rum och klippte upp dränagesystem och förvissade mig om att jag kunde identifiera vägarna för luft och vätska och skilja dem från förstyvningar i plasten. På det viset uppnådde jag en förtrogenhet i funktionen. Det föranledde min kollega och vän Gösta Pettersson att kommentera att det "egentligen bara var Leif som förstod sig på de nya dränagen".

Det första dränagesystemet hette Pleurevac, och personalen vande sig med att säga Pleurevac till den grad att, när vi sedan hade system av andra fabrikat med andra namn, benämndes de fortfarande som en Pleurevac. Det var som om alla bilar ännu idag skulle kallas Ford.

De flesta dränagesystem var mer eller mindre likvärdiga, men de hade olika för- och nackdelar. En stor fördel, som alla de moderna plastsystemen hade, var att det aldrig var otätt mellan de olika kamrarna. Glasflaskorna, som ju användes om och om igen, drabbades av otätheter i kopplingarna, och det kunde ibland falskeligen se ut som om det läckte luft från patienten när det i själva verket var läckor i locken till flaskorna. Plastdränagen var engångs, och man sparade in rengöring, sterilisering och ihopmontering.

Istället infördes med plastdränagen en annan stor nackdel. De förde mycket mer oväsen än de gamla glasflaskorna. När glasflaskorna porlade lite hemtrevligt, förorsakade plastsystemen rena bullerstörningarna. Det var som om plastväggarna utgjorde högtalarmembran, som förstärkte bubblandet. Ljudet kunde höras genom stängda dörrar. Tänk er att ha två eller flera patienter med thoraxdränage på samma sal. Där kunde ingen sova särskilt bra.

När jag 1987 rekryterades till Regionssjukhuset i Örebro som överläkare av Sam Nordström, hade man fortfarande glasflaskor. Men systemet var annorlunda, man använde inte tre flaskor utan bara två. Flaska nummer två med ett glasrör som mynnade under vatten saknades. Det gick därför inte att se om det kom luft från patienten. När jag frågade Sam varför man hade ett sådant primitivt system, svarade han att det gick lika bra ändå. Det fanns alltid lite vätska i slangen från patienten, och genom att hålla upp en slynga, som fylldes helt av en vätskeskvätt, kunde man se om det kom luft. Ja, det verkade faktiskt stämma. Det var bara det att sjuksköterskorna visste om att Sam förväntade sig att se vätska i slangarna, så varje morgon, innan ronden, kopplade de isär slangarna och hällde i lite vatten. Det var delvis en riskabel sysselsättning, om man slarvade kunde man släppa in luft från omgivningen in i lungsäcken.

Jag satte ihop ett eget dränagesystem av kommersiellt tillgängliga komponenter. Dränaget hade alla funktioner som behövdes, det var tyst, lätt och billigt. Den dyraste delen, en liten enhet som kallades Receptaseal, kunde vi sterilisera om och använda tio gånger. Detta lilla praktiska dränagesystem, som vi kallade Örebrodränaget, använde vi under min tid där och lite längre ändå. Jag införde det i Göteborg också när jag kom tillbaka dit, och det användes under något år. Vi hade en gästforskare från Dubai och han skrev en artikel om det i Dubai Medical Journal.

Tillbaka i Göteborg fick jag träffa många representanter, som visade olika dränagesystem. Det blev jag som fick förtroendet att bedöma vad som skulle passa bäst för oss. Ett dränagesystem, som senare skulle bli vårt standardsystem, kallades Sentinel Seal, och från början var jag helt kallsinnig inför det. Orsaken var att det i en undersökning i den vetenskapliga tidningen Chest hade visats att just det systemet hade ganska begränsad förmåga att transportera bort större volymer av luft. Representanter för firman Sherwood, som saluförde det, fick av mig frågan om hur stor luftflödeskapacitet, som dränaget hade. Eftersom de inte visste, så sa jag att de var välkomna tillbaka en annan gång när de var bättre informerade. När de återkom visste de fortfarande inte, så jag körde iväg dem. Egendomligt nog fick jag en förfrågan från firman om jag kunde undervisa deras representanter om dränageteknik. Jag sade OK och hade en timmes lektion med ett par av dem. Någon form av ersättning hade utlovats, och jag förmodade att jag åtminstone skulle få någon slags present från firman. Ett paket kom efter ett tag, och det visade sig inte innehålla något annat än reklampennor och klisterlappar. Det var belöningen.

Det blev annan ordning på torpet när produkten tagits över av Tyco Healthcare, och det kom en försäljare vid namn Mikael Olsson, senare Mikael Charlez, med hustruns efternamn. Han tog verkligen reda på vad jag behövde veta, och nackdelar med dränaget, som jag påtalade, åtgärdade han med en gång. Bland annat var det en löstagbar del på ovansidan av dränagesystemet, som riskerade att lossna och därmed utgöra en risk. Han konstruerade en låsanordning, som löste problemet. Mikael var inte längre bara försäljare, han blev produktspecialist, och han läste på universitetet och tog en masterexamen i ekonomi. Vi konstaterade att en nyare version av dränaget hade en helt acceptabel lufttransportkapacitet, och eftersom dränaget hade en konstruktion som var helt tyst och dessutom hade en manometer som kunde mäta momentana tryck i dränagesystemet absolut korrekt, blev det mitt favoritdränage. Dränaget hade inte tryckreglering genom att suga in luft i en tryckutjämningsflaska, så det blev inget bubblande oväsen. De svaga punkterna, som ett reglage som lätt lossnade, hade då också åtgärdats definitivt.

Mikael och jag undersökte tillsammans alla aspekter på dränaget, och vi konstruerade ett litet nomogram, som skulle kunna användas för att kvantifiera luftläckaget. Det är möjligt att denna aspekt gick utöver vad som konstruktören hade avsett med dränaget. Jag skrev en artikel i Läkartidningen om den nya generationen thoraxdränage, och tydligen kom mitt arbete med dränaget via svenska representanter att spridas till chefskonstruktören i Tullamore på Irland. Hon kom på besök till Göteborg och hade med sig en av ingenjörerna från fabriken. Konstruktören visade sig vara en relativt ung kvinna vid namn Claire (efternamnet har jag hunnit glömma), dessutom mycket trevlig. Claire spelade cello, något som genast gjorde mig sympatiskt inställd mot henne. Vi träffades på Sahlgrenska och hade sedan en middag på kvällen på en trevlig restaurang, där vi kunde bekanta oss ytterligare med varandra. Från Irland var det Claire och hennes ingenjör, från Göteborg jag, Mikael och Liss Persson, ingenjör från medicintekniska avdelningen, som jag i framtiden skulle komma att ha ett mycket gott samarbete med. Det var också en firmarepresentant med från Tycos stockholmsavdelning.

Vi diskuterade utvecklingen av dränagesystem, och jag hade möjlighet att komma med önskemål. En mycket viktig förändring blev Claire och jag nästan ense om, men tyvärr blev den aldrig verklighet. Den viktiga manometern borde ha flyttats från dränagets ena sida till den andra. Det skulle göra så att trycket mättes direkt inne i uppsamlingskammaren för vätska. Tryckmätningen skulle samtidigt gälla för trycket inne i lungsäcken, och det skulle vara lätt att förstå för alla användare. I den nuvarande versionen sitter kammaren med vätskelås mellan uppsamlingskammaren och manometern. Det blir en pedagogisk nackdel.

Den nya version, som i stället kom, tyckte jag inte var någon förbättring, utan föredrog den ursprungliga Sentinel Seal.

På önskemål från Tyco utarbetade jag en broschyr om olika aspekter om dränagebehandling, och den utgavs först i fysisk form och sedan lades den ut på nätet, så att vem som helst skulle kunna ladda ned den. Jag tyckte att det var ett roligt uppdrag, så jag författade broschyren utan tanke på att begära någon ersättning för den.

Ett annat mycket roligt uppdrag var en föreläsningsturné till tre universitetssjukhus i Finland. Jag måste ta ledigt från arbetet, så Tyco avlönade mig i stället under de dagar jag var borta. Mikael var med och hjälpte till med en hel del praktiskt och hade också ordnat en del av bilderna, som jag använde i presentationen. Vi träffade naturligtvis finska representanter för Tyco som hjälpte oss. De orter vi besökte var Åbo, Uleåborg och Helsingfors. Jag kunde konstatera att svenskan var på stark tillbakagång, och jag måste för det mesta använda engelska på restauranger. I Helsingfors insisterade jag dock på att tala svenska.

Finland tar inte in tillnärmelsevis så många invandrare som Sverige gör, men jag träffade en invandrad servitör, som faktiskt talade god svenska. Jag fick då reda på att en del av invandrarna väljer att lära sig svenska i första hand eftersom det är så mycket lättare än finskan, och landet är ju officiellt tvåspråkigt. Turnén avslutades i Helsingfors, som visade sig ha en jättestor thoraxklinik och det blev ett mycket stort auditorium som jag fick tala inför.

Jag fördjupade mitt samarbete med ingenjör Liss Persson när det gällde att prova dränagesystem, som dök upp på marknaden. Vi tog isär dränagen och undersökte alla detaljer, och vi provmätte tryck och luftflöden. Proverna avslutades med att tekniska protokoll upprättades, så att vi fick en riktig databas över många av dränagesystemen på marknaden. Vi publicerade inte resultaten, men vi ville ha en egen kunskapsbas, så att vi inte var hänvisade till att bara tro på vad representanterna kunde berätta för oss. Vi hittade inte något dränage som var bättre än Sentinel Seal, så därför behöll vi detta som vårt förstahandsdränage. Bland annat ville vi veta exakt vilket tryck vi skapade i lungsäcken, och hur detta samvarierade med patientens andning. Sentinel Seal mätte detta momentant, men andra dränage hade vridreglage med vissa sugnivåer angiven som siffror på reglaget. Hur skulle man veta att detta verkligen stämde? Det var en av sakerna som vi mätte mycket noga. Resultaten blev att angivna sugnivåer ofta stämde dåligt med verkligheten. För det mesta var den verkliga sugkraften lägre än den angivna. Det visade sig att om vi införde ett läckage från patientsidan så sjönk sugnivån ytterligare, ibland katastrofalt.

Mikael Charlez kunde en dag meddela att han slutade på Tyco och bildade en egen firma ihop med sin svärfar Jarl Charlez och en ekonom, som jag hade tillfälle att träffa. Syftet med firman var att skapa och sälja ett nytt dränagesystem med fördelar som inte fanns på de nuvarande. Man hittade på ett namn på firman efter lite hjälp med en konsultfirma. Namnet man fastnade för var "Millicore", och själva dränaget fick namnet "DigiVent". "Millicore" ledde mina tankar till en tusendel av ett hjärta, men namnet DigiVent tyckte jag var mer välfunnet. Det rörde sig om digitala mätningar av luftläckage. Vent leder tanken både till ventilation och till det engelska "vent", dränage.

Jag blev en slags obetald konsult för utvecklandet av detta dränage, som byggde på kompakt elektronik i locket till en graderad burk där blod och vätska samlades. En display på locket visade aktuellt tryck inne uppsamlingskammaren och därmed även i pleuran. Displayen visade också exakt hur mycket luft som läckte i varje ögonblick. På min inrådan inkluderade man en indikering på momentana tryckförändringar inne i lungsäcken. Därmed kunde man se att bröstkorgens rörelser gav tryckeffekter, som kunde avläsas. Man kunde av svängningarna i trycket dra flera olika slutsatser, bl a att dränagerören var öppna och välfungerande. Svängningarna var alltså utomordentligt viktiga. På engelska kallas svängningen "swing". Det gjorde att jag i en engelsk artikel om dränage kunde citera Duke Ellington och skriva "It don´t mean a thing if it aint got that swing".

Detta elektroniska dränagesystem gjorde avkall på någonting som jag tyckte var viktigt i Sentinel Seal, nämligen att tryckavläsningen var en rent fysikalisk funktion, som helt enkelt inte kunde visa fel. Nu var man tvungen att lita på elektroniken, men man fick en flödesmätning, som man tidigare inte hade haft. Utöver detta fick man en ny fantastisk funktion: det elektroniska minnet sparade alla mätningar av tryck och flöden och kunde åstadkomma kurvor av alltihop tillsammans med dag och klockslag. Kurvorna kunde skrivas ut. Där hade man en enorm möjlighet att använda dränaget som forskningsredskap.

Vi började testa dränaget och använda det kliniskt. Företaget bestod oss med två försäljare och produktspecialister, som gjorde genomgångar på avdelningen, så att all personal kunde lära sig att hantera det nya dränagesystemet. Det gick mycket bra att gå över till detta dränage. Vi gjorde en provserie som gav stoff till en artikel och några föredrag. Jag och några personer från firman fick tillfälle att åka till Washington på Millicores bekostnad och på en kongress berätta om dränaget. Vi träffade bland annat en inflytelserik amerikansk kirurg som också ville göra tester med DigiVent, dr Cerfolio.

Tyvärr fick vi ett bakslag, eftersom det efter ett tag dök upp ett fabrikationsfel i DigiVent. Det blev sprickor i locket, som ledde till falska mätningar av luftläckage. Vi blev därför tvungna att sluta använda DigiVent under rätt lång tid, kanske ett år, medan man försökte komma till rätta med problemet. Man fick göra om hela produktionslinjen. Förmodligen blev detta ett dråpslag för Millicore, som ledde till att firman i längden inte kunde överleva. De två produktspecialisterna, som vi alla uppskattade, fick sparken först. Kanske det var logiskt eftersom det under lång tid inte fanns något att sälja. Den ursprungliga firman, som i stort sett bestod av dränagets uppfinnare, hade varit tvungen att ta hjälp av penningstarka ekonomiska aktörer och förlorade aktiemajoriteten. Den ursprunglige VD:n fick sparken och ersattes av en annan, som dock inte fick behålla sin position särskilt länge. "Den idioten" blev han kallad av dränagets uppfinnare. Den siste VD:n fick jag aldrig tillfälle att träffa personligen, men jag hade viss mailkontakt med honom. Mikael Charlez blev tvungen att gå över till deltid och ägnade sig delvis åt annan verksamhet.

Mikael och Jarl Charlez hade tänkt sig att dränaget skulle följas av andra produkter för thoraxkirurgi. Ytterligare en produkt såg dagens ljus i form av en prototyp. Man hade inspirerats av en artikel, som jag och ett par medarbetare hade skrivit om hur man skulle kunna mäta flödesmotstånd i ett kranskärl under kranskärlskirurgi. Man behövde bland annat använda en motorspruta för att kunna spruta in vätska med given hastighet och samtidigt mäta trycket i kärlbädden. För att förenkla hela proceduren hittade man på en helt vanlig injektionsspruta med lite elektronik i kolven, så att man skulle kunna spruta in vätska på vanligt sätt och ändå få de nödvändiga mätningarna. Denna uppfinning fick ett pris vid en uppfinnarmässa, men vi fick vänta förgäves på att kunna prova den på patienter. Vi fick nöja oss med att göra bänkförsök med uttagna oxhjärtan. På dessa döda hjärtan kan man inte göra några fysiologiska iakttagelser, men man kan testa den tekniska funktionen hos sprutorna. Det blev av detta bl a en föreläsning i Grekland.

Den förbättrade versionen av DigiVent kom till slut, och vi kunde börja testa den. Vi var rätt misstänksamma, men kunde konstatera att den fungerade perfekt. Det fanns redan dränage, som kan mäta luftflöde, men dessa dränage är ganska dyra i underhåll. Det som inte funnits förut är möjligheten att dokumentera hela vårdtiden med kurvor. Vi designade under våren 2010 ett projekt, där vi skulle testa ett slags biologiskt klister, som var användbart på lungor där vi fått sådana skador under operation att det var besvärligt luftläckage postoperativt. Med DigiVent fanns det möjlighet att randomisera läckande patienter till klisterbehandling eller ingen klisterbehandling och dag för dag dokumentera resultatet med DigiVents kurvor.

Bland det jobbigaste som finns med forskning nu för tiden är att man alltid måste ha godkännande från en forskningsetisk kommitté. Detta är obligatoriskt, även när det inte går att se några etiska problem. Man måste skriva massor med text till kommitténs medlemmar och inkludera patientinformation. Pappersbunten ska sedan kopieras i sjutton kopior. Kommittén tilltvingar sig en rejäl summa pengar för sitt arbete. När man själv inte kan se några etiska problem känns det lite som att ha att göra med en maffia, som tilltvingar sig en summa pengar för att ens hus inte ska brinna upp om natten.

Vi hade så småningom allt klappat och klart med etiskt tillstånd och finansiering, och jag hade anledning att kontakta Millicore, men då gick det inte att få tag på någon. Det visade sig att företaget hade upphört, och deras patent hade sålts till en konkurrent som tillverkar ett annat dränage där luftläckage är mätbart. Som jag förstår det så ska den speciella DigiVent-teknologin inte användas. Köpet var enkom till för att eliminera konkurrensen. Jag hade i vetenskapens och mitt eget intresse i praktiken arbetat som gratiskonsult åt Millicore i flera år, men ingen i företaget hade ändå vänligheten att informera mig om att Millicore skulle sluta att existera.

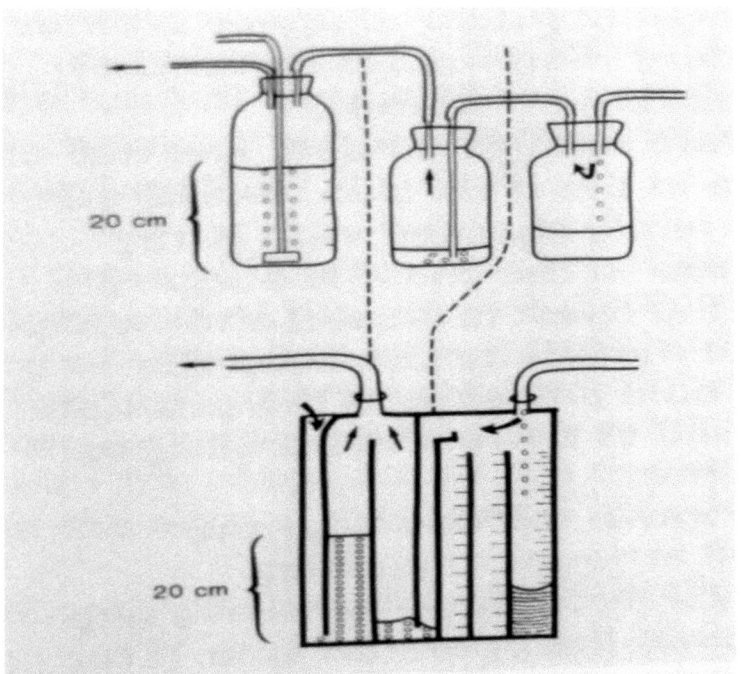

3-flask system jämfört med Peurevac. Patient till höger, väggsug tv.

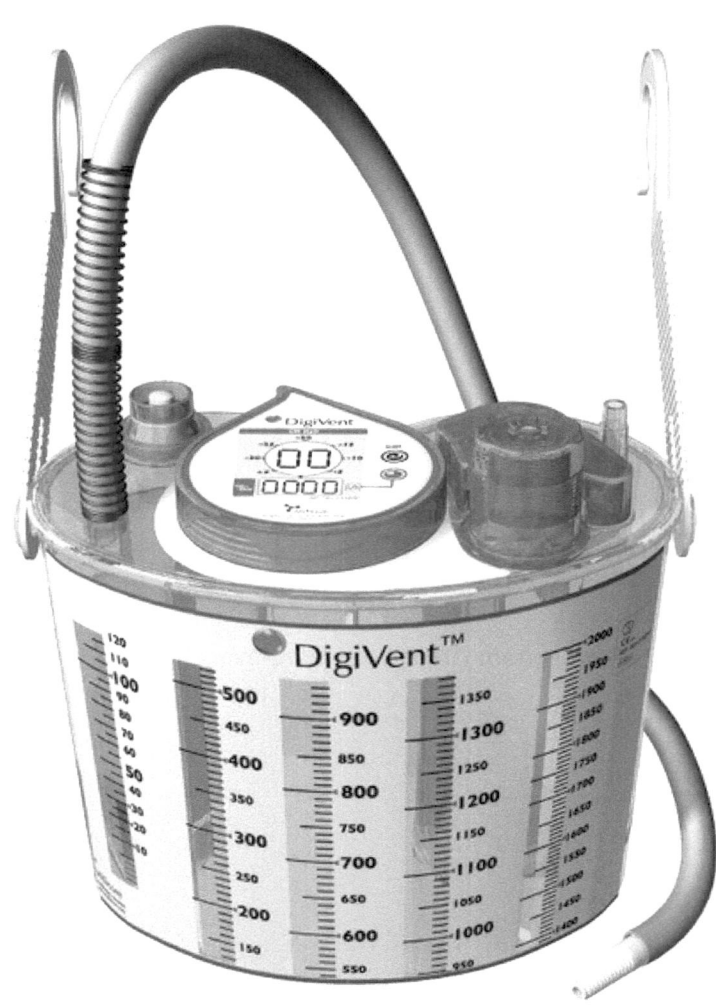

Dränagesystemet DigiVent som jag var med att utveckla. Den droppformade upphöjningen på locket är systemets hjärna. Den går att ta loss och dess lagrade data kan avläsas i en särskild läsare.

Digiventkurva

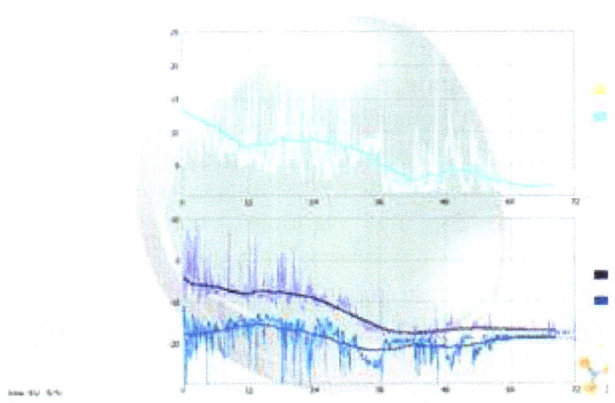

Exempel på kurvor som DigiVent sparar. Översta panelen: momentant luftläckage, samt medelläckage över tid. Undre panelen: Tryck i lungsäcken vid inandning, repektive utandning, momentant och genomsnittligt.

Redaxkontroversen

Vi hade regelbundna läkarmöten på kliniken. De kan handla om kliniska problem, forskning eller ibland ny utrustning. På våren 2010 gick jag intet ont anande till ett möte utan att veta vad det skulle handla om. På mötet deltog också en operationssköterska, som har hand om flera olika apparater och en företagsrepresentant. Representanten visar upp ett nytt dränagesystem och säger att hon ska demonstrera det nya dränage, som vi ska använda i fortsättningen.

" Vad menar du, frågar jag, vi ska inte ha något nytt dränage!"

" Jo, det ska ni ju visst", hävdade hon, "för det har blivit bestämt i Västra Götalandsregionen".

Efter en stund fick jag klart för mig att thoraxdränage har inkluderats i en upphandling ihop med en hel del intensivvårds-utrustning. Vi thoraxkirurger är de kunnigaste användarna av thoraxdränage i hela Västra Götalandsregionen, och vi har inte ens blivit tillfrågade.

Jag är normalt en lugn person, kanske till och med sävlig, men nu blev jag arg så att jag "gick i taket". Jag skällde ut den där stackars representanten, som naturligtvis egentligen var helt oskyldig och hade handlat i god tro. Jag insåg att jag måste be henne om ursäkt efteråt.

Det hela hade gått så till att intensivvårdspersonal på en annan ort hade satts att utvärdera de saker som skulle upphandlas, och ingen hade någon uppfattning om hur viktig thoraxdränagens funktion var för oss thoraxkirurger. Ingen hade heller någon aning om att jag under många år underkastat många dränagesystem ingående tester tillsammans med ingenjören Liss Persson. För oss hade det i åratal varit fullkomligt självklart att vi väljer våra dränage själva, och den som tillfrågas i första hand brukar vara jag. Nu fick vi reda på att de olika dränagesystemen, som skulle kunna komma ifråga, hade åsatts olika "kvalitetspoäng" och Sentinel Seal hade fått lite lägre poäng än Redax, som vunnit upphandlingen. Poängen hade satts av personer, som inte kunde bedöma saken överhuvudtaget, men man hade lagt märke till att Redax inte välter lika lätt som Sentinel Seal. DigiVent hade överhuvudtaget inte varit med i utvärderingen, men det var kanske lika bra det.

Mina chefer Henrik Scherstén och Lars Wiklund höll med om att detta inte borde ha fått ske bakom ryggen på oss, och vi måste se vad vi kunde göra åt det. Vi hade senare ett möte med inköpsavdelningen på sjukhuset och delgav dem våra betänkligheter. Vi kom bl a överens om att vi skulle få testa Redax, som vi brukar testa alla dränage, och sedan skulle vi diskutera vidare. Införandet av Redax skulle tills vidare skjutas upp.

Vi fick ett antal Redax och förberedde testningen. Vi gjorde oss ingen särskild brådska, för nu hade vi ändå fått skjuta upp redaxanvändningen. Men dagen kom då Liss och jag hade tid att sitta tillsammans och undersöka. Vi öppnade och plockade isär den första burken och försökte förstå alla konstruktionsdetaljer samtidigt som vi studerade bruksanvisningen. Vi kunde bl a konstatera att det var väldigt trånga luftkanaler i burken. Sedan mätte vi hur väl sugstyrkan stämde med de värden som var angivna på vridreglaget. Det var inga perfekta överensstämmelser, men med tanke på tidigare dåliga erfarenheter var det ändå bättre överensstämmelse än hos många andra s.k tysta dränagesystem. Vi skulle kunna godkänna dränaget för användning efter hjärtkirurgi, men fortfarande var det inte alls lika bra som vårt standarddränage när det gällde att mäta sugstyrka. Det fattades också en mycket viktig funktion, nämligen möjligheten att kontinuerligt och utan avbrott kunna mäta tryckets andnings-variationer. Det viktigaste med detta är att man då har möjlighet att verifiera att dränaget fungerar som det ska.

Nu började man använda dränaget för att samla upp blod efter hjärtkirurgi. Men snart hade man problem. Det visade sig att man lätt fick blodkoagulering i systemet, och det var ett problem som vi aldrig tidigare hade haft. Det kan vara stor fara för patienten om detta händer. Dränaget måste då bytas ut mot en annan sort. Det blir bekymmer och fördyring. Snart blev man tvungen att sluta använda

Redax. Detta var inte mitt beslut, men jag måste erkänna att jag gillade att man slutade med detta dränage, som jag fått ett horn i sidan till.

Senare måste man ha ett krismöte på intensivvårdsavdelningen för att bestämma om policyn. Det var flera doktorer och IVA-sköterskor. Jag var där, och så också Liss Persson. Från företaget var det den kvinnliga representanten, som först presenterat dränaget för oss, försäljningschefen, som också var en kvinna, och en manlig ingenjör från det italienska företaget som konstruerat dränaget. Problemen dryftades grundligt. Det påstods att dränaget använts i hela Europa utan problem, så våra patienter kanske koagulerade lättare? Jag hade inte tänkt yttra mig så mycket utan mest lyssna. Jag tyckte att jag redan sagt mitt om Redax, och nu gällde det hjärtkirurgi.

Till slut blev jag ändå ombedd att redogöra för hur jag tyckte att ett idealiskt thoraxdränage skulle fungera. De fick en liten föreläsning om det. Liss Persson sa senare att till priset av en bulle hade företaget fått viktiga upplysningar om hur dränage borde konstrueras.

Den mycket vänlige och vältalige italienske ingenjören hade en idé om var blodet stoppade upp och hade också en plan för lösning av problemet. Vi kom överens om att stoppa användningen av dränaget för stunden, men på några månaders sikt skulle man kunna leverera ett nykonstruerat dränage, och då skulle vi få detta till påseende.

Mötet ägde rum på ett sammanträdesrum på intensivvård-savdelningen, och det var mitt på dagen. Alla vi från Sahlgrenska hade våra sjukhuskläder på sig. Den italienske ingenjören var ytterst elegant och formellt klädd i lyxig kostym och löst knuten sidenslips. De två svenska kvinnorna, som var företagsrepresentanter, hade sina civila eleganta kläder på sig. Den ena uppvisade en rejäl urringning, och den andra hade en ytterst kort kjol på sig och snygga, glansiga strumpor. Det var ett formellt möte, och på sätt och vis var företaget där för att försvara sig. Överdrivet elegant eller frivol klädsel verkade rätt malplacerad. Ingen låtsades naturligtvis om något, men när jag efteråt talade med Liss, så sa han att det slagit honom också att deras klädsel var lite egendomlig för situationen. Man kan undra om de ville distrahera oss från de lite tråkigare kurvorna?

Liss ringer mig en dag och frågar om jag är tillgänglig - för han har en av personerna som sysslar med Sahlgrenskas upphandling hos sig. Jag kommer dit och vi samtalar med damen från upphandlings-avdelningen, som väl har förstått våra synpunkter på att välja dränage, och att inga andra personer har tillräcklig kompetens för att kunna välja dränagesystem åt oss. Vi får löfte om att vi i fortsättningen ska bli tillfrågade. Nu gäller det att utverka undantag för oss, så att vi ska kunna använda våra dränage. EU:s lagar gäller, och om vi inte följer upphandlingen, så kan sjukhuset få dryga böter, men företaget som tillverkar Redax kommer troligen att vara nöjda med att deras dränage i övrigt får en stor spridning i VGR och inte klaga på att vi väljer ett annat dränage för lungkirurgin.

Tiden gick, Redax skulle konstrueras om, andra dränage användes. Jag gick i pension. En tid efteråt träffade jag en kollega som berättade att han sett Redaxrepresentanten sitta och vänta i en korridor. Hon såg lite moloken ut, så kollegan uppmuntrade henne med att jag hade slutat på sjukhuset, och alltså inte var något att räkna med längre. Det verkade pigga upp henne betydligt. Kollegan skrattade gott när han berättat detta.

Konsten att sticka sönder lungorna

När man behöver få in ett dränagerör i lungsäcken för att få ut blod, annan vätska eller luft, fordrar det erfarenhet och skicklighet, men också lämplig utrustning. Lungan ligger normal alldeles mot bröstkorgsväggens insida, och om man sticker in något vasst mellan revbenen kan man råka punktera lungan. Man måste identifiera ett säkert ställe och dessutom använda försiktighet när man gör hål i bröstkorgsväggen och sticker in dränageröret. De rör som vanligen användes levereras uppträdda på en pinne av metall för att röret ska få en styvhet, som gör att man kan få in den åt det håll, som man önskar. Problemet är att metallpinnen är vässad i änden och sticker ut genom dränagerörets hål i spetsen. Det hela blir därför till ett vasst litet spjut. Den vassa spetsen gör att man med våld kan sticka "spjutet" genom bröstkorgsväggen, och då händer det lätt att spetsen utan att kunna hejdas fortsätter rakt in i lungan, eller om inläggningen sker på vänster sida kanske rent av rätt in i hjärtat. På båda sidorna är levern ett annat organ som kan ligga i stickriktningen.

Vi thoraxkirurger kan på ett försiktigt vis göra en öppning för dränaget utan att skada underliggande organ och därefter föra in "spjutet" försiktigt med metallpinnen tillbakadragen, så att den vassa spetsen inte är framme. Detta är också en teknik, som vi ofta försöker lära ut till kollegor på andra kliniker, som inte har vår vana att lägga in dränage. Dränage måste nämligen läggas in på flera olika kliniker i regionen på patienter t ex med pneumothorax. Ofta är det sjukhusets narkosläkare som gör det.

När behandling på ett mindre sjukhus inte varit framgångsrik, remitteras patienten till oss för operation, och det är då inte sällsynt att vi identifierar stickhål i lungan efter dränage. Under våren 2010 hade vi ett sådant fall. Patienten hade fått dränage och luftläckaget genom dränaget upphörde aldrig. Inte så konstigt eftersom dränageröret var inkört en bra bit in i ovanloben.

Vid operation tas i regel dränageröret ut alldeles innan vi öppnar bröstkorgen, så vad vi hittar är det färska hålet efter röret. I detta fall fann vi inte bara det färska hålet, utan lite längre ned ett delvis ihopläkt hål efter ett annat rör. Patienten hade alltså fått två perforationer av lungan genom oskickligt inläggande av dränagerör. Om något sådant till äventyrs skulle hända hos oss skulle det bli räfst och rättarting efter vederbörligt upprättande av avvikelseprotokoll. Jag tänkte att inremitterande instans rimligen måste få någon slags tips om vad som hänt.

Jag diskuterade det med min chef och sedan ringde jag upp chefen för det lilla sjukhusets narkosavdelning. Det var en kvinnlig narkosläkare, som tidigare arbetat på Sahlgrenska, så jag kände henne väl. Vårt meddelande till henne gick ut på att vi erbjöd utbildning i säker dränageinläggning, antingen genom att doktorer från hennes klinik kom till oss och fick praktiskt undervisning, eller att vi skulle åka dit och hålla något föredrag för dem. Till min förvåning avböjde hon båda förslagen som onödiga. De var ju ändå så skickliga på hennes lilla narkosavdelning, så någon vidareutbildning behövdes inte menade hon, men hon skulle ta reda på vem som lagt in just de aktuella dränagerören och prata med vederbörande.

Jag kunde alltså inte göra någon utbildningsinsats utan fick fundera på någon annan åtgärd. Handlingslinjen blev att jag skrev till socialstyrelsen och beskrev att vi ofta fick ta hand om patienter som fått en lunga punkterad av dränagerör insatta på något av de mindre sjukhusen i VGR. Poängen blev att den utrustning, som användes, inbjöd till felaktig teknik. Jag föreslog att socialstyrelsen skulle förbjuda användning av rör som levererades tillsammans med vassa och spetsiga s.k mandränger. Leverantörerna av utrustningen skulle då istället kunna leverera färdiga set med pleuradränage med trubbig och ofarlig mandräng. Något svar kom aldrig. Styrelsen tyckte tydligen att man gott kunde fortsätta att punktera lungorna.

En italiensk vinkling

Jag har nyligen slutat på thorax när jag blir kontaktad av en ung italiensk kirurg, Alberto Antonicelli. Han är inspirerad av en artikel jag skrivit om dränage, där jag presenterar världens första digitala mätutrustning i dränaget DigiVent. Han besöker mig i Göteborg flera gånger, och jag har också varit hos honom i Milano där jag fanns på plats när han försvarade sin avhandling DIGITAL VERSUS ANALOGICAL MANAGEMENT OF THE PLEURAL SPACE AFTER LUNG RESECTION. Det är en imponerade bok i stort format på över 200 sidor. Vi behåller kontakten under flera år, även sedan han flyttat över till Yale university. Vi blir vänner trots den stora åldersskillnaden mellan oss, och jag fungerar lite som en mentor åt honom. En roande poäng i sammanhanget är att han i en blog på tidningen Corriere della Seras hemsida har kallat mig "il guru Svedese", den svenske gurun, där han menar att jag var en guru på pleuradränage[54].

---

[54] Che lo spingerà a mettersi in contatto con un guru svedese (Leif Dernevik) esperto di macchinari di misurazione sul tema....

Okunnighetens triumf

En medelålders man hade varit svårt sjuk med kronisk svampinfektion i ena lungan, och det hade hållit på i flera år. Svampen, Aspergillus, kapslar in sig så att antibiotika inte kommer åt den. Han var mycket avmagrad och tärd, och hade höga värden på prover, som visade på infektion och inflammation, samt lågt blodvärde. Lungmedicinarna och infektionsläkarna hade nått vägs ände med sina behandlingar, och därför presenterades han på en konferens med oss thorax-kirurger närvarande. Patientens förmåga att överleva en större operation testas bl a med cykelergometri[55] och andningsprover. Vi fann att en lobektomi (borttagning av en av lungans lober) säkert skulle gå att göra utan alltför stor risk, däremot borde vi inte ta hela den sjuka lungan.

Jag opererade honom ett par dagar därefter. Patienten låg i sidoläge, var intuberad med s. k dubbellumentub, så att lungan på operationssidan skulle kunna stängas av. Jag och min assistent öppnade försiktigt pga sammanväxningar mellan lungan och bröstkorgsväggen, som hade uppstått pga kraftig inflammatorisk retning. Bit för bit fick man klippa loss lungan från bröstkorgsväggen och gradvis öppna bröstkorgen. Vi fann som väntat en missfärgad och ihopskrumpen ovanlob, som inte verkade ha någon nämnvärd funktion.

Underloben var lite bättre, och den måste vi alltså försöka spara. Den var hårt fastvuxen mot bröstkorgsväggen den också, så vi måste lösa den från sina sammanväxningar om den skulle kunna expandera efter operationen. Det blir en hel mängd ytliga små skador av denna procedur, men det får man acceptera. Medan vi höll på med lösning av lungan hände det flera gånger att patientens blodtryck sjönk till låga nivåer. Många gånger tittade operationssköterskan över

---

[55] testcykling under övervakning med EKG

duken, som skiljde operationssidan från narkossidan, in till oss och frågade om vi tryckte på lungan. Tryck på lungan kan indirekt drabba även hjärtat, och det skulle kunna vara en förklaring till tryckfallen. En annan förklaring skulle kunna vara att bakteriegifter, s.k. kallade toxiner, svämmade ut då och då. Vi hade inte någon blödning alls, så blodförlust var inte någon delförklaring till blodtrycksfallen.

Vi avlägsnade ovanloben och lade in två dränagerör. Den kvarvarande underloben kunde vi fylla hjälpligt med luft, men vi kunde inte töja ut den som man gör med en frisk lob. Vi satte på lätt sugning på dränagerören med ett undertryck på minus 10 istället för som vanligt 15 eller 20. Vi var försiktiga, för vi ville inte åstadkomma luftläckage genom alltför stark sugning. Luftläckage ger komplikationer och förlänger vårdtiden. Loben hoppades vi kunna expandera gradvis under loppet av flera dagar.

Vi skickade ifrån oss patienten in till intensivvården i som vi tyckte gott skick för stunden. Blodtrycket var nog runt 90 systoliskt. Acceptabelt efter omständigheterna, och det fanns gott hopp att det skulle förbättras under intensivvården.

Jag dikterade operationsberättelse och tog en kopp kaffe innan jag gick in till IVA för att kolla läget. Patienten låg där ensam så när som på en sköterska, som höll på att koppla dropp. Blodtrycket såg då mycket lågt ut, men droppen hade inte kopplats, och tryckreceptorn var kanske inte rätt placerad ännu. Bäst att låta sköterskan göra sitt så blev det nog ordning.

From förhoppning, men dålig profetia. Jag blev efter en liten stund inringd till IVA. Man hade inte fått ordning på trycket, som låg livsfarligt lågt, kanske endast omkring 30 mmHg. Flera narkosläkare var nu där. Några ganska nya, men en erfaren kvinnlig narkosläkare basade över dem. Hon såg ingen annan förklaring annat än att patienten blödde. Given volym har ingen effekt utan "bara försvinner". Att volymen bara försvann var en nyckel till gåtans lösning, men ingen tänkte på det just då.

Teorin om pågående blödning kunde jag inte acceptera eftersom patienten hade två välfungerande dränagerör och inte en droppe blod hade kommit ut. Det kan visserligen samla sig lite blod i bröstkorgen innan det syns i dränagen, men absolut inte i sådana mängder att patienten hamnar i blödningschock. Jag såg det som mer sannolikt att det rörde sig om en septisk chock, alltså beroende på infektion, och det är ett känt förhållande att septisk chock kan uppstå genom att blodkärlen vidgar sig så mycket att det blir lågt blodtryck och hjärtat får en dålig pumpförmåga. Jag förordade därför behandling av detta med kärlsammandragande medel och kortison förutom antibiotika som patienten förstås redan fick.

Det vi visste om patientens infektionstillstånd var att han hade en långvarig svampinfektion. Men i en sådan dålig lunga kan man också befara att det finns s.k anaeroba bakterier, dvs bakterier som trivs bäst i en syrgasfattig miljö. Jag kunde inte släppa tanken på de tryckfall som vi oväntat hade fått under operationen, och som tycktes ha samband med att jag hanterade den dåliga ovanloben. Det kan tänkas att bakterietoxiner då trycktes ut i blodcirkulationen och påverkade hjärta och blodtryck. Jag ville inte utsätta patienten för en onödig risk genom att öppna bröstkorgen igen utan tvingande skäl.

Samtidigt hade jag lite avdelningsarbete att göra, så jag gick till avdelningen och överlät åt narkosläkarna att sköta den postoperativa behandlingen, vilket förstås är deras jobb. Inte en timme hade gått innan jag blev kallad till IVA igen. Narkosläkaren var fortfarande övertygad om att blödning var enda förklaringen till patientens låga blodtryck, trots att inget blod kom ut i dränagen. Man hade dock fått upp trycket till omkring 80 mm Hg, alltså mer en dubbla trycket mot tidigare. Det hade nu kommit vätska i dränaget omkring 800 milliliter, men vätskan var mycket tunnare än blod. Den duktiga narkossköterskan Ia föreslog omedelbart att vi skulle ta Hb på vätskan för att veta hur stor andel som utgjordes av blod. Vi gjorde så och fann att bara hälften av vätskan var blod, alltså knappt 400 milliliter, ungefär motsvarande en påse blod, och absolut inget som man blöder ihjäl av. Det är ganska bra att se att blod faktiskt kommer ut ur dränagen. Då kan alla se att de fungerar bra. Men det visste jag personligen redan eftersom jag känner till våra dränage utan och innan. Nu hade patienten förbättrats betydligt, den blödning som verkligen fanns var helt acceptabel, och jag ville därför inte reoperera nu heller. Han hade hämtat sig mycket bra, och en ny narkos är inte utan risker, särskilt inte när vi sett flera tecken på cirkulatorisk instabilitet under den första narkosen. Jag var nu rätt övertygad om att allt skulle gå åt rätt håll, men där skulle jag ta grundligt miste.

Min arbetsdag var i stort sett slut, men jag bestämde mig för att stanna kvar och jobba lite med papper, så att jag fanns till hands om det skulle bli något ytterligare problem. En och en halv timme passerade fort, och jag märkte att klockan var en bit över sex. Inget hade hörts från IVA, så jag tyckte att jag kunde gå hem. Jag försökte ringa primärjouren för att rapportera, men hon var upptagen av en annan operation.

Nästa dag hittade jag inte min patient på intensiven. Jag frågade narkosläkaren, som varit med dagen innan, och fick då till min bestörtning reda på att patienten hade dött föregående kväll i samband med en akut reoperation pga tryckfall, som en av mina kollegor tvingades göra. Det hade då varit stora mängder blod i thorax. Hade alltså en plötslig och oväntad blödning plötsligt tillstött?

En kontroll i vårt journalsystem Melior visade att denna omoperation hade försiggått medan jag satt på mitt tjänsterum några tuppfjät från IVA och ingenting anade. Jag satt där enbart för att kunna gripa in vid behov. Så varför hade ingen sagt till mig? I princip ska narkosläkaren med ansvaret för patienten alltid först ringa operatören. Detta var helt klart något som jag måste försöka gå till botten med vid ett senare tillfälle. Men nu var det mer akuta bekymmer. Den ansvariga narkosläkaren hade uppenbarligen avsiktligen gått bakom min rygg, säkerligen för att jag tidigare visat att jag inte varit överens med henne. Detta handlande var ett problem, men dödsfallet var naturligtvis det största bekymret.

Hela handläggningen måste diskuteras. Jag måste tala med min chef. Vi tillsatte en internutredningsgrupp för att granska hur allt hade skötts. Kvalitetschefen Wickström på SU fick bli involverad. Tillsammans med narkosläkaren hade jag ett trist möte med patientens båda döttrar. Ett minne från mötet var att narkosläkaren ansåg att det var helt självklart att en allvarlig blödning hade tillstött till följd av att blodtrycket först hade gått upp, och detta kunde ha gjort att något "gått sönder". Från kliniken blev det lagenligt en anmälan till IVO enligt Lex Maria, och från patientens anhöriga kom givetvis en anmälan till hälso- och sjukvårdens ansvarsnämnd, HSAN. Alla kugghjul blev igångsatta. Lex Mariaanmälan var rätt så snart klar med sin del av utredningen. Man ansåg att patienten nog hade varit lite sjukare än vad vi hade förutsett från början. Vi skulle ha haft större beredskap för komplikationer. Den stora frågan ville man inte uttala sig om, eftersom det fanns en HSAN-anmälan. Den frågan var givetvis om jag som operatör hade varit försumlig.

Alla inblandade fick skriftligt ge sina synpunkter. Mitt inlägg gick ut på att jag hade utfört operationen korrekt. Mina bedömningar postoperativt hävdade jag också var korrekta. När patienten plötsligt försämrades blev jag överhuvudtaget inte kontaktad och kunde därför inte lastas för det vidare händelseförloppet, eftersom då narkosläkaren gått bakom min rygg.

Narkosläkaren, som under dagen haft hand om patienten, avlöstes frampå eftermiddagen av en annan narkosläkare, också hon en kvinna. De hade båda samma uppfattning. Patienten hade blivit låg i tryck redan då han kom in på intensiven, och en kirurgisk blödning kunde misstänkas, men operatören ville inte reoperera. En röntgenundersökning på eftermiddagen skulle ha visat en "vit lunga", tydande på kraftig blödning i bröstkorgen, mer om detta senare. Jag ville inte heller reoperera då det faktiskt kom lite blod i dränagen, av skäl som redan redovisats. Snart hade patienten försämrats ytterligare, en ultraljudsundersökning visade då hjärttamponad, dvs hjärtat var delvis komprimerat av en stor mängd blod i bröstkorgen. Denna undersökning hade man aldrig varskott mig om. Då man fått detta tecken på hjärttamponad måste man skyndsamt reoperera, men då var det för sent. Skrivelsen var en solklar skuldbeläggning av mig, och den var förförande enkel att omfatta för de sakkunniga, som blev anlitade. Att en patient blöder mycket efter en operation är en vanlig företeelse, och det är ju alltid ett säkert kort att satsa på det vanligaste.

Den förste sakkunnige var en gammal bekant, vår förre överläkare och chef Kjell Rådegran, under senare år verksam på

Karolinska sjukhuset i Stockholm. Han ansåg för sin del att jag borde ha reopererat patienten i ett tidigare skede. Han menade med andra ord att man ska operera för en blödning innan den uppstår. En ny princip, mycket intressant. Dessutom tyckte han att jag varit för passiv. När det inte kom ut vare sig luft eller vätska ur de två dränagerören borde jag åtminstone ha lagt in ytterligare ett. Även det är ett skott i foten. Det kan inte finnas vakuum i brösthålan. Vid givna tryckförhållanden kan därför inte mer vätska tömma sig bara för att man lägger in ett rör till. Åtminstone inte om man inte släpper in motsvarande mängd luft. Utlåtandet vittnade således inte om några större insikter i lungfysiologi. Eftersom den kvarvarande underloben var så stel och fibrotisk att den inte kunde töjas ut, var det inte konstigt att blod och luft stannade kvar i bröstkorgen. Vad jag däremot kunde ha gjort, vore att dubblera undertrycket från minus tio till minus tjugo centimeter vatten. Detta är ett tryck som vanligtvis är helt OK att använda. Det fanns uppskattningsvis bortåt en liter luft i lungsäcken. Enligt fysikaliska principer skulle denna mängd vid sugstyrkan minus tjugo centimeter vatten expanderat till större volym, och då skulle den mesta vätskan ha drivits ut ur bröstkorgen. Jag kunde mycket väl ha gjort detta, men jag ville inte utsätta underloben för så stora påfrestningar att jag riskerade luftläckage från denna. Denna enkla alternativa handlingslinje var dock inte något som någon en enda av de s.k. "sakkunniga" kom att tänka på.

Alla andra inblandade trodde att vätska inte kom ut därför att dränagen inte fungerade. Detta var helt felaktigt. Jag vet att dränagen fungerade fint eftersom andningsvariationer i lufttrycket i lungsäcken syntes tydligt på dränagets tryckmätning. Hade det varit stopp så hade inga variationer kunnat uppmätas.

Jag bad HSAN om att förordna en annan sakkunnig. Rådegran, som var professor i thoraxkirurgi, var egentligen en hjärtkirurg med begränsad erfarenhet av lungkirurgi. Under alla år som han var hos oss hade han bara deltagit i någon enstaka lungoperation mig veterligen. Nästa sakkunnige, som uttalade sig, var även han egentligen hjärtkirurg och tidigare klinikchef vid en annan thoraxklinik. Han hade samma uppfattning att jag borde ha opererat tidigare. För en hjärtkirurg är det rätt vanligt att en hjärttamponad kan uppstå av en postoperativ blödning. Det behövs inte mycket till blödning eftersom blödningen i sådana fall sker direkt inne i hjärtsäcken. Att det praktiskt taget är omöjligt att en blödning från lungan ska kunna ge en hjärttamponad då hjärtsäcken är intakt föresvävade inte någon av de sakkunniga. Detta kommer att få sin förklaring senare.

Ytterligare en sakkunnig blev involverad. Det var en norsk professor, som jag inte kände. Han kände dock till att jag skrivit en del om thoraxdränage och skrev att jag säkerligen bättre än de flesta kan hantera och bedöma dränage. Han var övertygad om att läget verkligen var som jag beskrev det sista gången jag var på intensiven. Det var egentligen ett stöd för min handläggning hela vägen ända tills man gick bakom min rygg. Trots detta blev hans slutbedömning att jag borde ha reopererat tidigare under dagen, och det måste man ju i så fall säga vara en logisk kullerbytta. Tidigare fanns bevisligen varken en större blödning eller någon tryckeffekt på hjärtat.

Jag tyckte inte att det fanns något tecken till att dessa sakkunniga var mer sakkunniga än jag var själv. Problemet var ju snarare att jag talade i egen sak och därför var automatiskt misstänkliggjord. Ansvarsnämnden gick enligt min åsikt inte tillväga med den noggrannhet man kan begära. Man lämnade helt därhän mina uppgifter om att jag med hjälp av dränagesystemet av märket Sentinel Seal hela tiden hade full kontroll över trycket inne i bröstkorgen. Det är nämligen så att jag på en vätskemanometer kontinuerligt avläser det sanna trycket. Mina uppgifter om hur man kan använda dränaget borde ha gällt, eftersom ingen bestred dessa ovedersägliga fakta. Ingen hade tillräckliga kunskaper för att förstå eller bestrida. Men synpunkterna var som bortkastade.

Jag fick misstanken att de sakkunniga inte var så vana vid just denna typ av dränage och därför föredrog att inte inlåta sig i någon diskussion om dem. Jag började också tro att mina narkosläkarkollegor egentligen inte förstod att jag på mitt dränagesystem kunde avläsa riktiga tryck inne i lungsäcken, och att jag med ledning av andningsvariationer i det avlästa trycket kunde veta helt säkert att dränageslangarna stod öppna och var välfungerande. De flesta kommersiella sugsystem ger nämligen inte sådana exakta informationer. Jag hade valt den optimala sugen för att den gav mig alla informationer jag behövde.

Den omstridda operationen utfördes mot slutet av 2006, och det tog drygt 1,5 år innan ärendet blev avgjort. Det var en tung börda att bära. När någon patient dör känns det inte bra, och det är naturligtvis ännu värre när man blir ifrågasatt.

En vacker sommardag under semestern 2008 satt jag utanför väggen på min sommarstuga. Jag och min fru hade just ätit och skulle dricka kaffe. Vi har varken TV eller tidningar normalt. Denna dag hade vi fått en DN som jag satt och läste i. En liten notis beskrev att en kirurg på Sahlgrenska Universitetskliniken hade fått en varning sedan en patient hade dött efter en lungoperation. Det handlade förstås om mig, och då var den semestern förstörd.

Att resa sig och slå tillbaka

Det blev höst och jag började lusläsa alla anteckningar i journaler om det aktuella fallet, inklusive röntgensvar och narkoskurvor. Avsikten var att överklaga den fällande domen, och hänsynslöst redovisa allt som talade för min sak. Jag hade nämligen i min hjärna börjat få en helt annan bild av vad som egentligen hade hänt i det som syntes hända. Här presenteras den nya tolkningen.

När jag kom till intensiven någon timme efter att patienten kommit dit och fann att en stor mängd klar vätska dränerats ur bröstkorgen, blodet var ju utspätt, var det något som inte stämde. Vätska utsöndras av en irriterad lungsäck, men så fort går det inte. Om hälften av det som var i dränaget var vatten så rörde det sig om 400 ml vatten. Den vätska som var kvar i bröstkorgen måste naturligtvis ha exakt samma sammansättning som det som kommit ut. Det som rann ut var nämligen ett stort stickprov av det som var kvar. Då hade vi ytterligare 400- 500 ml klar vätska i bröstkorgen. Totalt bortemot en liter. Detta stämde exakt med en notering på narkoskurvan "Inf NaCl" [56]. Noteringen betyder att man med dropp har tillfört natriumklorid till patienten, troligen då en liter. Det var tydligen så att all vätska, som skulle ha tillförts intravenöst till patienten, hade hamnat inne i bröstkorgen istället. "Volymen bara försvinner" som narkosläkaren hade sagt. Det kan bara ske om patienten har en s.k cvk, central venkateter, som har perforerat venen där den ligger, så att kateterspetsen ligger i fri thoraxhåla. Förekomsten av en stor mängd tunn vätska, som inte kan finnas i bröstkorgen av naturliga skäl, är därför ett bevis på en felsatt cvk.

Att sätta en cvk fel är ett välkänt misstag, som under åren har begåtts upprepade gånger. Ibland har vi hittat en mjölkvit vätska som inte kan finnas normalt i thorax. Det har då varit intralipid, en fettemulsion som används för nutrition, och som skulle ha getts

---

[56] infusion av natriumklorid

intravenöst. Andra gånger har vi direkt sett en kateter sticka rätt in i thorax. Katetrarna läggs in av narkosläkare med hjälp av en mycket vass ledare, som används för att styra katetern rätt. Man kan inte säga att det är ett stort misstag att den hamnar fel, däremot är det ett allvarligt misstag att man inte säkert förvissar sig om att den ligger rätt innan man använder den. Det är inte svårt att kontrollera, man suger ut blod och ser att det lätt kommer venöst blod utan lufttillblandning tillbaka. Det är därför ett oförlåtligt slarv att inte kontrollera att en cvk hamnar rätt. Denna felplacerade cvk kom att bli ett riktigt mordvapen.

Nu var det lätt att förstå att även den påstådda stora blödningen på slutet inte alls var någon blödning, utan istället blod som infunderats [57] direkt in i bröstkorgen.

Hjärtats vänstra kammare producerar normalt ett tryck på 120/80 mätt i mmHg. Detta blodtryck är till för att driva blodet genom alla organ utom lungorna. Höger kammare pumpar blod genom lungorna och behöver bara åstadkomma ett tryck på omkring 20/12 mmHg. Förutom lungartärer som det kan komma blödning från, har vi i lungan lungvener och små kapillärer där trycket är ännu mycket mindre. Låt oss anta att en stor lungartär börjar blöda helt fritt ut i bröstkorgen. Den blöder med ett tryck som är högst 20 mmHg till en början, och det blir successivt lägre. När trycket i omgivningen blir lika med trycket i artären så stoppar blödningen. Stor blödning från lungcirkulationen kan därför inte åstadkomma ett sådant tryck i bröstkorgen att blodet trycker ihop hjärtat, som dels ligger skyddat i hjärtsäcken, dels självt åstadkommer väsentligen högre tryck. Nu hade denna patient inte 120 i artärtryck utan bara 80, men det är ändå stor marginal mot det tryck, som en lungblödning skulle ha åstadkommit, speciellt som även lungtrycket säkerligen var proportionellt nedsatt.

Varifrån kunde det höga trycket ha kommit? Jo, blod trycks in med hjälp av ett högtrycksaggregat som kan ge tryck på 500 mmHg eller mer. Man pumpar upp så höga tryck för att blodet ska rinna in

---

[57] tryckts in via cvk:n

mycket snabbt när det är kris. Dessa enorma tryck kan i ett nafs trycka ihop hjärtat om blodet sprutas in i bröstkorgen i stället för in i cirkulationen. Kontroll med narkoskurvan avslöjade att patienten hade fått blodkroppskoncentrat och plasma till en volym överstigande fyra liter innan reoperationen.

Nu hade påståendet att patienten hade dött av en blödning reducerats till en av två teorier, och den andra var att patienten dött av en blodtransfusion med stort övertryck rakt in i bröstkorgen. Den första teorin stämmer inte med alla noterade fakta, medan den andra stämmer till punkt och pricka. Tyvärr hade den felsatta venkatetern tagits bort så fort dödsfallet konstaterats, klart i strid med vedertagen rutin att katetrar och dränageslangar ska vara med till obduktion. Vi kunde därför inte objektivt konstatera hur den suttit. Det var en tunn kateter som inte heller syntes på den röntgenbild som tagits postoperativt, trots noggrann granskning.

Händelseförloppet klarnar

Patienten är mycket skör och han är trycklabil under operation. Han har en fungerande central venkateter som används. Den katetern hade satts in på lungkliniken och har satts helt korrekt. Under slutet av operationen är det noterat att den börjat fungera mindre väl. Det gick inte att aspirera[58] ur den, så innan patienten fördes över till intensiven fick han tyvärr en ny kateter, som hamnade alldeles fel, och ingen kontrollerade läget. Det finns heller ingen notering som

---

[58] suga tillbaka vätska

talar om vem som satte den olycksaliga katetern. Väl på IVA är han snål i tryck och det visar sig svårbehandlat. Inte så konstigt eftersom alla medikamenter hamnar helt fel när den nya nålen används. Efter ett tag ger man en liter infusionsvätska. Den hamnar också direkt inne i thorax och har därför ingen positiv effekt. Med dränaget kommer en del ut och för med sig lite blod som samlat sig. Att patienten ändå hämtar sig gradvis talar för att hans hjärtfunktion egentligen är ganska bra. Han behöver bara få in lite mer vätska i kärlsystemet. När inget ges korrekt intravenöst, blir det i alla fall lite omdistribution av kroppens vätska, så att lite av den extracellulära vätskan kommer in i blodbanan, en s. k. autotransfusion. Trots att han visar god återhämtning spontant beslutar narkosläkarna att han ska få blodtransfusion. Blodkoncentrat sätts i tryckaggregatet för snabbinfusion och trycks in. Tjockt blod fyller lungsäcken och kommer i kontakt med det främmande materialet i dränageslangarna, där det omedelbart blir koagler. Det blir alltså stopp i dränagerören. Det blir inte längre möjligt att avläsa tryck inne i bröstkorgen. Jag är i detta läge inte tillfrågad, och det är inte sannolikt att det finns någon till hands, som kan bedöma dränagesystemets funktion. Narkosläkarna kan det uppenbarligen inte. Det börjar bli tamponad, så man trycker in blod allt snabbare, vilket bara gör situationen värre eftersom blodet hamnar fel hela tiden. På kort tid trycker man in en mängd blodkroppskoncentrat och plasma till en sammanlagd volym av 4.4 l. Det blir väldigt trångt i pleurahålan[59], som egentligen inte rymmer mer än högst tre liter, och det finns redan vätska och luft i lungsäcken, förutom den kvarlämnade underloben. Luft kan tryckas ihop och öka sin täthet, men det kan inte vätska. Underloben kan också tryckas samman och det kan i hög grad också hjärtat, men när hjärtat trycks ihop kan det inte pumpa längre.

Förmodligen är narkosläkarna sura som ättika på mig för att jag tidigare inte gjort dem till viljes. Nu är det kris, och man struntar i att underrätta mig, vilket hade varit deras självklara skyldighet. I stället går man till min chef, som sitter i rummet bredvid mig, och klagar på

---

[59] lungsäcken

mig, och chefen, Lars Wiklund, föranstaltar om att bakjouren, dr Bugge ska operera. Wiklund gör inget försök att ta kontakt mig, tidsbrist kanske, om jag gör en välvillig tolkning. Tjänstefel, om jag säger som det är. Patienten tas till operation, och man begår ytterligare ett misstag när man börjar söva honom innan Bugge är på plats. Av narkosen faller trycket, vilket ofta är fallet.

Det är klokt att ha som fast regel att en patient i mycket dåligt skick inte sövs förrän kirurg finns på plats för att kunna öppna omedelbart. (Men nu har man gjort så många misstag redan, så varför inte ytterligare ett?) Bugge skriver i sin operationsberättelse att han måste springa till operation för att operera patienten, som nu var i det närmaste trycklös.

Bugge öppnar hastigt, och han beskriver hur stora mängder blod väller ut under stort tryck. Han kämpar med detta så gott han kan. Bland annat tvingas han till hjärtmassage, som har effekt en stund, men till slut stannar hjärtat för gott. Det gick naturligtvis inte att stabilisera patienten eftersom inte en enda droppe vätska gavs rätt väg, och ingen medicin heller hamnar där den ska. Han lägger inte märke till någon felsatt cvk. Detta är helt naturligt därför att han i så fall måste misstänka det och titta efter högt uppe i thorax på ett ställe, som är svårt att se från en vanlig thoracotomi[60].

Det mesta av blodet som kommer ut tas om hand och mäts. Det visar sig att mängden så gott som helt stämmer med den mängd som transfunderades in. Det fattas lite, och det är sannolikt blod som spilldes på golvet och på Bugges träskor.

Dagen efter frågar jag honom om han sett någon blödningskälla i lungan. Han hade inte sett någon blödande kirurgisk skada över huvud taget.

Om dränagets funktion har inte sagts ett ljud eller noterats något sedan tryckkrisen började. Det är helt uppenbart att dränagen inte längre fungerade när patientens tamponad tillstötte. Det är lika uppenbart att det inte fanns någon personal, som kunde bedöma dränagets funktion. Med fungerande dränage vore man i samma läge

---

[60] bröstkorgssnitt

som då tunn vätska rann ut direkt efter att man satt koksaltlösning. Det skulle då också varit helt uppenbart att blodet transfunderades fel. Det förvånar mig inte att inte ett ljud sägs om dränagen, eftersom de aktuella narkosläkarna förmodligen inte kunde tolka dränagesystemets funktion tillräckligt bra. Det brukar kirurgen hjälpa till med, och om kirurgen sätts offside blir det ingen tolkning. När rören uppenbarligen inte längre fungerade, borde detta omedelbart ha noterats. Att det är stopp ses direkt på att andningsvariationerna i tryckmanometern har upphört. Första åtgärden borde varit att genast lägga in ett nytt dränage, snarare än att köra patienten till operation. På några minuter hade en sköterska och undersköterska kunnat komma till intensiven med en dränagevagn, och jag, eller vilken annan kirurg som helst, hade kunnat lägga in ett nytt dränage, som förhoppningsvis hade dränerat thorax och avhjälpt tamponaden. Dränageinläggningen hade kunnat vara direkt livräddande. Kanske operation inte alls hade varit nödvändig, åtminstone inte en så brådskande operation, med riskfylld sövning då blodtrycket från början var otillräckligt. Eftersom narkosläkarna uppenbarligen försökte med en kupp för att agera bakom min rygg blev resultatet bara en ny dundertabbe.

Sammanfattningsvis fanns följande starka indicier för en felsatt cvk:

1. Det fanns en stor mängd tunn vätska i bröstkorgen som inte bort finnas där.
2. Mängden tunn vätska i bröstkorgen + det som kommit ut stämde ungefär med den mängd som satts i cvk:n.
3. Hallonsaftliknande tunn blodblandning kan inte koagulera. Plötslig och oväntad koagulation kan däremot uppstå om blodkroppskoncentrat infunderas in i thorax.
4. Blodet i bröstkorgen stod under mycket högre tryck än vad en blödning från lungan kan ge.

366

5. Mängden blod som fanns i bröstkorgen stämde bra överens med mängden transfunderat blod.

6. Kirurgen som reopererade fann ingen blödningskälla i lungan.

7. Narkosläkaren, som i början behandlade lågt tryck med vätska, klagade över att vätskan bara försvann. Nu vet vi vart den tog vägen.

8. Tryckhöjande droger fungerade inte. De hamnade heller inte där de skulle.

Det slutgiltiga beviset hade vi fått om bara cvk:n, enligt god sed, hade fått följa med till obduktionen.

Det är märkligt att man kan göra så fatala misstag så att patienten dör, men ändå helt komma ifrån sitt ansvar, och till råga på allt lyckas ordna så att den ansvarige kirurgen blir den som får hela skulden och en varning. Jag har spekulerat om det snabba borttagandet av cvk:n kunde tyda på att man ändå till slut anat oråd och börjat tvivla på att nålen satt rätt. Kanske kände man ett behov av att undanröja bevis? Men nej, nu är jag väl ändå alltför misstänksam!

Under de utredningar som gjordes efter patientens död fick vi alla ge vår syn på saken. De två kvinnliga narkosläkarna, som hade delat på ansvaret under dagen, lämnade en gemensam skrivelse. Denna skrivelse driver mycket starkt blödningsteorin från allra första början och stärker denna teori med ett helt osant påstående, nämligen att röntgenundersökning visade en "vit lunga". Detta är ett medicinskt slanguttryck. Lungorna innehåller normalt mycket luft och är därför mörka, nästan svarta på en röntgenbild. Vid en del sjukliga tillstånd innehåller inte lungan luft, och den ser därför vit ut. I det här sammanhanget får man däremot förstå uttrycket så, att det ska ha varit alldeles fullt med blod i lungsäcken, så att hela den drabbade bröstkorgshalvan var alldeles vit på röntgenbilden. Det är bara det att påståendet inte alls stämmer med verkligheten. Man behöver inte ens ta fram röntgenbilden för att övertyga sig om att det inte är "en vit lunga". Det räcker med att läsa utlåtandet, som bl a beskriver rikligt med fri luft i lungsäcken, en pneumothorax. Man anger bredden på pneumothoraxspalten till 6 centimeter och det innebär att det finns mycket luft, kanske så mycket som en liter. Då är inte lungan "vit". Man kan med intresse också notera något, som röntgenutlåtandet inte säger något om, men som man kan se på bilden. Mellanväggen mellan höger och vänster bröstkorgshalva, den s. k. mediastinum står i sitt helt normala läge. Om lungsäcken vore full med blod som inte kommer ut, skulle blodet sannolikt ha stått under tryck, och då skulle mediastinum vara överskjuten åt den andra sidan. Det är den emellertid inte, eftersom det nödläge som uttrycket "vit lunga" signalerar inte föreligger. Vi hade välfungerande dränagerör vid tillfället då bilden togs och bevisligen ett tryck inne i lungsäcken, som pendlade omkring minus 10 centimeter vatten, precis som jag ville ha det.

Den kanske avsiktligt felaktiga beskrivningen gör dock att allt tycks klappat och klart. Kirurgen tycks ha försummat en stor "blödning". "Sakkunniga" blir så förförda att de inte ens ids fundera över tryckförhållandena i lungkärlen och inne i hjärtat. Kirurgens inlaga räknas som självförsvar, och man tar därför inte särskilt stor hänsyn till den. De sakkunniga undviker helt att gå in i en diskussion om dränagen, vars tryckmätande funktion har en nyckelroll i sammanhanget. De är sannolikt inte sakkunniga nog för att känna till hur just detta dränagesystem fungerar. De är inte heller grundliga nog att ta fram kurvor och se samband mellan kliniska händelser och notering om tillförd vätska och blod. Ledamöterna i ansvarsnämnden reagerar inte för att de s.k. sakkunniga undviker diskussion om dränagets funktion. Kirurgens uppgifter, som inte motsägs, skulle därför ha gällt, men de nonchaleras. Den norske professorns logiska kullerbytta noteras ej. Han godkände ju alla mina uppgifter så långt som jag var med i handlingen, men tyckte ändå att jag skulle ha opererat tidigare (alltså för en stor postoperativ "blödning" som bara var en narkosläkarfantasi). Det var samma logiska kullerbytta, som de två första sakkunniga också gjorde utan att någon uppmärksammade det. Minsta motståndets lag rådde uppenbarligen. Det enklaste var att ta fram stora varningsstämpeln och trycka till kirurgen ordentligt. Men nu är det hög tid att sanningen kommer fram. HSANs dom har fallit, men ett överklagande kvarstå

I Länsrätten i Stockholm

En vacker vårdag i maj 2009 hade jag ledigt för att åka upp till Stockholm för förhandlingar i Länsrätten. Jag hade överklagat beslutet av HSAN att ge mig en varning. Överklaganden kan göras pappersvägen, men jag hade begärt muntlig förhandling när mitt ärende skulle upp i länsrätten. Det var för att allt vad jag hittills skrivit till HSAN hade varit som bortkastat, och nu ville jag se till att de blev tvungna att lyssna och förstå.

Jag hade tagit god tid på mig och tog tunnelbanan till närmaste T-banestation. Länsrätten låg i stadsdelen Gärdet, där jag tidigare aldrig varit. Jag lokaliserade själva rätten och hade sedan tid att flanera runt och titta på omgivningarna.

I god tid sökte jag rätt på den sessionssal där förhandlingarna skulle vara. Jag var först där. Efter ett tag kom ett par damer och ställde sig att vänta utanför. Jag hälsade på dem, och det visade sig vara två representanter för min motpart HSAN. Den ena av dem var sakkunnig i kirurgi. Hon hade varit allmänkirurg. Den andra verkade vara någon sorts administratör. Lite senare kom två yngre damer. Jag förstod att det var den avlidne patientens båda döttrar. Jag såg fram mot att ge en annorlunda bild av händelseförloppet än vad de troligen hade väntat sig. När jag försökte hälsa på dem svarade de inte ens utan tittade bara kallt avvisande på mig. Det var lite udda att mina belackare samtliga var kvinnor: de två narkosläkarna, socialstyrelsens representanter och så döttrarna.

Så blev det dags för sessionen. Målet ropades upp i högtalare och en grön lampa tändes på låset så vi kunde öppna och gå in i sessionssalen. Där satt hela rätten samlad redan. Den enda, som pratade med oss, var rättens kvinnliga ordförande. Hon var mycket vänlig och förvissade sig om våra identiteter, sedan presenterade hon helt kort rättens ledamöter. Det var tre män och en yngre kvinna. Den unga var sekreteraren vid sin dator, och hon satt och skrev direkt ned vad vi sade. Hennes snabbhet vid tangentbordet imponerade.

Jag blev anvisad en plats till vänster i salen, socialstyrelsens två ledamöter placerades till höger och de två anhöriga fick sitta i mitten. Själv hade jag inte någon aning om hur denna förhandling skulle gå till. Förmodligen skulle någon föredraga ärendet sammanfattningsvis, och sedan skulle vi få tillfälle att diskutera detaljerna. Trodde jag, men så blev det inte. Ordföranden vände sig direkt till mig och bad mig framlägga mina synpunkter på ett så enkelt sätt att lekmän skulle förstå, och hon bad mig förklara hur thoraxdränaget fungerade. Synd att jag inte hade anat detta upplägg så att jag kunnat förbereda mig. Jag hade inte ens med mig en broschyr på dränaget. Hemma hade jag övervägt att ta med mig ett riktigt dränagesystem i demonstrationssyfte, men hade inte velat dra på den. Det ångrade jag nu.

Jag fick förklara hur den fungerade utan att ha någon bild att visa, och vilka tolkningar av situationen som ett välfungerande dränage tillät mig att göra. Jag beskrev mina tolkningar och överväganden, så som jag redovisat dem i föregående kapitel.

Nu kunde jag vända mig till HSANs sakkunniga allmänkirurg för att be henne bekräfta att tryckförhållandena i bröstkorgen, hjärtkamrarna och blodkärlen var så som jag hade beskrivit dem. Det blev hon naturligtvis tvungen att göra. Hon blev alltså mitt huvudvittne, fast hon hörde till motståndarsidan. När man väl hade kommit på att vare sig den tunna vätskan eller senare blodet var där pga blödning utan pga transfusion, fick mycket annat sin förklaring. Dränagen fungerade utmärkt så länge jag kontrollerade dem. Sedan tillstötte andra komplikationer bakom ryggen på mig. Bara för att jag sagt nej till reoperation vid det tillfälle, då jag inte ansåg att det behövdes, försummade man att tillkalla mig igen då situationen förändrades. Jag förklarade nu de sammanhang som jag nyss redogjort för.

Mycket, som annars var oförklarligt, bildade nu en logisk händelsekedja. Jag fick inget motstånd alls av socialstyrelsens representanter. De kunde nämligen inte motsäga mig på någon enda punkt.

Ordföranden log älskvärt och ställde lite tekniska frågor då och då. Den flinka sekreteraren skrev och skrev med samma hastighet som orden flödade i salen. Nämndemännen satt tysta men uppmärksamma, nästan lite framåtlutade. Jag började känna att min sak gick utmärkt, men ville inte ta ut något i förskott.

Vid slutsummeringen vände sig ordföranden till de två döttrarna och frågade om de hade någon fråga eller kommentar. Jag hade hoppats att de nu fått upp ögonen för att det hela inte var som de hade trott, och som troligen narkosläkarna fått dem att tro. Men de uttryckte i första hand en förhoppning om att jag skulle få behålla varningen, så de hade nog inte förstått den helomvändning i skuldfrågan, som måste komma. Det var en besvikelse för mig, inte för att det spelade någon roll i sak, men det var synd att de inte förstod att skulden till deras fars död inte låg på mig. Sedan vände sig ena dottern till mig och påstod att narkosläkarna hade sökt mig, men att jag inte hade svarat på sökningen. Det var ett intressant påstående, som jag tecknade mig till minnes för att använda senare. Det var en lögn förstås, men naturligtvis hade inte flickorna hittat på den, utan den måste ha kommit från mina narkosläkarkollegor. Jag hade nämligen suttit med både min personliga sjukhustelefon och min mobiltelefon funktionsdugliga och framlagda framför mig på skrivbordet. Ingen hade ringt. Det var något som jag skulle ta upp vid lägligt tillfälle på hemmakliniken. Dessutom satt jag inte många steg från intensivvårdsavdelningen. Om någon tittat in där skulle vederbörande ha kunnat tillkalla mig.

Ordföranden förklarade att rätten skulle ha överläggning, och att domslut skulle komma om 2 – 3 veckor per post. Det hela var över, och nu kunde man ställa krav på ekonomisk kompensation om man hade utlägg för ledighet eller resa. Det hade jag inte. Jag var glad över att kunna gå därifrån med högburet huvud. Mitt i juni kom utslaget. Rätten biföll min begäran att HSANs varning skulle avlägsnas. Det var skönt, men den eller de som egentligen hade förtjänat varningen, skulle aldrig behöva ställas till ansvar.

Beslutsamhetens friska hy övergår i eftertankens kranka blekhet

Utslaget kom mitt i semesterperioden, precis som fällningen hade gjort ett år tidigare. Det innebar att det inte var någon idé att försöka göra något av det genast. Jag måste vänta tills allt var i normala gängor på hösten. Framför allt måste min chef vara tillbaka från sin semester.

Det blev dags att gå vidare. Chefen fick veta utslaget i rätten och jag delgav honom min händelseanalys, som hade övertygat rätten. Jag hade skrivit ned alla indicier på att det var en felsatt cvk, som var den dittills okända faktorn. Dessutom innehöll sammanfattningen förslag på att narkosläkarna borde få veta hur det förhöll sig, och att informationen borde spridas på kliniken. Många hade vetat om det aktuella fallet. Skulden hade lagts på mig, och en del röster hade höjts för att jag skulle stängas av. Trots att chefen inte ville säga vilka röster det var, så var det inte så svårt att gissa. De kom säkert från narkosläkarhåll.

Dagen efter att jag lämnat min sammanfattning sökte klinikchefen Lars Wiklund upp mig när han läst och begrundat. Han var helt övertygad om att jag hade rätt. Professor Eva Berglin, som han också bett att läsa handlingarna eftersom hon ofta hade uppdrag som sakkunnig för socialstyrelsen, kom också spontant och sökte upp mig. Hon tyckte att alla pusselbitar nu hade fallit på plats och det var ingen tvekan om att min teori var rätt. Man måste erkänna att det var en teori, som inte var helt bevisad, men de möjliga bevisen hade röjts undan genom att patientens båda cvk:er hade dragits ut omedelbart efter att han dödförklarats. Det var som sagt en åtgärd som flagrant bröt mot praxis. Det fanns två venkatetrar: en grov som patienten hade haft med sig från lungkliniken och som gick in i en ven under nyckelbenet, och en tunnare, som sattes av någon av de narkosläkare som var inblandade och gick in i en stor ven på halsen. Det noterades aldrig vem som satte den nya katetern, och inte heller hur man kontrollerade att den hamnat rätt, om överhuvudtaget någon sådan kontroll gjorts. Denna nya venkateter var inte grov nog för att synas på den lungröntgen som togs postoperativt. Den grova s.k subklaviakatetern var däremot tydligt synlig och låg helt korrekt.

Först presenterade vi fallet med en varning som hade avlägsnats på kirurgernas morgonmöte, där det naturligtvis tilldrog sig stort intresse. En av kirurgerna hade därefter, kanske med viss retsamhet berättat för någon narkosläkare om utfallet. Detta fall skulle nu presenteras för ett forum bestående av både thoraxkirurger och narkosläkare på en s.k. mortalitetskonferens. Först måste dock de aktuella två narkosläkarna informeras. En hade tillträtt en ny tjänst på Östra Sjukhuset och kunde trots upprepade påstötningar inte förmås att inställa sig på thoraxkliniken. Att det var svårt att få till ett möte kan möjligen bero på att facit redan läckt ut.

Man fick ha genomgången med den kvarvarande narkosläkaren. Under ganska avspända former delgavs hon den nya bilden av händelseförloppet, och vi hade anestesikurvor till hands för att se hur noteringarna stämde med det förmodade förloppet. Vi var ju tre mot en, så vi gjorde vårt bästa att inte låta anklagande utan intog en attityd att det bara gällde att klargöra det sannolika förloppet. När omständigheterna hade haft tid att sjunka in, vände sig narkosläkaren mot mig och frågade:

"Så du menar alltså att vi dödade din patient med denna felsatta cvk?"

En direkt fråga kräver ett direkt svar, så jag sa att det var exakt vad jag menade.

Hon nickade och försökte göra det bästa av det.

"Vi måste försöka samråda bättre i fortsättningen," medgav hon och försökte runda av det hela för att komma därifrån.

Det blev också strax slut på mötet, som hade hållit på kanske 45 minuter, när hon i det närmaste flydde från rummet. Chefen lät därmed mötet rinna ut i sanden innan vi hade kommit in på lite andra brännande problem, som jag hade i bakfickan. Jag hade gärna velat konfrontera henne med frågor om varför hon och hennes kollega hade gått bakom ryggen på mig och bett Lars W ordna en annan kirurg som operatör för reoperationen. Jag hade också gärna tagit upp frågan om varför inte Lars själv gjorde något försök att söka mig. Här var jag beredd på att få ett påstående om att man hade sökt mig, men att jag inte hade svarat. Patientens dotter hade ju påstått det i rätten, och jag skulle gärna vilja veta var källan till detta påstående fanns någonstans. Jag hade också tänkte pressa narkosläkaren på hur de kunde skriva att röntgen visade en s.k vit lunga när detta helt enkelt var en lögn. Inte ens en vit lögn. Jag hade gärna tagit upp flera formuleringar i deras gemensamma brev till HSAN, som lurade alla sakkunniga att patienten blödde hela tiden, och att jag inte brydde mig om det. I stället avbröts mötet hastigt och lustigt, och det kändes tyvärr som en riktig västgötaklimax

Jag hade berättat om länsrättens utslag för mina närmaste vänner, som arbetade med lungkirurgi, och i samband med en konferens på annan ort berättade jag också om det hela för några andra kollegor. Alla var lättade och gratulerade mig till resultatet. Kollegan Gunnar Svensson, som brukar leda mortalitets-konferenserna, avslöjade en del för några av narkosläkarna och föreskickade att nu skulle sanningen fram. Det väckte en viss oro bland dem, och kollegan Svensson hade troligen låtit lite provocerande. Det ledde till att Wiklund beslöt att lägga locket på. Fallet skulle inte längre dras på någon mortalitetskonferens. Han antydde att narkosläkarna var "känsliga". Man skulle nu prioritera samarbetet framför att avslöja den pinsamma sanningen om hur två narkosläkare dödade min patient med felaktiga blodtransfusioner. Ett märkligt resonemang. Kirurger kan man gå på hur hårt som helst, men narkosläkare måste skonas. Som om det inte räckte med att de inblandade narkosläkarna hade kommit undan en berättigad varning från HSAN genom att istället hela skulden lades på mig. Ett fegt beslut av Wiklund, som jag annars tyckte var en utmärkt chef.

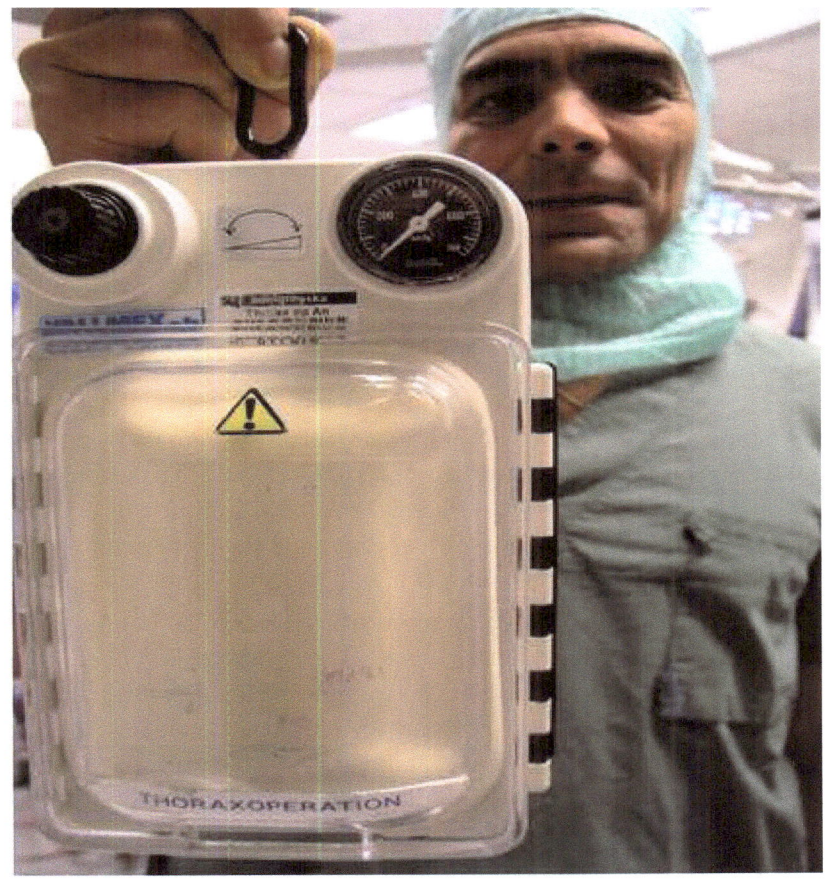

Kollegan Ali Belboul visar upp ett högtrycksaggregat som används för att transfundera in blod under övertryck. Trycket går att pressa upp ända till 700mmHg.

Anestesiologiska tår...

...kan vara mycket ömma. Att inte gå vidare med mitt fall och öppet anklaga de inblandade narkosläkarna för att ha gjort fel kanske ändå var rätt beslut fastän det kändes lite surt för mig. I hela min tid på thorax har jag levat med att så fort något har gått fel med en patient så är det kirurgen som ska lastas. Narkosläkare vill gärna framhålla sin del i att det i regel går bra för svårt sjuka patienter, men att de också skulle ha något ansvar för att det ibland inte går bra är i stort sett tabu att nämna. Det är inte heller så lätt att veta vem som gjort vad, de avlöser varandra hur som helst, och olika åtgärder dokumenteras inte ordentligt. Det är narkossköterskorna som skriver in åtgärder på narkoskurvan. Läkarna skriver bara en kort anteckning om någon patient legat på intensiven i flera dagar.

Gunnar Svensson var den kirurg, som regelbundet ledde våra M&M konferenser. Förkortningen står för mortalitet och morbiditet. I mars 2010 tog han upp ett fall där han själv var engagerad. Det rörde sig om en vuxen patient med ett medfött hjärtfel, som redan hade opererats i barndomen. Sådana fall är alltid svåra, och flera operationer är mer regel än undantag. Dagen efter operationen kom han själv till TIVA (Thoraxintensivvårdsavdelningen) för att titta på patienten och mötte där också Håkan Berggren, som var där i samma ärende. Gunnar och Håkan hade tillsammans opererat denne patient. Då på morgonen uppdagade de att patienten inte alls mådde bra. Han hade bl a sjunkit i blodtryck, och en del andra mätningar bekräftade att han försämrats på ett allvarligt sätt. Man beslutade om operation omgående och kämpade med honom hela dagen. Tyvärr gick inte livet att rädda.

Efteråt måste man konstatera att olika mätvärden, som visade på tilltagande försämring under natten noga hade registrerats, men ingen av narkosläkarna hade insett konsekvenserna, och ingen narkosläkare, framjour eller bakjour, hade därför kontaktat thoraxkirurgjouren. Denne jour är i regel fullt upptagen med jourarbete på operation eller på vår avdelning hela kvällen och kan inte förväntas även gå upp till TIVA och leta efter problem. Där ligger ju varje patient intensivt övervakad av egen sköterska, som har narkosjour till hjälp vid problem. Narkosjouren har som självklar uppgift att övervaka samtliga inneliggande och vid problem antingen åtgärda det själv eller kontakta sin bakjour eller thoraxkirurgjouren.

Det var detta som M&M konferensen kom att handla om. Kurvor visades och pågående försämring påtalades. Gunnar Svensson ville understryka, att problemet varit ett informationsproblem under natten. Han påtalade problemet på ett mycket försiktigt sätt utan några direkta anklagelser, men alla förstod ju att han tyckte att man försummat att larma om problem under uppsegling. Vem som helst insåg att detta kunde ha bidragit till att patienten dog. De närvarande seniora narkosläkarna Claus Kirnö och Ann Westerlind nagelfor detaljer i registreringarna och diskuterade teknikaliteter utan att direkt vilja erkänna att icke namngiva narkosläkare på TIVA varit försumliga under natten. Jag satt där i auditoriet och tyckte att de gick som katten kring het gröt.

Att denna mortalitetskonferens skulle upplevas som en grov kränkning av flera narkosläkare är något man knappast skulle vänta sig. Vid tidigare konferenser har thoraxkirurgers eventuella tillkortakommande öppet redovisats och diskuterats. Innan thoraxkirurgerna hade egen omfattande statistik över operationsresultaten hade under många år narkosläkare och narkospersonal passat på kirurgerna bl a genom att föra egen (hemlig) statistik över omoperationer eller dödsfall för att ha vapen mot enskilda kirurger. Vid ett slags storklinikmöte på en annan lokal i Göteborg, där både narkosläkarna och thoraxkirurgerna var tillsammans, redovisades några misslyckade traumafall där patienterna dött. En patient hade blivit skjuten, och under handläggningen på akuten och i samband med vidare handläggning inne på sjukhuset hade thoraxkirurgens nyaste bakjour inte inställt sig personligen. En förklaring som gavs var att han nyligen kommit från ett annat sjukhus där traditionerna kanske var annorlunda. I våra ögon var det en grov miss att inte inställa sig, och det fick denne person skylta med i detta välbesökta interna möte. Det ledde inte till någon missämja. En kirurg måste vara hårdhudad. Är man det inte från början så blir man det till sist.

Nu var det annorlunda, för nu var det en, eventuellt två, narkosläkare, som hade fått bära hundhuvudet. Kränkningen låg och sved under ytan flera dagar tills det plötsligt brast. Thoraxkirurger, som skulle ha morgonrapport, blev praktiskt taget utslängda från lokalen en morgon. Misshälligheten kom plötsligt i dagen, och flera kirurger kunde vittna om ett plötsligt iskallt samarbetsklimat. Dr Lepore rapporterade om att han undviker att visa sig i TIVAs lokaler på morgonen för att inte provocera fram någon scen. Lars Wiklund bekräftar att det funnits många tecken på kränkthet och upprördhet bland narkosläkarna. Man har sagt upp sin medverkan i alla M&M konferenser, åtminstone så länge som Gunnar Svensson är ordförande för dessa. Man kan dock undra över den verkliga anledning till den revoltkänsla, som tydligen finns bland åtskilliga narkoskollegor. Den verkliga anledningen skulle kunna vara att de nu känner sig underkuvade under thoraxkirurgen, som de är administrativt underställda. Vår chef L Wiklund är chef över dem också, och de finns inte längre som självständig enhet. Deras chef har blivit tillsatt av "vår" Lars Wiklund.

Incidenten vid en morgonrapport, då två av våra läkare praktiskt taget blev utslängda, ledde till att vår förre chef på TIVA, dr Kirnö faktiskt bad om ursäkt för tilltaget å sina kollegors vägnar. Enligt Wiklund arbetar den nya unga chefen, Monica Hyllner, hårt med att försöka gjuta olja på vågorna av upprördhet. Monica H, med bara kanske 10 års erfarenhet av thoraxanestesi blev nyligen chef över sina äldre kollegor med över 20 års erfarenheter i specialiteten. Man får väl önska lycka till med uppgiften. Monika var tidigare anställd på deltid som läkare i försvaret, och i kraft av sin medicinska examen hade hon fått en hög militär grad utan att ens ha gjort lumpen. Att Monika har prytt sin dörr med ett porträtt av henne själv, civilklädd men poserande med armens häftigaste handeldvapen, en AK4 eller möjligen AK5, är kanske ett lite udda drag av en nybliven chef. Är det kanske för att förhöja respekten? Vi som faktiskt har gjort lumpen ser direkt att vapnet inte har sitt magasin isatt och således är helt ofarligt.

Efter tre veckor kunde man meddela på vårt morgonmöte att nu hade lugnet åter inträtt på intensivvården, så från och med denna dag skulle morgonrapporterna åter fungera.

Det går några veckor. Samarbetet på lungsalen flyter bra mellan narkosläkare och kirurger. Narkosläkaren måste vara beredd på intubering med dubbellumentub för att säkerställa separat ventilation av höger respektive vänster lunga, men utgången verkar mest hänga på guds försyn. Jag är rätt luttrad när det gäller detta, men det var inte min assistent, hjärtkirurgen Helena Rexius. Vi opererade tillsammans och ventilationen på operationssidan gick inte att stänga av som så många gånger förr. Den oerfarne narkosläkaren höll på att joxa med tuben när Helena bad:

"Du kan väl se till att du får hjälp av någon mer erfaren!"

Hjälpen kom och jobbet blev gjort. Men efter operationen kom den överordnade narkosläkaren för thoraxoperation och hade ett allvarligt samtal med mig mellan fyra ögon. Vi hade gjort det oerhörda etikettsbrottet att vi bett att få in en erfaren narkosläkare. Vi påstods ha varit aggressiva mot den stackars narkosläkaren, som var mycket duktig enligt den seniora narkosläkaren (men inte på att intubera i alla fall). Här fick jag mig en ordentlig tillsägelse, eftersom jag var ansvarig thoraxkirurg. Den stackars narkosläkaren hade känt sig kränkt och skvallrat för sin chef.

Gunnar Svensson har opererat ett svårt fall. Patienten avled en natt utan att narkosbakjour kom in. Gunnar är denna gång starkt och öppet kritisk, men kritiken är svår att framföra i något annat forum än vårt eget. Den aktuelle patienten hade karakteriserats som moribund (liggande för döden) redan preoperativt av förre chefen på anestesin, så dödsfallet var lite av en självuppfyllande profetia.

Det erinrade mig om situationen i början av 90 talet. IVA III blev lätt fylld av dåliga patienter, och vissa av dem överfördes till en närliggande IVA klinik, som nu är nedlagd. Där dog patienterna regelbundet inom ett par dygn. Anestesiläkarna på denna klinik ansåg inte att patienterna skulle satsas på, och adrenalin och annat sattes ut. De var inte vana vid hur dåliga nyopererade hjärtpatienter kunde verka.

MoM konferenser ligger nere. Anestesiläkarna vill inte längre att Gunnar Svensson ska hålla i dem, och ingen annan vill sticka huvudet i getingboet. Det skulle dröja till senhösten året efter innan MoM-konferenserna kom igång igen. Den seniore narkosläkaren Claus Kirnö utsågs för säkerhets skull att leda dessa, tillsammans med en betydligt yngre kirurg. Man förstår att narkosläkarna annars inte skulle våga gå på dessa konferenser.

Under sommaren har det varit svårt för thoraxjouren att få rapport av narkosläkarna under natten. Avtalat möte på TIVA vid 7.30 har inte blivit av eftersom narkosläkarna rapporterat till varandra dessförinnan och sedan struntat i att träffa thoraxkirurgjouren.

Min gamle kompis från Blåshjudens Kanonkorps, Ola Stenqvist, hade varit narkosläkare på en närliggande narkosavdelning. Han avancerade till professor. När han gick i pension blev han givetvis uppvaktad från olika håll. Jag var med på hans avtackning i egenskap av gammal vän. I sitt tackbrev till thoraxkliniken skrev han senare:

"Som gammal paranoiker blir man alltid misstänksam när kirurger talar väl om en. Jag hoppas ni är snälla mot era anestesiologer. De är känsliga själar. Lev väl och omorganisera ofta."

Buckliga bröstkorgar

En del personer föds med förändrad form på bröstkorgen, och lindriga förändringar kan bli värre med åren. Efter förändringarnas utseende kan man tala om trattbröst, där personen kan ha en trattliknande fördjupning mitt i bröstkorgen, eller kölbröst, där en del av bröstkorgen skjuter ut framåt som en båtköl. Dessa förändringar kan vara uttalade eller lindriga, och de kan vara symmetriska eller osymmetriska. De två huvudtyperna av förändringar kan t. o.m. vara kombinerade med varandra. Sådana här förändringar har i decennier hört till thoraxkirurgernas ansvarsområden.

Redan på 70-talet opererades i viss utsträckning trattbröst på Thorax i Göteborg av de äldre kirurgerna Nils Peter Bergh, Sture Larsson och Pantalei Gatzinsky. Det innebar att bröstbenet frilades med ett horisontellt operationssnitt en bit under bröstvårtornas nivå, och bröstbenet sågades av på flera ställen för att man skulle kunna förändra konturen av bröstkorgen. De instabila benfragmenten stabiliserades av korta och tunna metallskenor som fästes i revbenen. Skenorna kunde vara cirka 17 cm långa, 7-8 mm breda och lätt böjda. De här skenorna var inte särskilt lämpade för sin uppgift. Det var svårt att få dem att sitta ordentligt. Efter ett tag kom de på glid åt ena eller andra hållet och måste tas bort. Det var ingen rolig kirurgi, och omfattningen var inte särskilt stor. Fallen valdes noga ut, och endast uttalade trattbröst fick opereras. Nils Peter Bergh sa att när patienten låg ner på rygg, skulle man fylla tratten med vatten, och om en badanka då kunde flyta omkring fritt så var det ett operationsfall.

Kölbröst opererades heller inte så frekvent. Det kunde ibland hända att deformiteten till större delen bestod av en uppdrivning av revbensbrosk vid sidan av bröstbenet, och då var det betydligt lättare. Överskottsbrosk kunde rätt lätt skäras bort. Jag kommer ihåg hur Pantalei Gatzinsky visade mig hur man kunde skära i brosk och omforma det. Under min korta sejour i Örebro var det jag, som fick ta hand om de fåtaliga tratt- och kölbröstfall som man hade där.

Väl tillbaka i Göteborg igen 1989, så hade Sture Larsson tagit sig an trattbröst. Han korrigerade dem inte, utan dolde bara defekten med en silikonavgjutning. Han gjöt silikonet själv med tratten som form, och när substansen stelnat, lade han in den under patientens hud, så att utseendet blev någotsånär normaliserat. Det yttre blev rätt bra många gånger, men det hände att plasten retade kroppen till vätskebildning omkring protesen. Problemet är att trattbröst inte enbart är ett kosmetiskt problem. Den förändrade formen ger inte tillräcklig plats för hjärtat i en del fall.

Efter Sture Larssons aktiva tid hade vi trattbröstpatienter kvar, och eftersom vi hade slutat att göra korrigeringar på bröstkorgens skelett, tyckte vi att plastikkirurgerna likaväl kunde ta hand om fallen och lägga in lämpliga proteser. Sålunda gick många år utan att vi på allvar befattade oss med trattbröstkirurgi.

Nya dagar randades så småningom. En ny teknik för att korrigera trattbröst såg dagens ljus. Den hade uppfunnits av en amerikansk kirurg vid namn Nuss. Det verkade vara möjligt att göra korrigeringar av bröstkorgens skelett på ett enklare sätt och få bra funktionellt resultat. Jag beslöt ta upp den tekniken, och för att lära mig den åkte jag till Nürnberg på en kurs som Nuss själv gav. På samma kurs träffade jag en annan göteborgare, nämligen Vladimir Gatzinsky, son till Pantalei och verksam som barnkirurg. Vi ville båda lära oss det nya. Nuss hade samlat ihop en hel del fall, som han demonstrationsopererade, och han höll också föreläsningar.

Tekniken var mimimalinvasiv, i alla fall i jämförelse med de traditionella operationerna. Men det var rätt häftigt i alla fall. Så här gick det till: Ett bastant instrument, som vi kan jämföra med en kofot, fördes in i höger flank och manövrerades med stor försiktighet mellan hjärtat och baksidan av bröstbenet, som i många fall låg direkt mot hjärtsäcken. Man hade en endoskopisk[61] kamera instoppad i höger bröstkorgshalva för att möjliggöra att man hade direkt kontroll över vad man gjorde. Därefter togs instrumentet, "kofoten", ut i vänster flank och därmed var det farligaste momentet klart. Två starka

---

[61] endoskopi: använda ett optiskt instrument för att titta in i en kroppshåla

kirurger lyfte nu med all kraft instrumentet, som tryckte ut nedsjunkningen i bröstkorgen, sannolikt genom att bröstbenet fick åtskilliga sprickbildningar samtidigt som brosken sträcktes ut. Därefter drogs ett metallstag in i den nyligen skapade instrumentkanalen. Metallstaget var böjt efter den önskade bröstkorgskonturen, och när man manövrerat staget på plats, kunde man fästa det ordentligt i revbenen på sidorna. Det här var en drastisk procedur, som gjorde rejält ont veckor och månader efteråt. Det fanns viss risk att skada hjärta, lungor eller små blodkärl under bröstbenet. Nuss själv lär en gång ha kört staget genom en patients hjärta, och jag förmodar att det fick dödlig utgång.

Det var på sätt och vis en ruskig operation, men den blev genast populär bland hela världens ungdomar med trattbröst, eftersom de noga följde alla nyheter om trattbröst på internet.

Väl hemma i Göteborg måste vi på något sätt komma igång själva. Jag blev tillkallad av plastikkirurgen Clas Lossing för att titta på en ung kvinna, som han hade som patient. Jag såg henne på plastikkirurgiska mottagningen. Det var en smärt, vacker och charmerande kvinna, som jobbade i en butik. Hon blev ombedd att klä av sig på överkroppen och gjorde så. Den syn som mötte mig gjorde mig förskräckt. Hon hade en djup intryckning av bröstbenet, som bildade en stor grop. Plastikkirurgerna hade försökt dölja defekten genom att sätta in bröstproteser, men dessa hade kommit på glid nedåt mot gropen, och proteserna var båda vända in mot medellinjen som ett par skelande ögon. Stackars flicka, det såg verkligen förfärligt ut. Hon skulle kanske inte våga knäppa upp blusen inför en ung man.

Jag accepterade henne till operation på stående fot. Nästa person, som accepterades, var en ung man med ett mycket uttalat trattbröst, som drabbade nästan hela bröstbenet. Uttrycket Grand Canyon - missbildning ger ett litet begrepp om hur det kan ha sett ut.

För att bättre klara av våra två första operationer bad jag om hjälp av en thoraxkirurg från Lund, Erik Gyllstedt, som hade gjort dessa operationer flera gånger redan. Tillsammans opererade vi på samma dag dessa två första patienter. Plastikkirurgen Lossing var också med då kvinnan opererades. Första momentet på henne bestod i att ta bort hennes bröstproteser, som annars skulle vara i vägen. Vi fick hennes bröstben mycket fint upplyft, och hennes egna ganska små bröst kom nu till sin rätt på hennes smala och gracila kropp. Jag tyckte inte att hon behövde några bröstproteser längre, men hon ville ha tillbaka passande proteser och hade en gång betalat för dem, så det var helt klart att hon skulle få som hon ville. Omkring ett år senare, när vi räknade med att bröstkorgen var helt stabil, gjorde vi en ny operation, då hon fick bröstproteser inlagda. Jag assisterade Clas på den operationen och hade tillfälle att känna på bröstkorgen ordentligt. Med fingrarna skapade Clas ett sådant utrymme för proteserna att deras runda form av omgivningen förvandlades till lämplig form för ett par unga, välutvecklade kvinnobröst. Det blev ett mycket tilltalande resultat.

Den unge mannen hade en sådan långsmal insjunkning att det gick åt två separata stag för att lyfta och stabilisera bröstkorgen till ett helt normalt utseende. Båda fick nu gå med sina stag i tre hela år för att bröstkorgen skulle bli så stabil att stagen kunde tas bort utan att man riskerade resultatet.

Det var en mycket bra början på vår verksamhet. Vi fick två idealpatienter, förnuftiga personer, som klarade av de besvär som följer på operationen, och fina långtidsresultat.

På senare patienter märkte jag snart att det inte alltid var så lätt, och perfekta resultat var inget som man kunde garantera. Vi kunde bara lova att det skulle bli bättre, men kanske inte alltid en normal bröstkorg. Att vi opererade trattbröst med den populära Nuss-metoden spred sig, och många patienter sökte hos oss.

Att göra skönhetskirurgi var aldrig vår mening. Snarare att hjälpa patienter så att de inte behövde se gravt onormala ut, och framför allt för att förhindra en aktuell eller framtida nedsättning av andningsförmåga och hjärtfunktion. Men vi fick många kandidater till operation. Att bedöma om trattbröstdiagnosen var allvarlig nog för att patienten skulle behöva opereras var naturligtvis subjektivt. Det var helt klart att det behövdes någon annan bedömare än patienten och hans/hennes föräldrar, annars skulle det ju innebära att patienten ställde indikationen själv, och sjukhuset bara hade att ställa upp. Hur lindrig förändringen än var, gick det ju alltid att anföra svåra psykiska lidanden. Jag frågade min chef om det var riktigt att jag gjorde bedömningen själv, eller om någon annan instans skulle vara inkopplad. Jag fick besked att själv ta ansvar för att acceptera patienter på ett förnuftigt sätt. Någon annan instans fanns inte. Inte just då.

Många hade högst obetydliga förändringar, som jag inte alls ansåg borde komma till operationsbordet överhuvudtaget. Många ynglingar var så psykiskt fixerade vid sina obetydliga förändringar, att det verkade som om hela deras existens hängde på om de kunde få en operation eller inte. Det var inte lätt att hantera dem alla gånger.

En sextonårig yngling remitterades av distriktsläkaren för bedömning. Patienten kom med sin mamma. Det var en rätt liten kille, som inte kunde tala för sig själv eller beskriva sina besvär, så mamman var tvungen att tala för honom. Trattbröstet var så pass lindrigt att det inte kunde ha någon fysiologisk effekt. Jag undersökte honom, och sedan diskuterade jag med hans mamma. Under tiden smet killen iväg från mottagningsrummet utan ett ord. Det var helt klart inte ett fall som jag ville operera. Jag skrev till distriktsläkaren att han var för omogen, och att han var välkommen för en ny bedömning om ett år. Han kom aldrig tillbaka.

En annan ung man i 16- 17 årsåldern var mera som en jättebaby. Jag ropade upp hans namn i väntrummet, och han kom in åtföljd av både far och mor. Hållningslös som vissa tonåringar är, drumlade han in på mottagningsrummet och ramlade ner på en stol där han blev sittande som en hösäck. Han varken hälsade eller presenterade sig. När han reste sig för att lägga sig på undersökningsbritsen observerade jag att hans byxor helt hängde under stjärten enligt det rådande, för mig obegripliga, ungdomsmodet. Jag undersökte honom och försökte sedan tala med både honom och föräldrarna. Han svarade mig knappt, och mot föräldrarna var han snäsig och otålig. De stackars föräldrarna borde ha sagt till honom att skärpa sig, men man förstod att de var så vana vid hans dåliga uppförande att de bara hade att foga sig. Jag insåg att jag inte skulle kunna samarbeta med den killen så det blev ingen operation.

Vi fick ett mycket svårt bakslag i början av vår verksamhet. Det rörde sig om en ung man med kraftig kroppsbyggnad. Han hade ett rätt uttalat trattbröst. Han var muskelbyggare och tatuerad. För kraftigt utvecklad muskulatur gör operationen mycket svårare, eftersom musklerna gör motstånd när man försöker lyfta upp bröstbenet. Men det var inte det som var det stora problemet. Vi opererade honom en fredag och märkte inga komplikationer, men upplyftningen av bröstbenet blev inte helt bra. På måndag fick jag rapport om att han hade opererats för blödning i buken under helgen, en komplikation till mitt ingrepp. Vad hade hänt? Staget hade tydligen åstadkommit en perforation av diafragma och sårat levern som börjat blöda så långsamt att det givit sig till känna först ett dygn senare. Man hade fått öppna buken och stoppa blödningen i levern. Staget låg däremot korrekt i bröstkorgen ovanför levern, så hur hade skadan kunnat ske? Vi fick ta oss en ordentlig funderare på det. Elevatorn, det kofotsliknande instrumentet, hade vi säkert fört in korrekt, annars hade nog skadan blivit mycket större. Det böjda staget, som drogs in med hjälp av ett band som följde kanalen som elevatorn gjort, kunde däremot ha svängt lite fel och åstadkommit skadan innan vi fick ut det på andra sidan och fixerade det i korrekt läge. När vi inspekterade brösthålans insida med en kamera hade vi inte sett någon skada, eftersom den hade skett på den sida av diafragman som vi inte såg i kameran.

Vi stoppade operationerna under flera månader medan vi utredde händelsen och försökte komma på sätt att förhindra ett upprepande. Vi hade fått denna komplikation trots att vi följde Nuss´ metod exakt som han hade visat den. Vi hade fört in kameran lågt ned i bröstkorgen och det gav inte optimal överblick. Efter diskussion bl a med dr Erik Gyllstedt kom vi på att föra in kameran högt upp i bröstkorgen i stället. Vi beslöt också att det helst skulle vara samma två kirurger hela tiden, så att vi skulle kunna ställa upp med maximal erfarenhet vid dessa knepiga operationer. Efter detta hade vi aldrig mera någon farlig komplikation.

Vi såg dagligen till vår olycksdrabbade patient och hade samtal med både honom och föräldrarna. Han hade tyvärr inte blivit mycket vackrare, men hade fått ett stort ärr efter buksnittet. Det var tungt att gå och se detta praktmisslyckande varje dag, men det måste ju göras. Det var naturligtvis extra viktigt. Han ville bli av med staget. Vi hade säkert kunnat ta bort det med en gång, men nu var vi extremt försiktiga och ville vänta tills det bildats en bindvävsskida omkring staget så att det kunde dras ut utan någon som helst risk.

I fortsättningen strävade jag efter att få göra alla operationer tillsammans med min vän och kollega Ali Belboul, och i de få fall då han inte var tillgänglig opererade jag tillsammans med Göran Rådberg, också god vän och en senior kirurg.

Med lite vana går en trattbröstoperation ganska fort, och det blir fint om det inte finns några ovanliga anatomiska svårigheter. En svårighet kan vara att man har en kombination av trattbröst och kölbröst. Ett annat problem kan vara att bröstbenet i sig självt är vridet så att ena kanten är mycket lägre än den andra. Man kan hoppas att det vrider sig tillbaka i viss mån när man lyfter upp bröstbenet, men i många fall sker inte detta, så om man lyfter upp bröstbenet för mycket får man en utskjutande kant oftast på vänster sida. En skolflicka hade en överdriven vinkling mellan bröstbenets övre del, manubrium, och den längre undre delen, corpus. Vinklingen var nästan 90 grader. När den insjukna corpus hade lyfts upp fick vi därför en tvärgående frambuktning av undre manubriumkanten (manubrium är den övre delen av bröstbenet). Hon fick komma tillbaka något år senare när bröstbenet hade läkt bra och då gjorde vi en avfilning av den övre utbuktningen. Det blev bra till en början, men under läkningen bildades en missprydande ärrsträng i stället, så detta fick plastikkirurgerna ta hand om.

Vi var igång med trattbröstoperationer som rutinkirurgi, men jag var alltid orolig för att vi inte skulle kunna åstadkomma fullgoda resultat. Det var problem med stagen, och det var inte alltid så lätt att få dem att sitta som de skulle. Vi fixerade dem med stabilisatorer, tvärstag, och ståltrådar runt flera revben. Ofta fick en kirurg hålla staget ordentligt fast medan den andre fixerade det på sin sida. Trycket från bröstbenen gjorde att staget hade en viss tendens att tippa bakåt, och då hölls bröstbenet inte upp perfekt.

Jag fick tips om kirurgen Hans Pilegaard i Aarhus. Han hade opererat omkring 400 patienter med trattbröst. Jag skrev till honom och frågade om jag skulle kunna få komma på studiebesök. Hans mycket vänliga svarsbrev gjorde mig glad. Trots att han inte kände mig inledde han med "Kjaere Leif". Han var lika tillmötesgående, som han sedan skulle visa sig skicklig.

Jag tog ett tidigt tåg kvällen innan för att vara i Aarhus en fredag och vara med på Hans alla fall den dagen. Aarhus University Hospital låg på ett fält utanför staden i området Skejby. Det var bara låga byggnader och följjaktligen täckte de i stället en stor yta. Alla byggnader var sammanlänkade med korridorer och kulvertar. Vaktmästarna, som transporterade patienter i deras sängar, hade ett litet elektriskt fordon som de bogserade sängarna med, och som såg ut som små tåg i korridorerna. Jag hade emellertid fått en bra beskrivning av sjukhuset och hittade lätt thoraxoperation och Hans Pilegaard.

Jag fick vara med honom hela dagen. Först gick vi runt och tittade på patienter, som han hade opererat dagen innan. Bland annat fanns det en trattbröstpatient från Sverige. Sedan började operationsprogrammet. Till min förvåning opererade han utan assistent, utom på ett svårt fall av uttalat trattbröst. Han hjälpte också till att förbereda och klä patienten. Trattbröstoperationerna gick snabbt tack vare hans rutin, och resultaten blev bra. Han förevisade sin variant av NUSS-operationen. Han använde kortare skenor, och gjorde därför också incisionerna längre fram på bröstkorgen. Skenorna tycktes klicka på plats med minimala besvär att få dem fixerade. Tack vare att de var korta slapp man den besvärliga hävstångseffekt, som vi brottats med i Göteborg.

Kölbröstoperationer tog längre tid. I princip gjorde han likadant som vi gjorde i Göteborg, men han var mycket bättre än vi på att dissekera bort broskhinnan utan att den gick sönder.

Han hade två salar, så när vi var klara på en sal, kunde han gå över till nästa sal där patienten just höll på att förberedas. En gång tog vi en kortare kaffepaus, men någon mat tog han inte på hela dagen. Klockan blev nog bortåt tre när jag måste lämna honom för att åka hem. Han hade inte heller gjort några operationsdiktat på hela dagen. Jag förmodar att han dikterade allt i ett svep innan han gick hem för dagen.

Väl hemma skrev jag en mycket positiv rapport om Hans operationer, och sedan tillämpade jag hans teknik i fortsättningen. Åt mina patienter sa jag att det var en moderniserad Nuss. Det blev lättare att få bra resultat. Jag hade sett hur upphovsmannen till den nya operationstekniken, doktor Nuss, opererade när jag var i Nürnberg, men jag kan sanningsenligt säga att jag tyckte Pilegaard gjorde mycket bättre operationer.

Ting osynliggörs av tiden.

Saker som vi har kan vi glömma, vi kan tappa bort dem, men vi kan också sluta att titta på dem tills de inte längre existerar för oss. Tavlor och prydnadssaker gör vi klokt i att byta ut då och då. Tavlor kan till synes gå in i väggen och bli osynliga för oss, precis som om tapeten hade växt ut över dem och dolt dem.

En gång, när vi satt några stycken och diskuterade målningar, kom jag att tänka på en akvarell, som jag gjorde för många år sedan, nämligen 1971, som det senare visade sig. Jag minns att jag faktiskt ramade in den och satte upp den någonstans. Akvarellen var ett stilleben med ett kopparkärl, en bastklädd vinflaska och några frukter. Den hade suttit uppsatt i mitt arbetsrum, men jag har inte sett den på många år. Kanske var den nedplockad, kanske låg den tillsammans med en bunt tavlor, som inte satt uppe längre. Jag gick ned till arbetsrummet för att leta upp tavlan. Jag kastade en blick på väggen, och där satt den minsann orörd sedan många år tillbaka! Jag hade blivit så van vid den att jag aldrig kastade minsta blick på den, och på så vis hade den blivit osynliggjord. Nu har jag börjat se den igen.

Det är inte det enda föremålet, som tiden har försökt att utplåna för mig i maskopi med min hjärna. När jag städade en dag, många år efter min pensionering, gjorde jag en annan upptäckt. Vid ett hörn i vardagsrummet har en kruka med en enda torkad ros blivit stående år efter år. Det är ett minne som jag inte har velat förstöra, men nu hade jag helt glömt bort vad det var. Det enda jag visste var att jag hade velat att rosen skulle stå där. Den var ett kärt minne. Nu måste jag lyfta upp den, så att jag kunde läsa den nästan utplånade texten på ett kort som var fäst vid stjälken. Allt kom då tillbaka till mig med en gång.

På kortet stod: *"TACK LEIF! Du är en fantastisk människa. Jag fick stort förtroende för dig från första början. Är så tacksam för all hjälp. Kram*

M… A… 16 år"

Kortet förde mig i minnet tillbaka många år. Flickan hade jag opererat för trattbröst, och jag hade fått blomman vid ett återbesök. Patienten hade då en tuff tid framför sig innan ett inopererat metallstag skulle kunna tas bort. Men redan såg hon normal ut. Hon var lättad och glad när jag såg henne på återbesöket. Hon kunde nu, som vilken ung flicka som helst, stolt våga låta en ung man knäppa upp hennes blus.

Jag minns hur rörd jag blev. Rosen ska få stå kvar så länge den håller ihop.

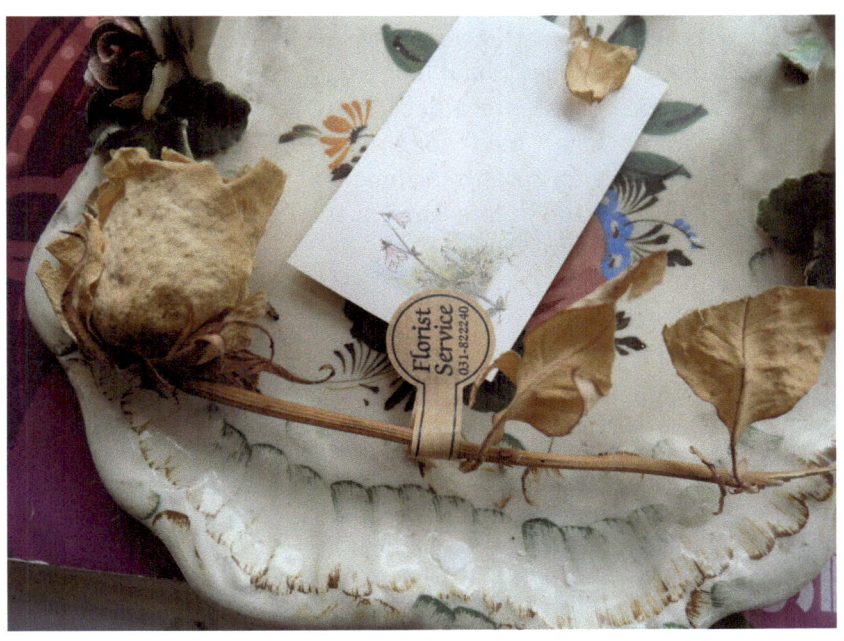

Inför pensionen

Ska man se fram mot den eller vara orolig? Det är nog lite olika. Det finns många läkarkollegor som har levt för sitt arbete, och för dem blir det kanske tomt. Man hör också ibland talas om folk som sett fram mot att äntligen bli lediga, och så dör de kort tid efter pensioneringen. Pension som riskfaktor för död? Det är kanske bäst att hänga i ett par år till så länge man får. Jag har jobbat ett helt liv, och just när man ska sluta kommer jobbavdragen. För typiskt att man är för sen till det mesta. Jag jobbade som mest när vi hade över 80 % marginalskatt. Så trodde jag att jag var listig och skulle sörja lite för min pension genom att sätta in pengar på ett privat försäkringsbolag. Så visar det sig att de sätter sprätt på pengarna och direktörerna berikar sig själva. Man blev rånad helt enkelt. Men som tur är har jag något att falla tillbaka på. Flera decenniers kongresser har gjort att jag har ett stort lager med kongressväskor hemma i förrådet. Tillsammans med några tusen reklampennor blir de grundstommen till en liten diversehandel som kan ge mig lite sysselsättning och extrainkomster på ålderns höst.

Jourtrötthet

Enligt Arbetsmiljöverkets undersökning är läkaryrket bland de värsta yrken man kan ha, men trots detta tycker hela 90 procent av läkarna att deras jobb är utvecklande och meningsfullt. Mer än hälften av de utfrågade arbetar över varje vecka och har svårt att koppla av tankar på jobbet på fritiden. Hela 79 procent anser sig ha alldeles för mycket att göra, och 76 procent upplever arbetet som psykiskt påfrestande. Men många läkare är ändå positiva till sitt yrkesval, och 80 procent är i stort sett nöjda med arbetet.
Källa: Läkartidningens nätupplaga, 040917, hämtad kl. 06.00, © Netdoktor.se

Att ha jour är ett nödvändigt ont. Får man sova lite klarar man inte av att hämta sig på en natts god sömn efteråt, utan man är ur slag flera dagar. Man kan vara jour två dygn under enstaka veckor, men om en sådan jourbelastning håller på längre blir det outhärdligt.

Bakjourerna på thorax kunde vara lugna, men det kunde också innebära en hel natts opererande. Den stora fasan var akuta aortadissektioner. Det är ett tillstånd när aortaväggen spricker på längden. Vissa grenar stängs av och det blir rupturrisk, speciellt av aorta närmast hjärtat. Man får då byta ut en bra bit av aorta, speciellt den översta. Har man tur behöver man inte byta den del alldeles ovanför klaffarna där kranskärlen utgår. Har man inte den turen så får man klippa bort klaffarna och sy in en konstgjord klaff som sitter fast i ett tubulärt graft (konstgjort kärl). Om man gör så, måste kranskärlen flyttas och sys in i det konstgjorda kärlet och det är inte utan risker.

Allt tar flera timmar och hjärtlungmaskin används, vilket medför koagulationsrubbning i blodet, så att man brukar få svårbemästrade blödningar efteråt. Det har hänt att jag stått med sådant 12 – 15 timmar i sträck. Problemet med att stå för länge är inte den fysiska tröttheten utan den psykiska. Till slut orkar man inte engagera sig helhjärtat. Man vill helst av allt därifrån.

Under mina allra senaste år slapp jag bakjour, mest för att jag hade haft en infarkt själv, annars hade det nog inte varit någon pardon. Någon kardiolog tyckte att det nog kunde vara arbetsstressen, som var skuld till min infarkt eftersom jag inte rökte eller hade andra riskfaktorer. Jag motionerade också flitigt genom att jag cyklade från och till jobbet varje dag. Jag märkte då att livet utan jour blev ofantligt mycket lättare. Man var hemma varje natt och kunde räkna med att vara ledig varje helgdag. Kort sagt, man fick plötsligt en ny tillvaro, en sådan som alla andra människor har kunnat räkna med hela livet. Arbetsdagarna blev därmed också mycket lättare. Man kan jobba över ett par timmar om det behövs, men man kan ändå åka hem sedan. Dagen efter en hård bakjour är man sliten och trött, men det hjälper inte att bara vila, för hjärnan låter en inte vila hur lätt som helst. Om det passade så åkte jag gärna ut och spelade med mina orkesterkompisar. Det var en terapi som hette duga. Man kom hem bekymmerslös och lycklig. Tröttheten var mirakulöst helt bortsopad. Till människor, som frågade om jag inte skulle trappa ner lite, brukade jag säga att jag redan har trappat ned till 100%. Tidigare hade jag ju jobbat mycket mer. Det var ingen ekonomisk uppoffring att sluta med nattarbete, för detta tunga arbete var oavlönat vad avser pengar. Man fick bara jourkompensationsledigt på dagtid i stället.

EU gjorde en stor fysiologisk upptäckt 2007, när de upptäckte att läkare också är människor. De är inte robotar, som arbetar hur länge som helst. Regler för vila infördes, inte utan motstånd från arbetsgivare utan också, egendomligt nog, från arbetstagarna själva. Kirurgerna tyckte inte om att vara avskurna från vanlig dagverksamhet under en vecka med nattjourer. Kanske denna vecka ställde till mer problem med dygnsrytmen än vad som löstes beträffande långa arbetspass. Allt gick tillbaka till det vanliga så småningom.

Gemenskap på liv och död

Arbetet i en operationssal är mycket speciellt, särskilt om det rör sig om svår kirurgi, där patientens liv kan stå på spel. Efter mitt yrkesliv har jag reflekterat över hur nära jag kommit mina medarbetare, som delat villkoren med mig. Man blir vän med avdelningspersonalen, men man kommer dem inte lika nära som personalen i operations-avdelningen. De mest betydelsefulla personerna är min assistent på operationen och operationssköterskan. Med en kunnig assistent kan jag dela på beslutsbördan, och man kan dela på de olika momenten under operationen, och man drar gemensamma slutsatser. Med operationssköterskan får man ett symbiotiskt förhållande. Hon vet vad jag gör och vad jag vill ha. Jag sträcker ut handen och får rätt instrument serverat in i handflatan med en liten smäll, så min gripreflex greppar instrumentet utan att jag tar ögonen från operationsfältet. De normala personliga zonerna offras, och hon (nästan alltid var det en hon i mitt fall) och jag måste kanske luta oss fram och ha direkt kroppskontakt under vissa moment. Jag känner hennes axel eller överarm mot mig när hon lutar sig fram och håller i något i operationsfältet åt mig, ifall assistentens händer redan är låsta. Under många timmar kan det hända att vi av och till har denna nära kontakt. Kroppskontakten är viktig. Det händer något i psyket också, när vi släpper kropparna så nära varandra. Även där blir kontakten otroligt nära.

Stämningen i salen kan växla från oro och beslutsamhet i början, djup koncentration när vi gör de farliga momenten och ingen säger något, till lättnad och avslappning när allt verkar ha gått bra, och vi börjar sy ihop. Då lossnar tungornas band, och vi kan skoja, prata om privatsaker och sätta på avslappnande musik. Då är det ok att andra personer kommer in på salen för att fråga om nästa operation eller en annan patient. Den här gemenskapen var så självklar när jag arbetade att jag inte tänkte så mycket på den, men efter att jag har slutat har jag erfarit vilken tillgivenhet jag faktiskt kände för mina närmaste arbetskamrater. Det har varit ett privilegium att få uppleva sådan nära kontakt med andra människor. Tack till alla!